护理学（中级）单科过关随身记系列

U0746240

2026 护理学（中级）

单科过关随身记（附习题）

——专业实践能力

全国卫生专业技术资格考试研究专家组　编写

中国健康传媒集团
中国医药科技出版社　·北京

内 容 提 要

为了帮助未能一次通过四门考试的考生下一年度顺利通过其余科目，我们策划了护理学（中级）单科过关随身记系列。本系列图书打破了传统的知识体系，按照基础知识、相关专业知识、专业知识、专业实践能力整合相关知识、习题而成。便于考生根据自己的实际情况选择相应单科过关随身记即可。其中，"浪里淘沙–核心考点"中的内容是在分析往年考试的基础上提炼出来的核心考点，是考生要重点掌握的内容；"锦囊妙记"为考生列出了法宝级的内容，极大地减轻了复习负担；"小试身手"中的考题用来自测，检验复习效果，并且可以加强对知识点的记忆。本书适合所有参加护理学（中级）考试的考生使用。

图书在版编目（CIP）数据

2026护理学（中级）单科过关随身记：附习题.专业实践能力 / 全国卫生专业技术资格考试研究专家组编写. 北京：中国医药科技出版社，2025.7. --（护理学（中级）单科过关随身记系列）. -- ISBN 978-7-5214 –5378–2

Ⅰ. R47

中国国家版本馆 CIP数据核字第 2025P8V104号

美术编辑　陈君杞
版式设计　南博文化

出版　**中国健康传媒集团**｜中国医药科技出版社
地址　北京市海淀区文慧园北路甲 22 号
邮编　100082
电话　发行：010–62227427　邮购：010–62236938
网址　www.cmstp.com
规格　880 × 1230mm $^1/_{32}$
印张　13
字数　563 千字
版次　2025 年 7 月第 1 版
印次　2025 年 7 月第 1 次印刷
印刷　北京侨友印刷有限公司
经销　全国各地新华书店
书号　ISBN 978-7-5214-5378-2
定价　**42.00 元**

获取新书信息、投稿、为图书纠错，请扫码联系我们。

编委会

前　言

　　护理学中级职称认定目前实行全国统一组织、统一考试时间、统一考试大纲、统一考试命题、统一合格标准的考试制度。全国卫生专业技术资格考试护理学（中级）专业各科目成绩实行两年为一个周期的滚动管理办法，在连续两个考试年度内通过4个科目的考试，才可取得该专业资格证书。为了帮助未能一次通过四门考试的考生下一年度顺利通过其余科目，我们策划了护理学（中级）单科过关随身记系列。本系列图书打破了传统的知识体系，按照基础知识、相关专业知识、专业知识、专业实践能力整合相关知识、习题而成。便于考生根据自己的实际情况选择相应单科过关随身记即可。其中，"浪里淘沙-核心考点"中的内容是在分析往年考试的基础上提炼出来的核心考点，是考生要重点掌握的内容；"锦囊妙记"为考生列出了法宝级的内容，极大地减轻了复习负担；"小试身手"中的考题用来自测，检验复习效果，并且可以加强对知识点的记忆。

　　本书适合所有参加护理学（中级）考试的考生使用。当拿到这本书的时候，你一定要制订计划，克服困难，每天坚持复习。那些延迟出发的人很难赶上提前上路的人，一步晚，步步晚，复习备考，请及时上路。复习路上，你不是孤军奋战，这里有我们共同的精神家园（公众号：天使助力）。

　　免费赠送数字资源（10月份左右上线），获取方式见封底。

编　者

目　录

第一篇　内科护理学

第二篇　外科护理学

第三篇　妇产科护理学

第四篇　儿科护理学

第一篇　内科护理学

第一章　呼吸系统疾病病人的护理

第一节　急性呼吸道感染

浪里淘沙—核心考点

一、急性上呼吸道感染

护理措施

1. 隔离　呼吸道隔离，避免交叉感染，室内经常通风。
2. 休息　适当休息，避免劳累。
3. 对症护理　嘱咐病人多饮水，维持水、电解质平衡。**高热时物理降温，做好口腔护理，咽痛、声嘶时雾化吸入。**
4. 并发症护理　观察病人是否出现中耳炎的症状，如**耳痛、耳鸣、听力减退、外耳道流脓等**；如病人发热、头痛加重，伴脓涕，鼻窦压痛考虑为鼻窦炎，要及时处理。
5. 药物护理　使用金刚烷胺、吗啉胍、阿糖胞苷等控制病毒感染。**利福平对流感病毒有效。**选用青霉素、红霉素等抗菌药物控制细菌感染。
6. 健康教育　居室经常通风换气，积极参加体育锻炼，增强抵抗能力。避免淋雨、受凉、劳累等诱因，流行季节少去人多的公共场所。

二、急性气管–支气管炎

护理措施

1. 环境　环境整洁、舒适，室内空气新鲜，<u>每天通风2次，每次15~30分钟</u>，避免吹对流风，以免着凉。**病室温度为18℃~22℃，湿度为50%~60%。**
2. 病情观察　观察体温及咳嗽、咳痰情况，注意有无胸闷、气促，详细记录痰液颜色、性质、量和气味。<u>指导病人正确留取痰液标本并及时送检。</u>
3. 促进有效排痰　指导病人有效咳嗽、排痰。**痰液黏稠不易咳出时遵医嘱雾化吸入。**

小试身手　1. 患者，女，18岁，诊断为"急性支气管炎"3天，咳嗽、咳痰加重，评估患者痰液黏稠，患者自己难以咳出。清理患者呼吸道首先应选用的方法是

A. 继续鼓励患者咳嗽排痰　　　　　B. 少量多次饮水

C. 体位引流　　　　　　　　　　D. 超声雾化吸入

E. 负压吸痰

4. 饮食护理　给予**高蛋白、高热量、高维生素**清淡易消化饮食，避免油腻、辛辣刺激性食物。如病情允许，鼓励病人**每天饮水1500ml以上**，以稀释痰液，促进痰液排出。

5. 用药护理　遵医嘱给予祛痰、止咳、解痉、平喘药和抗生素，观察药物疗效和不良反应。

6. 避免诱因　注意保暖，避免尘埃、烟雾吸入，避免疲劳。发热期间卧床休息。

7. 健康指导　指导病人加强锻炼，增强体质，预防感冒，戒烟，改善劳动与生活环境，避免接触或吸入过敏原。

小试身手　2. 某患者3日前频繁干咳，伴胸骨后不适，夜间加剧；现黄色黏痰不易咳出，痰中带血，根据病情你认为该患者存在的主要护理问题是什么

A. 体温升高　与气管、支气管感染有关

B. 清理呼吸道无效　与痰液黏稠有关

C. 低效型呼吸形态　与频繁咳嗽有关

D. 气体交换受损　与肺功能障碍有关

E. 知识缺乏

第二节　慢性支气管炎、慢性阻塞性肺气肿

浪里淘沙—核心考点

一、慢性支气管炎

护理措施

1. 避免诱因　指导吸烟者戒烟，治疗鼻窦炎等易诱发因素。

2. 病情观察　观察咳嗽、咳痰情况，如痰液颜色、量等，正确采集痰标本送检。

3. 协助排痰　协助年老体弱及卧床病人翻身拍背，指导其深呼吸。痰液黏稠时雾化吸入稀释痰液。

4. 协助治疗　急性发作期遵医嘱使用抗生素及平喘祛痰药。

5. 饮食护理　给予高蛋白、高维生素清淡食物，嘱病人多饮水，促进痰液排出。

6. 健康指导　指导病人戒烟，避免诱发因素，加强体育锻炼，增强机体抵抗力，控制呼吸道感染。

二、慢性阻塞性肺气肿

护理措施

1. 休息与活动　**急性期卧床休息**，协助病人取舒适体位，**晚期病人身体前倾**，使辅助呼吸肌参与呼吸；**稳定期适当活动**，但应量力而行、循序渐进，以病人不感疲劳为宜。

2. 用药护理　遵医嘱给药，指导病人学会使用支气管解痉剂。

3. 病情观察　观察呼吸频率、节律、深度和呼吸困难程度。监测生命体征，观察缺氧及二氧化碳潴留情况。监测是否并发自发性气胸，**一旦发生张力性气胸及时排气减压**。监测动脉血气分析、电解质酸碱平衡情况。

4. 饮食护理　**给予高蛋白、高维生素、高热量、清淡易消化饮食**，高碳酸血症者应适当控制碳水化合物摄入，以免加重二氧化碳潴留。**便秘者进食高纤维素蔬菜水果，保持大便通畅，避免用力排便**。如病情允许鼓励病人每天饮水 1500ml以上。

5. 保持气道通畅　及时清除呼吸道分泌物，**保持气道通畅**。

（1）**深呼吸和有效咳嗽、咳痰：适用于神志清醒且能咳嗽的病人**。指导病人深呼吸和有效咳嗽、咳痰，保证气道通畅，防止肺不张。

（2）**胸部叩击与胸壁震荡：适用于久病体弱、长期卧床、排痰无力者**。操作方法：①叩击时避开乳房、心脏和骨隆突部位，避开拉链、纽扣等硬物。②操作手法：胸部叩击时病人取侧卧位，叩击者右手手指指腹并拢，使掌侧呈杯状，以手腕力量，**由肺底自下而上、由外向内叩击**，每一肺叶叩击 1~3 分钟、120~180 次／分。③操作力量以病人不感疼痛为宜，**每次叩击、震荡时间为 5~15 分钟，餐后 2 小时至餐前 30 分钟完成**，操作时**注意观察病人反应**。④操作后协助病人排痰；做好口腔护理，祛除痰液气味；观察痰液情况，观察肺部呼吸音及啰音变化。

小试身手（3~5 题共用题干）

患者，男性，75 岁，诊断为慢性阻塞性肺气肿 10 年，入院时咳嗽咳痰，伴喘息，呼吸困难，T 38.5℃，P 100 次／分，R 26 次／分。血气分析提示 PaO_2 40mmHg，$PaCO_2$ 60mmHg，pH 6.1；SaO_2 90%。

3. 为该患者体检时**不可能**出现下列哪项体征

A. 呼吸运动增强　　　　　　　　B. 两侧语颤减轻

C. 可闻及干湿啰音　　　　　　　D. 心浊音界缩小

E. 两肺肺泡呼吸音减弱

4. 为该患者的给氧方式和给氧流量分别为

A. 间断鼻导管给氧，氧流量 2~3L/min

B. 间断面罩给氧，氧流量 4~6L/min

C. 持续鼻导管给氧，氧流量 1~2L/min

D. 持续鼻导管给氧，氧流量2~3L/min

E. 持续鼻导管给氧，氧流量4~5L/min

5. 下列关于胸部叩击排痰的方法，正确的是

A. 自上而下，由内向外

B. 直接叩击病变部位的皮肤

C. 叩击者手指伸平，以手腕力量叩击

D. 每一肺叶叩击5分钟以上

E. 每一肺叶叩击频率120~180次/分

（3）**湿化和雾化疗法**：**适用于痰液黏稠而不易咳出者**。注意事项：①湿化时间：**不宜过长，一般以10~20分钟为宜**。②避免湿化过度引起窒息。③控制湿化温度：**湿化温度为35℃~37℃**。④防止感染：严格无菌操作，做好口腔护理。⑤观察药物作用及不良反应，**激素类药物吸入后应漱口，防止口腔真菌感染**。

（4）**机械吸痰**：适用于**痰液黏稠且无力咳出、意识不清或排痰困难者**。**每次吸痰时间不超过15秒，两次抽吸间隔3分钟以上**。在吸痰前、中、后**提高氧浓度**，避免吸痰过程中出现低氧血症。

> 锦囊妙记：不同情况下首选的排痰措施总结如下：
> 意识清醒、痰液黏稠：雾化吸入、稀释痰液；长期卧床、久病无力：胸部叩击、拍背；
> 意识不清、咳痰无力：机械吸痰；意识清醒、咳嗽有利：深呼吸、有效咳嗽。

6. 氧疗护理　低氧血症伴CO_2潴留者，通过鼻导管**持续低流量吸氧，氧流量为1~2L、浓度为25%~29%**。

7. 呼吸功能锻炼　适用于稳定期病人，进行腹式呼吸和缩唇呼气训练。

（1）**缩唇呼气**：用鼻吸气，用口呼气，呼气时口唇缩成吹口哨状，缓慢呼气，同时收缩腹部。**吸与呼时间比为1：2或1：3**。

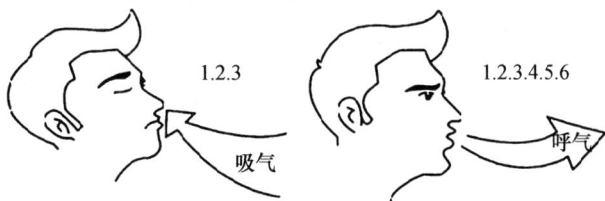

图1-1-1　缩唇呼吸示意图

小试身手　6. 患者，男，66岁，患慢性阻塞性肺疾病多年，护士在指导进行呼吸训练时，吸气与呼气时间比最好为

A.吸气∶呼气1∶2

B.吸气∶呼气1∶1

C.吸气∶呼气1.5∶1

D.吸气∶呼气2∶1

E.吸气∶呼气2.5∶1

（2）**腹式呼吸**：取立位（体弱者可半卧位或坐位），左右手分别放在腹部和胸前静息呼吸。**吸气用鼻，腹部抬起**，胸部不动；**呼气时用口呼出**，腹部回缩，胸廓保持最小活动幅度，**缓慢呼深吸**，增加肺泡通气量。

小试身手 7.护士指导慢性阻塞性肺气肿患者进行腹式呼吸锻炼，**错误**的是

A.吸气时腹部尽力挺出　　　　　B.呼气时腹部尽力收缩

C.胸廓随呼吸大幅度活动　　　　D.鼻吸口呼

E.深吸慢呼

8.健康指导　指导病人急性期卧床休息，稳定期开始运动锻炼。指导病人摄入足够热量、蛋白质、维生素、纤维素和水分，肺功能差、严重低氧血症者应吸氧。**用鼻导管吸氧，流量为1~2L/min，每天吸氧15小时以上**。家庭用氧的注意事项：①氧导管每天更换；②**夜间睡眠时氧疗不可暂停**；③嘱病人不可随意调高氧流量；④氧疗装置定期更换、清洁、消毒。指导病人遵医嘱用药，指导病人监测病情变化，**一旦出现明显呼吸困难、剧烈胸痛、畏寒、发热、咳嗽加重，警惕自发性气胸**、肺部感染等并发症。

第三节　支气管哮喘

浪里淘沙—核心考点

护理措施

1. 一般护理　尽快脱离过敏原。环境安静、舒适。室内空气流通，**避免放置花草、地毯、皮毛**，整理床铺时避免尘埃飞扬。协助病人取舒适体位，如为端坐呼吸者提供床旁桌。给予清淡、易消化、高热量饮食，避免进食硬、冷、油炸食物，**避免食用鱼、虾、蟹、蛋类、牛奶等食物**。**指导病人每天饮水2500~3000ml**，以稀释痰液，改善呼吸。

2. 病情观察　严密观察呼吸困难、哮鸣音和血气分析结果，警惕气胸、呼吸衰竭等并发症的发生。

3. 保持气道通畅　鼻导管或面罩给氧，氧流量2~4L/min。

4. 用药护理　β_2受体激动剂偶有头痛、头晕、心悸、手指震颤等，停药或坚持用药一段时间后可消失。药物用量过大可引起心律失常，甚至猝死。茶碱类静脉注射浓度不宜过高，速度不宜过快，注射时间在10分钟以上，防止中毒。禁用阿司匹林、β_2肾上腺素受体拮抗剂（普萘洛尔等），以免诱发或加重哮喘。

5.心理护理　嘱病人避免不良情绪，安慰病人，消除病人紧张情绪。

第四节　慢性肺源性心脏病

浪里淘沙—核心考点

护理措施

1.一般护理

（1）休息：呼吸困难和心力衰竭者卧床休息。

（2）饮食：**给予高热量、高蛋白、高维生素饮食，禁烟酒**。心力衰竭时限制钠盐摄入。水肿者限制水的摄入。

（3）吸氧：缺氧伴CO_2潴留时低浓度低流量持续吸氧，**流量1~2L/min，浓度25%~29%**。

> 锦囊妙记：呼吸系统疾病中COPD、肺心病和Ⅱ型呼吸衰竭给氧方式均为低流量低浓度持续给氧。

2.观察药物不良反应　**重症病人避免使用镇静药、麻醉药、催眠药，以免抑制呼吸**。

> 锦囊妙记：呼吸系统疾病，特别是老年病人，不随意用镇静药、镇咳药和吗啡，以免抑制病人的咳嗽反射和呼吸。

3.病情观察　观察有无呼吸衰竭、心力衰竭和并发症的发生。

4.氧疗护理　根据缺氧和二氧化碳潴留情况合理用氧。

小试身手 8.肺心病人适宜的氧疗浓度为

　A.1~2L/min　　　　　　B.2~3L/min　　　　　　C.4~5L/min

　D.6~8L/h　　　　　　　E.8~10L/h

小试身手 9.根据肺心病患者的血气分析提示PaO_2 50 mmHg，$PaCO_2$ 60 mmHg，pH 6.1，其最可能的护理诊断是

　A.气体交换受损　　　　　　B.清理呼吸道无效

　C.低效型呼吸形态　　　　　D.体液不足

　E.体温过高

小试身手 10.关于慢性肺源性心脏病患者的护理措施，**不正确**的是

　A.加强心理护理

　B.重症病人可使用镇静药、麻醉药、催眠药

C. 缺氧伴有 CO_2 潴留一般给予持续低浓度低流量吸氧，流量为 $1\sim2L/min$

D. 给予高热量、高蛋白、高维生素饮食

E. 呼吸困难和心力衰竭时应卧床休息

第五节　支气管扩张症

浪里淘沙—核心考点

护理措施

1. **休息**　急性感染者卧床休息。取舒适体位，指导病人有效咳嗽，先行 $5\sim6$ 次深呼吸，然后于深吸气末保持张口状，连续咳嗽数次使痰到达咽部附近，再用力咳嗽将痰排出。

2. **观察病情**　观察咳嗽、咳痰的量、颜色和黏稠度，是否有臭味痰。观察咯血程度、发热、消瘦、贫血等全身症状，病人有无胸闷、气急、烦躁不安、面色苍白、神情紧张、出冷汗等异常表现，定时测量生命体征，记录咯血量、痰量及性质。

3. **饮食护理**　指导病人每天饮水1500ml以上，促进痰液稀释，易于咳出。提供高热量、高蛋白、富维生素饮食，避免进食生冷食物诱发咳嗽，少食多餐。

4. **用药护理**　选用敏感抗生素，痰液黏稠时超声雾化吸入，湿化气道，促进排痰。

5. **机械排痰**　痰液黏稠无力咳出者经鼻腔吸痰。重症病人吸痰前后提高氧浓度，以防吸痰时引起低氧血症。大咯血出现窒息先兆时，协助病人取头低足高俯卧位，轻拍背部促进积血排出，将病人头偏向一侧，防止窒息。迅速清除口鼻腔血凝块，无效时行气管插管或气管切开解除呼吸道阻塞。

小试身手　11. 支气管扩张病人有效咳痰的方法，**错误**的是

A. 保证每天饮水1500ml以上

B. 先行 $5\sim6$ 次深呼吸，而后于深吸气末保持张口状

C. 声门屏气，用力将气管内痰液和积血咳出

D. 取坐位，腿上置枕顶住腹部，咳嗽时身体前倾，头颈屈曲

E. 高热量、高蛋白质、富含维生素饮食，少食多餐，避免冰冷食物诱发咳嗽

6. **体位引流**

（1）引流前准备：依病变部位不同采取不同体位，原则是使病变部位处在高处，引流支气管开口向下。同时辅以拍背，借助重力作用使痰液排出。每次 $15\sim20$ 分钟，每日 $1\sim3$ 次。引流应在饭前进行，防止饭后引流引起呕吐。痰液黏稠者用生理盐水超声雾化吸入或用祛痰药（溴己新、氯化铵等）稀释痰液，以提高引流效果。

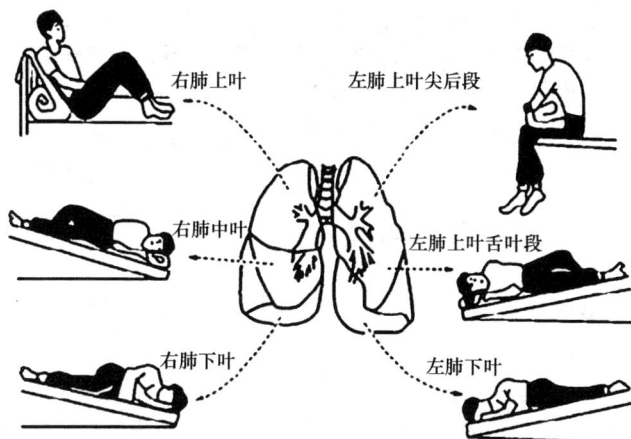

图1-1-2 不同病变部位体位引流时的卧位

（2）引流过程中注意观察有无出现咯血、呼吸困难、头晕、发绀、出汗、疲劳等情况。

（3）引流完毕，嘱病人漱口，保持口腔清洁，减少呼吸道感染。

小试身手 12.关于体位引流的方法，**错误**的是

A. 引流支气管开口朝下

B. 配合胸部叩击与震颤

C. 一般同一体位保持15~20分钟

D. 不得空腹进行

E. 采用多种体位将病变部位分泌物排出

7. 准备好抢救设备和药物。

8. 心理护理 指导病人放松身心，防止声门痉挛和屏气。如病人过度紧张遵医嘱使用镇静剂。

第六节 肺 炎

浪里淘沙—核心考点

一、肺炎链球菌肺炎

护理措施

1. 一般护理 急性期卧床休息，注意保暖，给予易消化的流质、半流质饮食，鼓励病人多饮水。

2. **病情观察** ①观察痰液颜色、量，必要时留痰标本送检；②观察生命体征、面色、神志、尿量等变化，<u>如病人出现烦躁、少尿、发绀、**体温骤降**、脉搏、血压下降等，考虑为休克型肺炎，应做好抢救准备</u>；③注意有无并发症发生，如病程延<u>长，或经治疗后发热不退，或体温退后复升，考虑出现了并发症。</u>

小试身手 13. 患者，男性，40岁。发热、咳嗽、胸痛伴意识模糊半天。体格检查：患者面色苍白，血压70/40mmHg，脉搏120次/分。实验室检查：白细胞计数16×10^9/L，中性分类85%。X线胸片：右上肺大片密度均匀阴影。该患者的诊断首先应考虑为

    A. 结核性胸膜炎   B. 支气管扩张合并感染

    C. 支原体感染   D. 休克型肺炎

    E. 肺脓肿

3. **对症护理** ①高热者头部放冰袋或用温水、酒精擦浴，<u>尽量不用退热药</u>；鼓励病人多饮水、做好口腔护理；②气急、发绀者给氧；③咳嗽、咳痰者遵医嘱使用祛痰剂，痰液黏稠者雾化吸入；④剧咳胸痛者取<u>患侧卧位</u>或用胶布固定胸壁；⑤烦躁失眠者遵医嘱使用水合氯醛等；⑥腹胀、鼓肠者局部热敷、肛管排气。

小试身手 （14~16题共用题干）

患者，男性，25岁，2天前突然出现高热、寒战、咳嗽，伴胸痛1天，入院时体温达41℃，P 120次/分，R 35次/分，BP 120/80mmHg，痰少而黏稠，呈铁锈色，X线检查右下肺部大片均匀致密阴影，白细胞总数25×10^9/L，中性粒细胞80%。

14. 该患者最可能的诊断是

    A. 肺炎球菌肺炎   B. 支原体肺炎

    C. 军团菌肺炎   D. 革兰阴性杆菌肺炎

    E. 非典型肺炎

15. 根据所提供的病史，该患者目前主要的护理问题是

    A. 气体交换受损与肺组织病变有关

    B. 有感染的危险与抵抗力下降有关

    C. 体温过高与肺部感染有关

    D. 活动无耐力与耗氧量增加有关

    E. 知识缺乏

16. 对肺炎球菌肺炎病人的护理，**错误**的是

    A. 卧床休息，避免疲劳

    B. 鼓励多饮水

    C. 胸痛病人应取患侧卧位

    D. 发热的病人应早期给予药物降温

    E. 重症及老年患者应予氧疗

二、支原体肺炎的护理

护理措施

1. 一般护理　卧床休息。协助病人取头高位或半卧位。给予营养丰富易消化饮食，少食多餐。室内经常通风换气。**支原体肺炎经飞沫传播，传染源为病人和恢复期带菌者**，因此应将急性期与恢复期病人分开收治。

2. 高热护理　高热者给予物理降温（头部冷敷、酒精擦浴等）和药物降温。鼓励病人多饮水。体温不升者注意保暖。持续高热者警惕高热惊厥。

3. 病情观察　密切观察生命体征、神志、尿量、皮肤颜色，观察患儿有无喘憋发绀等，一旦出现烦躁、嗜睡、反复惊厥、腹泻、呕吐等症状，及时通知医生处理。

4. 保持气道通畅　支原体肺炎病人初为干咳，继而**咳白色黏稠痰**，因此应加强口腔护理，及时清除口鼻分泌物，翻身拍背，鼓励病人自行咳嗽以促进痰液排出。痰液黏稠不易咳出者，给予雾化吸入、祛痰药，促进排痰，必要时吸痰。严重喘憋者给予支气管解痉剂。频繁、剧烈咳嗽者给予镇静剂、止咳药。

5. 观察用药反应　**支原体肺炎首选红霉素治疗**。红霉素对胃肠刺激大，易引起胃部不适、恶心、呕吐、腹痛，故嘱病人多进食，补充维生素以减轻胃肠道反应，口服蒙脱石散（思密达）保护胃黏膜。

6. 健康教育　向病人及其家属讲解疾病相关知识，指导病人加强体育锻炼，提高抵抗力，改善呼吸功能。

三、军团菌肺炎的护理

护理措施

1. 一般护理　卧床休息，给予高热量、高维生素流质或半流质饮食，鼓励病人多饮水，多吃新鲜蔬菜水果。

2. 高热护理　密切观察体温变化，体温高于39℃时使用温水擦浴或乙醇擦浴，同时头部置冰袋，也可冰水灌肠。必要时用吲哚美辛肛门栓塞或药物降温。

3. 咳嗽护理　密切观察咳嗽、咳痰情况，注意痰液的颜色、量和黏稠度；对痰液黏稠、咳嗽困难者，雾化吸入和给予祛痰药以稀释痰液，促进痰液排出。

4. 药物护理　①使用红霉素时先用注射用水稀释后再加入5%葡萄糖溶液中静脉滴注；②药液不宜过浓，一般0.5~0.75g红霉素加入5%葡萄糖液500ml中静脉滴注，滴速不宜过快，30滴/分；③静脉滴注红霉素前给予甲氧氯普胺（胃复安）以减轻胃肠道刺激症状；④选择大血管穿刺，每天更换注射部位，确保针头在血管内，一旦外渗立即停药，采用50%硫酸镁或金黄散湿敷，避免局部坏死；⑤保持环境清洁，减少不良刺激。<u>合用利福平时，指导病人早餐前1小时服用，禁忌与茶、豆浆、米汤、牛奶同服，定期查肝功能并加用保肝药物。</u>

四、革兰阴性杆菌肺炎

护理措施

1. 一般护理 急性期卧床休息，协助病人取**半卧位或头抬高30°~45°**。指导<u>病人进食高热量、高维生素易消化饮食。</u>

2. 咳嗽排痰护理 叩背、翻身、引流，指导病人深呼吸促进排痰，卧床病人行体位引流。<u>根据X线胸片证实感染部位安置引流体位。</u>通过深呼吸、自行咳嗽、体位引流和背部叩击等方法促进排痰。根据细菌培养和药敏试验结果选择抗生素，通过雾化吸入稀释痰液促进痰液排出。

3. 预防交叉感染 <u>革兰阴性杆菌肺炎**大多属于院内感染**，</u>故控制和预防院内<u>交叉感染非常重要。</u>按耐药菌感染管理要求，严格落实床旁隔离。严格控制探视人员，严格执行无菌技术，落实手卫生，所有物品、医疗器械做到"一人一用一换"，落实终末消毒。病室通风换气，落实物品、仪器设备和地面等每8小时消毒液湿擦制度等。有条件者住单间、负压病房，实行专人护理，可有效控制交叉感染。

小试身手 17. 医院获得性肺炎最常见的致病菌是

A. 革兰阳性球菌　　　　　B. 革兰阴性杆菌　　　　C. 病毒

D. 真菌　　　　　　　　　E. 支原体

4. 发热护理 密切观察体温变化，体温超过39℃给予物理或药物降温。观察病人面色、呼吸、脉搏、血压，防止体温骤降引起虚脱。**降温后30分钟复查体温**。鼓励病人多饮水。

5. 口腔护理 加强口腔护理以减少口腔内定植菌吸入。<u>及时处理口腔溃疡，根据黏膜溃疡分泌物细菌培养结果选择漱口液。</u>

第七节　肺结核

浪里淘沙—核心考点

护理措施

1. 一般护理 合理休息与活动：<u>①活动期或咯血时以卧床休息为主，适当下床活动。②大咯血时绝对卧床休息。</u>③恢复期适当增加户外活动，如散步、打太极拳等，加强锻炼，提高机体抵抗力。④轻症病人正常工作，避免过累和重体力劳动。⑤睡眠充足，劳逸结合。⑥保持环境安静、舒适。

2. 饮食护理 ①蛋白质补充，<u>成人每日蛋白质摄入量为1.5~2.0g/kg。</u>②每天摄入新鲜蔬菜水果以补充维生素，<u>维生素C可减轻血管渗透，促进渗出病灶吸收；</u>

B族维生素对神经系统及胃肠神经有调节作用。③食物搭配合理，色、香、味俱全，保证营养摄入。④创造整洁、舒适的进餐环境。⑤病人如无心肾功能障碍，鼓励病人每日饮水不少于1.5~2L。

3. 用药护理　督促病人坚持服药，观察药物不良反应，如有无肝区疼痛、巩膜黄染及胃肠道反应。**过早停药或不规则服药是治疗失败的主要原因。**

4. 健康指导　①早期发现病人并及时化疗。病人住单间，**行呼吸道隔离**，室内经常通风，每日用紫外线照射消毒，或用1‰过氧乙酸1~2ml加入空气清洁剂溶液内喷雾消毒。②指导病人不可面对他人打喷嚏或咳嗽，**严禁随地吐痰。**打喷嚏或咳嗽时用双层纸巾遮住口鼻，**纸巾用后焚烧，**痰液经灭菌处理。③未感染结核菌的新生儿、儿童及青少年**接种卡介苗。**④为预防传染，餐具、痰杯煮沸消毒或用消毒液浸泡消毒，共同进餐时使用公筷。⑤**被褥、书籍在烈日下暴晒6小时以上。**⑥外出时戴口罩。密切接触者去医院接受相关检查。

小试身手 18.对于被结核菌痰液污染的纸张，最简单的灭菌方法是
A. 加热至100℃消毒20分钟
B. 加苯酚浸泡
C. 加漂白粉浸泡
D. 将痰吐在纸上焚烧
E. 加含氯消毒剂搅拌

5. 做好咯血病人的护理　如防止病菌向健侧播散、预防窒息等。

第八节　肺脓肿

浪里淘沙—核心考点

护理措施

1. 注意休息　急性期卧床休息；当脓毒血症症状控制后，病人可适当下床活动。

2. 做好口腔护理，高热者物理降温。

小试身手 19.患者，男，50岁。高热3天，咳大量黄色脓臭痰伴咯血1天入院，诊断为肺脓肿。护士在对该患者进行口腔护理指导时**不妥**的是
A. 服药后漱口　　　　B. 咳痰后漱口
C. 临睡前漱口　　　　D. 体位引流后漱口
E. 进食后漱口

3. 加强营养，改善机体营养情况，提高机体免疫力，促进炎症吸收和组织修复。

4. 观察痰液颜色、性质和量，正确留取痰标本并及时送检。

5. 给予雾化吸入，促进痰液排出，协助病人进行体位引流。

6. 密切观察病情，并发大咯血休克时应积极抢救。

第九节　原发性支气管肺癌

浪里淘沙—核心考点

护理措施

1. 疼痛护理

（1）采取各种措施减轻疼痛，减少疼痛的诱发因素。

（2）遵医嘱使用止痛药，把握好用药时机，严格掌握用药剂量，密切观察镇痛效果。

（3）按摩、针灸、经皮肤电刺激止痛穴位或局部冷敷等。

2. 饮食护理

（1）吞咽困难者给予流质饮食，进食宜慢，取半卧位以免发生吸入性肺炎或呛咳，引起窒息。

（2）必要时输血、血浆或白蛋白，提高机体抵抗力。

3. 皮肤护理

（1）照射后勿擦去皮肤放射部位涂上的标志，皮肤照射部位忌贴胶布，忌用碘酊、红汞涂擦。洗澡时不用肥皂或搓擦，不用化妆品涂擦，以免加重皮肤反应。

（2）穿宽松柔软衣服，防止摩擦。避免阳光照射或冷热刺激。避免搔抓、压迫。如有渗出性皮炎应暴露，局部涂鱼肝油软膏。

（3）协助病人取舒适体位，床单平整、干净，经常变换体位，防止局部组织长期受压引起压疮。

4. 用药护理

（1）观察骨髓抑制情况，每周检查1~2次血常规，当白细胞总数降至3.5×10^9/L时及时报告医生停药。当白细胞总数降至1×10^9/L时，遵医嘱输白细胞及使用抗生素预防感染，做好保护性隔离。

（2）化疗期间少量多餐，避免粗糙、过热、酸辣刺激性食物。化疗前后2小时避免进食。

（3）化疗后病人常出现口干、口腔pH下降，易致牙周病和口腔真菌感染，需进行口腔护理。不进硬食物，用软牙刷刷牙，用盐水或复方硼砂溶液漱口，避免口腔黏膜损伤。

（4）化疗药物刺激性强、疗程长，注意保护静脉血管。

（5）药物毒性可引起皮肤干燥、色素沉着、脱发和甲床变形者，向病人做好解释和安慰。

5. 健康指导　宣传吸烟对健康的危害，指导病人戒烟，避免被动吸烟。防止空

气污染。指导病人增强战胜疾病的信心，提高生命质量。<u>肺癌高危人群定期体检，做到早发现，早治疗。</u>

第十节　自发性气胸

浪里淘沙—核心考点

护理措施

（一）身心休息

1.环境安静舒适，嘱病人卧床休息，**勿屏气和用力**。

2.告知病人抽气后呼吸困难可缓解，消除病人紧张情绪，必要时使用镇静剂。

（二）保持大便通畅，勿用力排便。

（三）胸腔闭式引流的护理

1.向病人解释胸腔闭式引流的目的和操作过程。

2.**引流瓶、橡胶管须无菌**。向引流瓶内注入适量无菌蒸馏水，调节好引流压力，标记引流瓶内最初液面的高度；**确保水封瓶密封；引流瓶位置低于胸腔，以防止瓶内液体逆流入胸腔**。引流瓶靠近地面并放置妥当，防止引流瓶被踢倒或打破。

3.引流术后观察排气情况，如有<u>气体自水封瓶表面逸出或长玻璃管液面随呼吸上下波动，提示引流通畅</u>。

4.如病人呼吸困难加重，发绀、大汗、四肢湿冷、血压下降等情况应立即通知医生处理。

5.记录引流液性状和量，及时更换引流瓶。

6.**定期挤压引流管**（先用一手捏住近胸端引流管，另一手在其下方向引流瓶方向挤压），防止引流管堵塞。

7.协助病人取舒适卧位，鼓励病人翻身，深呼吸和咳嗽，促进胸膜腔内气体排出，使肺复张。每天进行手臂和全范围关节活动，防止肩关节粘连。切口严重疼痛时适当使用止痛剂。

8.紧急情况的处理　病人床旁置一止血钳，当引流瓶被打破时，护士应<u>迅速用止血钳夹闭引流管，及时更换引流瓶。如胸腔引流管不慎滑出胸腔时，嘱病人呼气，迅速用凡士林纱布覆盖伤口</u>，立即通知医生处理。

小试身手 20.气胸病人在胸腔闭式引流期间正确的护理措施是

A.引流管必须保持平直拉紧状态

B.定期挤捏引流管，一手捏住近引流瓶端引流管，一手顺着引流管向上方挤捏

C.鼓励病人经常翻身，进行深呼吸和咳嗽

D. 不慎打破引流瓶或漏气时应迅速拔出引流管

E. 若胸腔引流管不慎滑出胸腔时，嘱病人深吸气，迅速用凡士林纱布按压伤口

小试身手 21. 气胸病人胸腔闭式引流期间护理措施正确的是

A. 若胸腔引流管不慎滑出胸腔时，嘱病人深吸气

B. 引流瓶损坏或漏气应迅速拔引流管

C. 鼓励病人经常翻身，深呼吸和咳嗽

D. 引流管位置保持和胸腔平齐

E. 引流管必须保持平直拉紧状态

第十一节　呼吸衰竭

浪里淘沙—核心考点

护理措施

1. 一般护理

（1）休息与活动：根据病情安排适当活动。

（2）协助病人取半卧位或坐位，指导病人有效呼吸，如趴伏在床上或桌上，借此增加辅助吸气肌的功效，促进肺膨胀。病情稳定后指导病人练习缩唇呼吸和腹式呼吸，改善通气功能。

2. 病情观察　密切观察病人呼吸困难程度，评估呼吸频率、节律和深度，辅助呼吸肌参与呼吸的情况。监测生命体征，评估有无异常呼吸音、有无咳嗽及能否有效咳痰，记录痰液的量、色、质。正确留取痰标本。监测动脉血气。评估病人意识及神经精神症状，观察缺 O_2 和 CO_2 潴留情况，观察有无肺性脑病症状。昏迷病人观察瞳孔大小及对光反射、肌张力、腱反射及病理征。

3. 氧疗的护理　见本章第三节慢性阻塞性肺气肿。

4. 用药护理

（1）遵医嘱正确用药：①茶碱类、β_2 受体激动剂可松弛支气管平滑肌，减轻呼吸道阻力，缓解呼吸困难。教会病人正确使用支气管解痉气雾剂。②呼吸兴奋剂如尼可刹米可改善通气，减轻 CO_2 潴留。使用的前提是保持呼吸道通畅，静脉滴注时速度不宜过快，适当提高吸氧浓度，及时观察神志、呼吸的变化，如出现恶心、呕吐、烦躁、面色潮红、肌肉颤动、皮肤瘙痒等现象，应减慢滴速并通知医生减量，严重者及时停药。③Ⅱ型呼吸衰竭病人禁用抑制呼吸的药物，如吗啡等，慎用镇静剂，如地西泮等。

小试身手 22. 慢性呼吸衰竭病人应用呼吸兴奋剂的先决条件是

A. 换气功能良好　　　　B. 气道通畅

C. 紫绀不明显　　　　　D. 无肝肾功能不全

E. 呼吸不规则，但无惊厥

小试身手 23.某呼吸衰竭病人,应用呼吸兴奋剂的过程中,出现恶心、呕吐、烦躁、面颊潮红、肌肉颤动等现象应首先考虑

　　A.肺性脑病先兆　　　　B.通气量不足　　　　C.呼吸兴奋剂过量

　　D.呼吸性碱中毒　　　　E.痰液阻塞

（2）遵医嘱正确使用抗生素控制肺部感染。

5.心理护理　教会病人缓解焦虑的方法,以缓解呼吸困难,改善通气。

小试身手 （24~25题共用备选答案）

　　A.清理呼吸道无效　　　　B.体温过高

　　C.营养失调　　　　　　　D.气体交换受损

　　E.精神困扰

24.慢性呼吸衰竭患者常见的护理问题是

25.支气管扩张最突出的护理问题是

第十二节　急性呼吸窘迫综合征

浪里淘沙—核心考点

护理措施

1.呼吸道管理

（1）人工气道的护理：湿化人工通气管,供气系统必须设有湿化装置。

（2）保持呼吸道通畅：①每小时评估病人呼吸状况1次,按需抽吸呼吸道分泌物,抽吸的指征有：频繁咳嗽,肺部听诊有痰鸣音,呼吸机高气压报警等。②每2小时翻身1次,叩背,指导病人咳嗽、深呼吸。吸痰过程中注意给氧,观察病人生命体征,监测血气分析结果。

2.维护循环功能　持续监测病人血压、心率、尿量,合理补液,监测CVP的变化。

3.预防感染　操作前后洗手。定期更换并消毒呼吸机管道及接触呼吸道的设备。气管插管应每天更换位置,气管切开处每日换药一次。

4.营养支持　经静脉或胃肠管提供足够营养。

第十三节　呼吸系统疾病病人常用诊疗技术及护理

统领全局—考试大纲

1.掌握呼吸系统疾病病人常用诊疗技术的适应证。

2.了解呼吸系统疾病病人常用诊疗技术的禁忌证。

3.掌握呼吸系统疾病病人常用诊疗技术的护理。

浪里淘沙—核心考点

一、胸腔穿刺术

（一）目的

1. 抽取胸腔积液送检，以明确性质，协助诊断。

2. 排出胸腔内积气，缓解压迫症状，避免胸膜粘连增厚。

3. 胸腔内注射药物，治疗疾病。

（二）适应证

胸腔大量积液或气胸者；胸腔积液性质不明者；脓胸抽脓灌洗治疗或恶性胸腔积液需胸腔内注入药物者。

（三）方法

1. 常规消毒穿刺点皮肤，术者戴手套、铺孔巾，使用利多卡因逐层浸润麻醉。

2. 术者左手示指和拇指固定穿刺部位皮肤和肋间，右手持穿刺针沿下位肋骨上缘缓慢刺入胸壁直达胸膜，将50ml注射器接至胶管上，抽取胸腔积液或气体。当注射器吸满后注意先夹紧胶管，再取下注射器排液或排气，防止空气进入胸膜腔。

3. **每次抽液、抽气时，不宜过快、过多**，防止胸腔内压骤降，引起肺水肿或循环障碍、纵隔移位等。**减压抽液、抽气首次不宜超过600ml，以后每次不宜超过1000ml；诊断性抽液50~100ml**。如有治疗需要，抽液后可注入药物。

小试身手 26. 胸腔穿刺首次抽取液体不得超过600ml，以后每次不得超过

A. 600ml   B. 800ml   C. 1000ml

D. 1200ml   E. 1400ml

4. 术中密切观察病人情况，病人如有不适，应减慢抽吸或立即停止抽液；**如病人突然头晕、心悸、冷汗、面色苍白、脉速、四肢发凉，提示发生了"胸膜反应"，应立即停止抽液**，使病人平卧、保暖、吸氧，密切观察血压，建立静脉通道，防止休克。必要时遵医嘱皮下注射0.1%肾上腺素0.5ml。

小试身手 27. 一患者在胸腔穿刺的过程中突然出现头晕、心悸、出冷汗，面色苍白、脉搏细弱，提示可能发生了

A. 血气胸   B. 胸膜反应   C. 心力衰竭

D. 空气栓塞   E. 晕针

小试身手 28. 胸腔穿刺抽液时病人出现头晕、出汗、面色苍白、四肢发凉，应立即

A. 减慢抽液速度   B. 停止抽液，平卧观察血压

C. 皮下注射0.1%肾上腺素   D. 高浓度吸氧

E. 密切监测血压

5. 术毕拔出穿刺针，<u>消毒穿刺点后覆盖无菌纱布，胶布固定</u>。

（四）护理

1. 术前护理

（1）穿刺前向病人说明穿刺目的和术中注意事项。胸腔积液积气是引起呼吸困难的主要原因，<u>胸腔抽液抽气是治疗大量胸腔积液、气胸的一个重要手段</u>。嘱病人穿刺时尽量不要咳嗽或深吸气，<u>术中不要移动体位，以免损伤胸膜、肺组织而发生气胸、血胸等</u>。

（2）<u>胸腔积液</u>的穿刺点为叩诊实音最明显部位，一般在<u>肩胛线或腋后线第7~8肋间</u>，也可选<u>腋中线第6~7肋间</u>。<u>气胸者穿刺点为锁骨中线第2肋间或腋前线第4~5肋间</u>。

小试身手 29. 气胸患者，X线检查显示右侧肺压缩65%，计划进行人工气胸排气治疗，在胸腔穿刺时选取的位置通常是

A. 右腋前线，第7肋间下位肋骨上缘

B. 右锁骨中线，第5肋间下位肋骨上缘

C. 右腋中线，第4肋间上位肋骨下缘

D. 右腋前线，第3肋间上位肋骨下缘

E. 右锁骨中线，第3肋间下位肋骨上缘

2. 术后护理

（1）术后嘱病人取平卧位或半卧位，观察呼吸、脉搏；注意穿刺点有无渗血或渗液。

（2）<u>注入药物者应卧床2~4小时</u>，并反复转动体位，使药液在胸腔内涂布均匀。

（3）记录抽出液的色、质、量并及时送检。

二、纤维支气管镜检查术

纤维支气管镜检查术的目的包括：①不明原因的咯血或痰中带血，以协助诊断；②临床上疑为支气管肺癌，需取活检者；③已确诊为支气管肺癌，向腔内注射药物；④吸出较小的阻塞性组织或异物及痰液。

（一）适应证

1. 胸部X线阴影原因不明、肺不张、阻塞性肺炎、支气管狭窄或阻塞、胸腔积液等病因诊断。

2. 原因不明的刺激性咳嗽，经3周抗炎治疗无效，疑为异物或肿瘤者。

3. 原因不明的咯血，需明确病因及出血部位者。

4. 引流呼吸道分泌物、行支气管肺泡灌洗、去除异物、摘除息肉、局部止血及用药、扩张狭窄支气管或激光治疗者。

5.引导气管插管。

（二）禁忌证

1.严重肝肾功能不全，极度衰弱者。

2.严重心肺功能不全，频发心绞痛，严重高血压，严重心律失常者。

3.主动脉瘤有破裂危险者。

4.2周内有支气管哮喘发作或大咯血者。

5.出凝血机制严重障碍者。

6.麻醉药过敏者。

（三）方法

1.局部麻醉　先用1%麻黄碱喷入鼻腔，再用2%利多卡因溶液喷雾鼻腔及咽喉部，每2～3分钟喷1次，共3次。插入纤维支气管镜过程中，<u>根据需要可再注入2～3ml利多卡因，总量不超过250mg</u>。

2.体位　取仰卧位，不能平卧者取坐位或半坐位。

3.插入途径　<u>一般经鼻腔插入，若鼻腔狭小，可经口腔插入。气管切开者可经气管切开处插入</u>。

（四）护理

1.术前护理

（1）向病人说明检查目的、操作过程及配合的注意事项。

（2）详细了解病史和体格检查，评估胸片、肝功能、出凝血时间及血小板检查结果，对心肺功能不全者做心电图和血气分析。

（3）<u>术前4小时禁食禁饮</u>，<u>术前半小时皮下注射阿托品1mg</u>；年老体弱、病重者或肺功能不全者吸氧。

（4）用物准备：纤维支气管镜，活检钳、细胞刷、冷光源等，吸引器，注射器，药物（1%麻黄碱、2%利多卡因、阿托品、肾上腺素、生理盐水），氧气，必要时准备简易呼吸气囊、心电监护仪等。

2.术后护理

（1）<u>术后禁食2小时，以防误吸</u>。2小时后进温凉流质或半流质饮食。

（2）鼓励病人咳出痰液及血液；<u>术后半小时内减少说话</u>，使声带休息，如有声嘶或咽喉部疼痛可雾化吸入。

（3）密切观察病人有无发热、胸痛；有无呼吸道出血，若为痰中带血丝，一般不需处理，如出血较多，应及时通知医生处理。注意有无胸闷、气急等情况，少数病人可并发气胸（对钳检的病人应特别注意）。

（4）及时留取痰液标本送检；必要时遵医嘱使用抗生素，防治呼吸道感染。

三、采集动脉血和血气分析

动脉血气分析能客观反映呼吸衰竭的性质和程度，<u>是判断病人有无缺氧和二氧</u>

化碳潴留以及机体酸碱平衡状态的可靠方法。对指导氧疗、调节机械通气的各项参数以及纠正酸碱失衡有重要的临床意义。

（一）适应证

各种疾病、创伤或外科手术疑发生呼吸衰竭者，心肺复苏病人，急、慢性呼吸衰竭及机械通气者。

（二）护理

1. 操作前准备

（1）向病人说明穿刺目的和配合的注意事项，使病人放松。

（2）用物准备：2ml无菌玻璃注射器，7号针头（肥胖者选用8号针头），肝素溶液（1250U/ml），软木塞，静脉穿刺盘。

2. 操作过程

（1）先用2ml无菌玻璃注射器抽吸肝素溶液0.5ml。来回推动针芯，使肝素溶液涂布针筒内壁，然后针尖朝上，排尽针筒内空气。

（2）选择股动脉、肱动脉或桡动脉为穿刺点。先用手指摸清动脉搏动、走向和深度。常规消毒穿刺部位皮肤及操作者左示指和中指，然后左手示指和中指固定动脉，右手持注射器，针头朝下排除多余肝素溶液（可避免针头内残留空气），刺入动脉，血液将借助动脉压推动针芯后移，采血1ml。

（3）拔出针头后立即用消毒干棉签压迫穿刺点，将针头刺入无菌软木塞内，以隔绝空气（针筒内如有气泡应先排出气泡），并用手转动针筒数次使血液与肝素溶液充分混匀，以防凝血。

3. 操作后护理

（1）穿刺点按压5分钟以上，防止局部出血或形成血肿。

（2）采血后标本立即送检，若不能及时送检，应将其保存于4℃环境中，但不得超过2小时，以免影响检查结果。

小试身手（30~31题共用题干）

患者，男，66岁。因慢性肺源性心脏病急性加重入院治疗。血气分析：pH 7.21，PaO_2 45mmHg，$PaCO_2$ 75mmHg，HCO_3^- 18.6mmol/L，BE 5mmol/L。

30.关于检测动脉血气分析时的注意事项，**错误**的是

A.血标本可以保存在4℃环境中4小时再送检

B.穿刺处按压5分钟以上

C.血采出后立即将针头刺入软木塞或胶塞，并转动针管，使血液与肝素混匀

D.抽取肝素抗凝

E.嘱患者平静呼吸，不屏气，不过度通气

31.该患者酸碱失衡的类型是

A.呼吸性酸中毒合并代谢性碱中毒

B.代谢性碱中毒

C. 呼吸性酸中毒合并代谢性酸中毒

D. 呼吸性酸中毒

E. 代谢性酸中毒

参考答案

1.D 2.B 3.A 4.C 5.E 6.A 7.C 8.A 9.A 10.B 11.C 12.D 13.D 14.A 15.C 16.D 17.B 18.D 19.A 20.C 21.C 22.B 23.C 24.D 25.A 26.C 27.B 28.B 29.E 30.A 31.C

第二章　循环系统疾病病人的护理

第一节　心力衰竭

一、慢性心力衰竭

护理措施

1. 给氧　给予氧气吸入，<u>根据缺氧程度调节氧流量</u>。

2. 休息与活动　减少机体耗氧、减轻心脏负担。<u>协助病人取半卧位或端坐位休</u>息，限制活动量，避免疲劳。

3. 呼吸监测　如呼吸困难的程度、发绀、肺部啰音变化；血气分析和血氧饱和度等。

4. 输液的护理　控制输液量和速度，告知病人及家属勿随意调快滴速，以免诱发急性肺水肿。

5. 饮食护理　记录每日液体入量、食盐摄入量。病人饮水需用固定容器，**食盐每日不能超过5g**，应用利尿剂时可适当放宽。禁食含钠量高食品，如腌制品、海产品、啤酒、发酵面食、罐头、味精、碳酸饮料等。<u>给予高蛋白、高维生素、易咀嚼易消化清淡饮食，限制总热量摄入，少量多餐，避免过饱</u>。

6. 血管扩张剂的护理　监测血压，ACE抑制剂会出现直立性低血压、皮炎、蛋白尿、咳嗽、间质性肺炎等，需监测血压；ACE抑制剂有较强的保钾作用，与不同类型利尿剂合用时应特别注意。

7. 皮肤护理　保持床单柔软、平整、干燥。嘱病人穿柔软宽松的衣服。为病人翻身时避免损伤皮肤。<u>定期为病人更换体位</u>，按摩骨隆突处，<u>预防压疮</u>。

8. 血管紧张素转换酶抑制剂的护理　遵医嘱正确使用ACEI，其不良反应有直立性低血压、咳嗽、蛋白尿、皮炎及间质性肺炎等。

9. 利尿剂的护理　正确使用利尿剂，观察不良反应。如<u>袢利尿剂和噻嗪类利尿剂主要不良反应是低钾血症，从而诱发心律失常或洋地黄中毒</u>。故应监测有无<u>乏力、腹胀、肠鸣音减弱等低钾血症</u>表现。同时补充含钾丰富食物，如深色蔬菜、红枣、瓜果、菇类、豆类等，必要时补充钾盐。<u>口服补钾应在饭后或将水剂与果汁同服，以减轻钾盐对胃肠道的刺激；静脉补钾时每500ml液体中氯化钾含量不宜超过1.5g，且速度不宜过快</u>。噻嗪类利尿剂可出现胃部不适、腹泻、呕吐、高血糖、高尿酸血症等。螺内酯毒性小，除高血钾外还有嗜睡、运动失调、男性乳房发育、面

23

部多毛等不良反应，肾功能不全及高钾血症者禁用。在非紧急情况下，**利尿剂的使用以早晨或日间为宜**，**以免夜间频繁排尿而影响病人睡眠**。

小试身手 1. 使用利尿剂时应该注意

A. 长期使用呋塞米会引起高血糖、高血钾、高尿酸血症

B. 口服补钾水剂应在饭后或与果汁同服

C. 静脉补钾时，500ml液体氯化钾含量不超过2.0g

D. 氨苯蝶啶利尿剂长期使用会引起低血钾和胃肠道反应

E. 肾功能不全和低血钾患者禁用螺内酯利尿剂

10. 洋地黄的护理

（1）注意事项：①洋地黄用量个体差异大。老年人、冠心病心肌缺血缺氧、重度心力衰竭、低钾血症、肾功能不全者对洋地黄敏感，使用时严密观察用药反应。②注意不与普罗帕酮、维拉帕米、钙剂、胺碘酮、阿司匹林等药物合用，以免引起中毒。③严格遵医嘱用药，**教病人服地高辛前自测脉搏**，**当脉搏少于60次/分或节律不规则应暂停服药并报告医生**；用毛花苷丙或毒毛花苷K时须稀释后缓慢静脉注射，同时监测心率、心律及心电图变化。

小试身手 2. 当为一位慢性心功能不全的病人发放洋地黄时，常规检查中发现病人的脉搏为60次/分，不整，此时应

A. 立即停止发药并报告医生

B. 询问有无其他不适后再发药

C. 照常发药但注意观察

D. 发药后立即报告医生

E. 照常发药

（2）密切观察洋地黄中毒表现：**洋地黄中毒最重要的表现是各类心律失常**，最常见为**室性期前收缩**，多呈二联律，其他如房性期前收缩、心房颤动、非阵发性交界性心动过速、房室传导阻滞等。**快速房性心律失常伴传导阻滞是洋地黄中毒的特征性表现**。胃肠道反应如食欲减退、恶心、呕吐，**神经系统症状如头痛、倦怠、视力模糊**、**黄视**、**绿视**等。

> 锦囊妙记：关于洋地黄毒性反应，不需要考生具体记忆，神经系统表现为错视、胃肠道表现为恶心、呕吐，心血管系统表现为心律失常。

小试身手 3. 病人出现洋地黄中毒时，最常出现的心律失常类型为

A. 室上性心动过速　　　　　B. 心房纤颤

C. 室性早搏二联律　　　　　D. 房室传导阻滞

E. 室性心动过速

小试身手 4. 下列哪项是洋地黄类药物中毒最重要的临床表现

A. 室早二联律　　　　　　　B. 出现奔马律

C. 黄视、绿视　　　　　　　　　D. 恶心、呕吐

E. 头痛、倦怠

（3）洋地黄中毒的处理：①**立即停药**。②快速心律失常者选用苯妥英钠或利多卡因，有传导阻滞及缓慢性心律失常者静脉注射阿托品，必要时安置临时起搏器。③血钾浓度低应补充钾盐，可口服或静脉补充氯化钾；停用排钾利尿剂。

小试身手（5~6题共用题干）

患者，女，32岁。有风湿性心瓣膜病史多年，近2年反复出现活动后心悸、气促、下肢水肿。因1周前感冒后心悸、气促明显加重，不能平卧，伴有下肢水肿而入院。查体：P 110次/分，R 28次/分，神情疲倦，端坐呼吸，颈静脉怒张，肝颈静脉回流征阳性；下肢膝以下凹陷性水肿。

5. 依据患者的临床表现，其心功能为

A. Ⅴ级　　　　　　　　　B. Ⅳ级　　　　　　　　　C. Ⅲ级

D. Ⅱ级　　　　　　　　　E. Ⅰ级

6. 针对患者采取的护理措施，**错误**的是

A. 鼓励床上多活动下肢　　　　　B. 缓解紧张情绪

C. 鼓励多饮水　　　　　　　　　D. 限制钠盐摄入

E. 半卧位

二、急性心力衰竭

护理措施

1. 体位　协助病人**取端坐位，双腿下垂**，减少静脉回心血量，减轻心脏前负荷。

2. 给氧　**高流量鼻导管吸氧，6~8L/min**，严重者面罩呼吸机加压给氧，使肺泡内压在吸气时增加，有利于气体交换，同时对抗组织液向肺泡内渗透。

小试身手 7. 对急性左心衰竭的病人采取加压给氧的主要目的是

A. 增加肺泡毛细血管通透性

B. 增加肺泡的表面张力

C. 降低肺泡的表面张力

D. 降低肺泡内泡沫的表面张力

E. 增加动脉血氧分压

小试身手 8. 急性左心衰竭的病人给氧方式是

A. 持续低流量给氧1~2L/min

B. 持续低流量给氧2~3L/min

C. 持续高流量给氧4~6L/min

D. 持续高流量给氧6~8L/min

E. 可用50%的乙醇湿化

3. 迅速建立静脉通路给药

（1）吗啡：吗啡5~10mg皮下注射或缓慢静脉注射可使病人安静，减少躁动，同时舒张小血管，减轻心脏负荷。必要时隔15分钟重复使用，共2~3次。但肺水肿伴颅内出血、神志障碍、慢性肺部疾病者禁用。老年人减量或改为肌内注射。

（2）快速利尿剂：呋塞米20~40mg静脉注射，10分钟起效，4小时后可重复1次。

（3）血管扩张剂：硝普钠、硝酸甘油或酚妥拉明静脉滴注，**需监测血压**，根据血压调整剂量，**维持收缩压在100mmHg左右**。①硝普钠：为动静脉扩张剂，用药后2~5分钟起效；一般剂量为每分钟12.5~25μg。硝普钠含有氰化物，连续使用不得超过24小时，宜现用现配，不得与其他药物配伍及使用同一静脉通路。②硝酸甘油：扩张小静脉，减少回心血量。一般从10μg/min开始，每10分钟调整1次，每次增加5~10μg至血压达到上述水平。③酚妥拉明：为α受体阻滞剂，扩张小动脉。以0.1mg/min开始，每5~10分钟调整1次剂量，最大可增至1.5~2.0mg/min。

（4）**洋地黄制剂**：适用于心房颤动伴快速心室率或已知有心脏增大伴左心室收缩功能不全者。可选用毛花苷C稀释后缓慢静脉注射，首剂0.4~0.8mg，2小时后酌情再给0.2~0.4mg。**急性心肌梗死病人24小时内禁用洋地黄制剂。**

（5）氨茶碱：解除支气管痉挛，并有一定的正性肌力及扩张血管、利尿作用。

4. **用药护理** 使用吗啡时注意观察有无呼吸抑制、心动过缓；使用利尿剂时严格记录尿量；用血管扩张剂时监测血压，防止低血压；硝普钠应现用现配，**避光滴注**；使用洋地黄制剂要稀释，推注速度宜慢，同时监测心率变化。

5. 保持呼吸道通畅 协助病人咳嗽、排痰。观察记录病人咳嗽情况、痰液性质和量。

6. 病情监测 严密观察呼吸、意识、皮肤颜色及温度、肺部啰音变化，监测血气分析结果，安置漂浮导管者密切监测血流动力学的变化。

7. 心理护理 抢救时保持镇静、操作熟练、忙而不乱。简要介绍本病的救治措施及监护的重要性，使病人产生安全感。

好礼相送　　急性左心衰竭记忆口诀（武哥总结，严禁转载，违者必究）

左心衰，呼吸快，**泡沫痰**，粉红色；

听诊肺，湿啰音，端坐位，腿下垂；

快给氧，**高流量**，酒湿化，泡沫消。

三、心律失常病人的护理

1. 休息与体位 严重心律失常者卧床休息，以减少心肌耗氧量，当心律失常发作病人出现胸闷、心悸、头晕等不适时取高卧位、半卧位，**尽量避免左侧卧位**，因左侧卧位可使病人感到心脏搏动而使不适感加重。卧床期间加强生活护理。

2. 吸氧 伴呼吸困难、发绀者给氧。

3. 心电监护 严密监测心率、心律变化。**频发（每分钟在5次以上）、多源性、成对的或呈 R on T 现象的室性期前收缩、二度Ⅱ型房室传导阻滞、三度房室传导阻滞、室性心动过速应立即处理。安放监护电极前清洁皮肤，电极放置部位应避开胸骨右缘及心前区**；定期更换电极，观察局部皮肤有无发红、发痒等过敏反应，必要时抗过敏治疗。

小试身手 9.频发性室性期前收缩是指室性期前收缩发作频率超过

A. 2次/分   B. 5次/分   C. 8次/分

D. 12次/分   E. 15次/分

4. 病情监测 监测电解质及酸碱平衡状况，密切观察病人的意识、脉率、心率、呼吸、血压、皮肤、黏膜状况等；一旦病人出现意识突然丧失、抽搐、大动脉搏动消失、呼吸停止、血压测不到等应立即进行抢救，如心脏按压、人工呼吸、电复律或安装临时起搏器等。

5. 做好抢救准备 建立静脉通路，准备抗心律失常药及除颤器、临时起搏器等。

6. 用药护理 遵医嘱使用抗心律失常药，纠正因心律失常引起的心排血量减少，改善机体缺氧，提高活动耐力。口服药按时按量服用，静脉注射药物（如普罗帕酮、维拉帕米）时速度应慢，必要时监测心电图，注意用药过程中及用药后心率、心律、血压、脉搏、呼吸、意识。

（1）**利多卡因**：在心力衰竭、肝肾功能不全、酸中毒和老年病人中应用应减少剂量，以免引起**中枢神经系统毒性反应**和心血管系统不良反应。前者出现**嗜睡、眩晕、感觉异常、视物不清**，严重者**谵妄、昏迷**；后者出现窦房结抑制、传导阻滞、低血压等。

（2）**普罗帕酮**：不良反应少。可有胃肠道和神经系统反应如恶心、呕吐、眩晕、口内金属味、眼闪光等。个别病人出现手指震颤、窦房结抑制、房室传导阻滞和低血压。

（3）**普萘洛尔**：低血压，心动过缓、心力衰竭等，可加重哮喘与COPD病情；糖尿病病人出现低血糖、乏力。

（4）**胺碘酮**：**最严重的不良反应是肺纤维化**，还可出现转氨酶升高、光过敏、角膜色素沉着，甲亢或甲减，胃肠道反应如恶心、呕吐、排便习惯改变，心动过缓、房室传导阻滞或因Q-T间期过度延长而致尖端扭转型室性心动过速。

（5）**维拉帕米**：**偶有肝毒性**，负性肌力作用与延缓房室传导作用，**可致低血压**。

（6）腺苷：胸部压迫感、呼吸困难等，但持续时间常短于1个小时。

小试身手 （10~11题共用备选答案）

A. 中枢神经系统毒性反应   B. 肺纤维化

C. 低血压、低血糖   D. 心动过缓

E. 呼吸困难

10. 利多卡因的不良反应是

11. 胺碘酮的不良反应是

7. 制定活动计划 评估病人活动方式与活动量，与病人及家属共同制定活动计划，告诉病人限制最大活动量的指征。

第二节 冠状动脉粥样硬化性心脏病

浪里淘沙—核心考点

一、心绞痛

护理措施

1. 活动与休息 **发作时立即停止活动、卧床休息**，协助病人取舒适体位。**不稳定型心绞痛卧床休息1~3天，保证睡眠。**

2. 饮食护理 **进食低热量、低脂、低胆固醇、低盐、高纤维素易消化饮食，戒烟酒及辛辣食物，避免进食过快过饱，防止便秘。**

3. 心理护理 解除病人紧张情绪。疼痛缓解后嘱咐病人**减少或避免过度劳累、情绪激动或悲伤、寒冷刺激等诱因**；保持情绪稳定，改变急躁易怒、争强好胜的性格等。

4. 给氧 呼吸困难发绀者给氧，**维持血氧浓度在90%以上。**

5. 用药护理 ①发作时立即给予**硝酸甘油**或硝酸异山梨酯5~10mg**舌下含服**，服药后3~5分钟仍不缓解，再服1次；②对于心绞痛发作频繁或含服硝酸甘油效差的病人，静脉滴注硝酸甘油；③烦躁不安、疼痛剧烈者肌内注射吗啡5~10mg；④监测血压及心率变化，注意调节滴速，嘱病人及家属切不可擅自调节滴速而引起低血压；⑤部分病人用药后出现面色潮红、头胀痛、头昏、心动过速，是因药物扩张血管所致，第1次用药后嘱病人平卧；⑥**青光眼、低血压病人忌用**。

小试身手 12. 对心绞痛病人给予硝酸甘油用药，正确的护理是

A. 发作时立即口服，3~5分钟不能缓解可再服一次

B. 发作时立即用2%硝酸甘油贴剂贴在胸前

C. 静脉给药时10mg硝酸甘油加入250ml液体中应在30分钟内滴注完毕

D. 部分病人用药后可出现心动过缓、恶心等症状，嘱病人平卧

E. 监测血压和心率变化，低血压和青光眼病人忌用

6. 疼痛护理 评估疼痛部位、性质、程度、持续时间，有无面色苍白、大汗、恶心、呕吐等症状。严密观察血压、心电图变化，嘱病人疼痛发作或加重时立即告诉医护人员。

7. 病情观察与处理　观察病人活动时有无呼吸困难、胸痛、速脉等反应，**一旦出现上述症状应立即停止活动**，并积极处理，**如含服硝酸甘油、吸氧**。必要时床边24小时监测心电图，定期复查心电图、血糖、血脂，积极控制高血压、糖尿病、高脂血症。

8. 嘱病人如**疼痛发作频繁、程度加重、服用硝酸甘油不缓解**，伴出冷汗等，应立即送医就诊，**警惕发生心肌梗死**。

二、急性心肌梗死

护理措施

1. 休息及饮食　疼痛时绝对卧床休息，保持环境安静，限制探视，以减少心肌氧耗量。保证充足睡眠；低脂、低胆固醇、易消化饮食，避免饱餐；肥胖者限制热量摄入，控制体重；戒烟限酒，克服焦虑情绪，保持乐观心态。

2. 吸氧　间断或持续吸氧，以增加心肌供氧。

3. 止痛　遵医嘱给予吗啡或哌替啶止痛，给予硝酸甘油或硝酸异山梨醇酯静脉滴注，烦躁不安者肌内注射地西泮，监测有无呼吸抑制、血压下降、脉搏加快等不良反应。

4. 溶栓治疗的护理　迅速建立静脉通路，保持输液通畅。心肌梗死6小时内的病人给予溶栓治疗。**根据下列指标判断溶栓是否成功**：①胸痛2小时内基本消失；②心电图ST段于2小时内回降>50%；③2小时内出现再灌注性心律失常；④血清CK-MB酶峰提前出现（14小时以内）。

5. 活动指导　指导病人康复训练，根据病情和病人活动中的反应，逐步增加活动量、活动时间和次数。急性期12小时绝对卧床休息，若无并发症，24小时内应鼓励患者在床上行肢体活动，若无低血压，第3天可在病房内走动，梗死第4~5天，逐步增加活动量直至每天3次步行100~150米。运动以不引起任何不适为度，**心率增加10~20次/分为正常反应**，运动时心率增加小于10次/分，可加大运动量，进入下一阶段训练。若运动时心率增加超过20次/分，收缩压降低超过15mmHg，出现心律失常，或心电图ST段缺血型下降>0.1mV或上升>0.2mV，则应回到前一运动水平，若仍不能纠正，停止活动。

小试身手（13~15题共用备选答案）

患者，女，59岁，晨起时突然出现胸骨后疼痛，伴大汗，持续两小时不缓解，护理体检T 37℃，P 45次/分，R 18次/分，BP 90/60mmHg，大汗淋漓，口唇发绀，心电图Ⅱ、Ⅲ、aVF导联可见病理性Q波，ST段弓背向上抬高，T波正负双向，实验室检查肌红蛋白和肌钙蛋白均增高。

13. 该患者最可能的诊断是
　A. 前壁心肌梗死　　　　　　B. 前间壁心肌梗死
　C. 正后壁心肌梗死　　　　　D. 下壁心肌梗死

E. 心尖部心肌梗死

14. 目前首优的护理诊断是

A. 躯体移动障碍与病情需要绝对卧床休息有关

B. 活动无耐力与氧的供需失调有关

C. 疼痛与心肌缺血坏死有关

D. 气体交换受损与呼吸受限有关

E. 有感染的危险与抵抗力降低有关

15. 对该患者活动方面的康复指导正确的是

A. 第一天绝对卧床休息，胸痛消失后方可下床活动

B. 第二天可在床上进行适当的主动运动

C. 第二周可尝试上下楼梯

D. 运动后心率增加10~20次/分为正常反应

E. 运动后收缩压下降超过15mmHg，应立即停止任何运动

6. 便秘的护理　①评估病人平常有无习惯性便秘，是否使用通便药，是否适应床上排便等。②心理疏导：向病人解释床上排便对控制病情的重要性，病人排便时提供屏风遮挡。③指导病人通便：如进食清淡易消化含纤维素丰富的食物；每日清晨给予蜂蜜20ml加适量温开水同饮；适当腹部按摩（按顺时针方向）以促进肠蠕动；遵医嘱给予通便药物等。嘱病人勿用力排便，病情允许时使用床旁坐便器，必要时含服硝酸甘油，使用开塞露。

7. 心理护理　向病人介绍CCU的环境、监护仪的作用，帮助病人树立战胜疾病的信心。

第三节　原发性高血压

浪里淘沙—核心考点

护理措施

1. 休息与饮食　高血压初期不限制一般体力活动，但应避免重体力劳动。血压较高、症状较多或有合并症者卧床休息，避免过度兴奋。指导病人低盐、低脂、低胆固醇饮食，限制脂肪、内脏、鱼子、甲壳类食物，多吃新鲜蔬菜水果、防止便秘。肥胖者控制体重，减少总热量摄入，养成良好饮食习惯：细嚼慢咽，避免过饱，少吃零食等。戒烟限酒。

2. 保持病室安静，减少探视，保证充足睡眠。护理操作相对集中，防止干扰病人、引起不适感。

3. 向病人讲解有关高血压相关知识、药物使用知识。

4. 并发症护理

（1）高血压脑血管意外：取半卧位，避免情绪激动，遵医嘱给予镇静剂；保持

呼吸道通畅，给氧。**高血压急症时首选硝普钠静脉滴注，注意避光。**

（2）严密监测血压，观察病情变化，血压急剧升高、出现剧烈头痛、呕吐、大汗、视力模糊、面色及神志改变、肢体活动障碍时，立即处理。

小试身手 16. 以下关于高血压的健康教育内容，正确的是

A. 非药物治疗适用于各型高血压病人

B. 每人每天食盐降至12g

C. 减轻体重，BMI保持$10~20kg/m^2$

D. 减少含钾多、含钙高的食物

E. 每周运动3~5次，每次1~2小时

小试身手 17. 需避光使用的药物是

A. 垂体后叶素　　　　　B. 尼可刹米　　　　　C. 硝普钠

D. 脂肪乳　　　　　　　E. 复方氨基酸

第四节　病毒性心肌炎

浪里淘沙—核心考点

护理措施

1. 创造良好环境　保持病室安静，限制探视，保证病人充分休息和睡眠。

2. 休息与活动　向病人解释急性期卧床休息可减轻心脏负担，减少心肌耗氧，促进心功能恢复。**急性期需绝对卧床休息3天，第4天可进行关节主动运动、坐位洗漱、进餐；第2周可扶床站立，室内走动；第3周可楼道内走动，上下一层楼。**

3. 活动监测　病情稳定后与病人一起制定每日活动计划，严密监测活动时心率、心律、血压变化，若活动后出现胸闷、心悸、呼吸困难、心律失常等应立即停止活动，以此作为限制最大活动量的指标。

4. 饮食护理　给予高蛋白质、高维生素易消化饮食，多吃新鲜蔬菜和水果。禁烟、酒，禁饮浓茶、咖啡，当病人出现心功能不全时给予低热量、低盐饮食。

5. 病毒性心肌炎病人可发生心力衰竭，应指导病人避免呼吸道感染、剧烈运动、情绪激动、妊娠、饱餐、寒冷、用力排便等诱因。

6. 病毒性心肌炎病人可出现各种心律失常，故急性期心电监护，注意心率、心律、心电图变化，同时准备好抢救药品及物品，一旦发生严重心律失常，立即遵医嘱给予抗心律失常药物或配合临时起搏、电复律等。

小试身手 18. 关于心肌炎患者的护理措施，**错误**的是

A. 注意补充富含维生素C的食物

B. 鼓励患者早期活动以预防并发症

C. 注意保持大小便通畅

D. 严密观察患者的心率及心律

E. 注意控制补液速度

第五节　循环系统疾病病人常用诊疗技术及护理

浪里淘沙—核心考点

心血管病介入治疗是将治疗器械通过不同途径送入心脏和血管内实施治疗。经静脉心内膜人工心脏起搏术，是最早最广泛使用的一种心血管病介入治疗。

一、人工心脏起搏器

人工心脏起搏是通过起搏器发出脉冲电流，通过电极线传到心肌带动心脏搏动的治疗方法。可用于治疗缓慢型和快速型心律失常。

1. 适应证　严重心脏传导阻滞，病态窦房结综合征，反复发作的颈动脉窦性昏厥和心室停顿，介入性心脏病诊治和外科手术前的"保护性"应用。

2. 护理

（1）术前护理

1）向病人解释、常规备皮，术前6小时禁食、禁水。

2）遵医嘱注射镇静剂，开放静脉通路；备齐抢救药物及物品。

（2）术后护理

1）24小时持续心电监护，严密观察心率、心律，有无不起搏、不感知等现象。

2）平卧8~12小时，禁止右侧卧位，术侧肢体不宜过度活动。

3）伤口护理，预防感染：用沙袋压迫伤口4~6小时，观察伤口渗血和炎症征象。遵医嘱使用抗生素3天，更换敷料，观察体温变化。

（3）健康教育：①测脉搏。②脉率明显变化、安装起搏器前症状重现，要及时就诊。③电池耗尽的表现：脉率比预定频率降低10%，应及时更换电池。④定期回院复查：最初半年为每月随访1次，3~6个月随访1次，电池耗尽前每周随访1次。⑤术侧上肢避免过度用力或牵拉，避免影响起搏器的功能或电极脱落。⑥避免强电、磁场、电复律、透热疗法、大剂量放射线、微波炉、雷达、医用理疗设备等。

小试身手　19.患者，女，55岁，半个月来反复晕厥3次而入院，心电图示二度Ⅱ型房室传导阻滞，植入人工心脏起搏器后，下列护理措施不妥的是

A. 术后1个月术侧肢体可自由活动

B. 术侧肢体避免屈曲或过度活动

C. 咳嗽时尽早应用镇咳药

D. 术后48小时后适当床上活动

E. 绝对卧床1~3天

小试身手　20.安装起搏器术后下列护理措施错误的是

A. 持续24小时心电监护

B. 平卧24小时，术侧卧位，术侧上肢制动72小时

C. 术侧第4天鼓励病人做肩部活动，防止关节僵硬

D. 术后沙袋压迫4~6小时

E. 避免靠近强电、磁场、微波炉、医用理疗设备等

二、心脏电复律

心脏电复律是利用短促而强烈的电能使心脏各部分心肌同时除极，中断原有的异位心律，使之转复为窦性心律的方法。可用于消除心室颤动和各种异位性快速心律失常。

1. 心脏电复律的种类及适应证

（1）**同步电复律**：利用同步触发装置感知病人心电图中的R波来触发放电，使电流仅在心动周期的绝对不应期中发放，避免诱发室颤。**适用于除室颤与室扑以外的快速异位心律失常的转复**。

（2）**非同步电复律**：在任何时间放电，**适用于心室颤动与室扑**。首次电复律的能量宜大，**成人使用单相波除颤能量为360J，双相波能量为200J**。

（3）低血钾及洋地黄中毒引起的心律失常禁用电复律治疗。

2. 电复律病人的护理

（1）术前准备　准备除颤器、心电图、示波器及抢救物品。做好病人心理准备，纠正酸碱电解质紊乱；停用洋地黄1~2天；备皮；术前禁食、排空膀胱。

（2）术中配合

1）平卧，取下义齿，开放静脉通路。

2）连接心电图、心电监护仪、示波器，术前做全导心电图。

3）检查除颤器同步性能。

4）用面罩吸氧10~15分钟后给予地西泮10~30mg静脉注射，使病人处于昏睡状态。

5）选择正确的电能量单相波形除颤器：**一般房颤150~250J，房扑和室速100~150J，室上速50~100J，室颤200~360J**。

6）观察病情及心律转复情况。

小试身手（21~22题共用备选答案）

A. 360~500J　　　　　B. 360J　　　　　　C. 150~250J

D. 100~150J　　　　　E. 50~100J

21. 室颤病人进行电除颤选择的电能量是

22. 房颤病人进行电复律选择的电能量是

（3）术后护理

1）病人绝对卧床24小时，常规低流量鼻导管吸氧。

2）密切观察病情，持续24小时心电监测，观察神志、血压、心率、心律、呼吸。

3）观察电击局部皮肤有无烧伤。

4）观察有无脑动脉栓塞和肺水肿等并发症，脑栓塞于术后24~48小时内最易

发生。

5）继续服用抗心律失常药物，以维持窦性心律。

6）保留静脉通道，备齐抢救药物及仪器设备。

小试身手 23.关于电除颤的操作步骤，**错误**的是

A.连接电极片和导线，R为右锁骨下外侧，L为左锁骨下，F为左胸肌下第6、7肋间

B.选择能量：成人首次200J，再次300J，最大不超过360J

C.电极板表面均匀涂以导电糊，或在除颤部位放盐水纱布

D.将一电极板放在胸骨左缘第2、3肋间，另一电极板放在右乳头下

E.保持电极板与患者皮肤紧贴，并使自己身体及周围人离开病人及病床，按下充电按钮，充电

三、冠状动脉造影术

选择性冠状动脉造影术是目前诊断冠心病最为可靠的方法，它可明确冠状动脉病变的部位、性质、范围、侧支循环状况等，有助于选择最佳治疗方案。

1.适应证 疑有冠状动脉病变者。

2.禁忌证 严重心功能不全，外周动脉血栓性脉管炎，造影剂过敏，严重心动过缓者应在临时起搏保护下手术。

3.方法 将心导管经皮穿刺插入股动脉、肱动脉或桡动脉，并推送至主动脉根部，使导管顶端进入左、右冠状动脉开口，注入造影剂使其显影。常用造影剂为76%泛影葡胺及其他非离子型碘造影剂如优维显。

4.护理 术前需训练床上排尿及连续咳嗽动作，术前6小时禁食、禁水。术后动脉穿刺部位按压15~20分钟，加压包扎，沙袋压迫6小时，术侧肢体制动12小时，**注意观察穿刺部位有无出血、血肿及足背动脉搏动情况**，观察心率、血压及心电图变化。

四、经皮穿刺腔内冠状动脉成形术

经皮穿刺腔内冠状动脉成形术是扩张冠状动脉内径，解除其狭窄，改善其对心肌血液供应的一种非外科手术方法。

1.适应证 稳定型心绞痛药物疗效欠佳或不稳定型心绞痛病人有单支、孤立的局限性或不完全性狭窄；冠状动脉近端或远端狭窄、冠状动脉旁路移植术后移植血管狭窄、不稳定型心绞痛、急性心肌梗死、冠状动脉几乎完全阻塞和成形术后再狭窄者。

2.禁忌证 冠状动脉僵硬或钙化性狭窄或偏心性狭窄、完全闭塞、多支广泛性弥漫性病变，狭窄程度小于50%或仅有痉挛不宜手术者。左冠状动脉主干狭窄或病变在主干分叉附近。

3.方法 行冠状动脉造影并录像确定狭窄部位，然后用指引导管将带球囊导

管置入，再通过导丝引至狭窄病灶处，以造影剂注入球囊，用3040~6080mmHg（405~810kPa）压力扩张球囊，每次持续15~30秒，球囊完全膨胀、血管已扩张后逐渐减压，然后回抽造影剂，将球囊抽成负压后撤出。术时宜将临时起搏导管预先放置于右心室内以防发生缓慢心律失常时作起搏治疗之用。

4.护理 术前口服抑制血小板药物如阿司匹林、术中肝素化。术后长期服用阿司匹林，并控制冠心病危险因素，应特别重视使用调血脂药，以减少再狭窄发生。**术后的主要并发症是冠状动脉闭塞、栓塞、夹层分离或破裂**，需做紧急冠状动脉旁路手术。**严重室性心律失常也为常见并发症。**

五、经皮穿刺冠状动脉内支架安置术

经皮穿刺冠状动脉内支架安置术是将金属或塑料制成的支架，置入狭窄的冠状动脉内，支撑管壁，以恢复管腔内血流畅通。

1.适应证 由冠状动脉成形术治疗引起的冠状动脉急性闭塞，由内膜撕裂所致，支架可撑开血管，黏合内膜。冠状动脉成形术后疗效不佳或发生狭窄。

2.禁忌证 有出血倾向者、左主干病变而无保护措施、病变血管直径<2mm、近端血管扭曲、冠状动脉成形处形成血栓等。

3.方法 多数病人先行冠状动脉成形术，然后置入导引导管使其顶端到达冠状动脉，再向导引导管腔内置入带支架的导管，将支架送到预定位置，支架脱离，留在血管病变处自动撑张；或置入带支架的球囊导管将支架送到预定位置，快速高压充盈球囊以扩张支架，待其完全扩张后，继续维持高压5~10秒，然后减压退出导管，支架留在病变处。

4.护理 术中肝素抗凝，术后口服噻氯匹定或华法林维持抗凝治疗1~3个月。常见并发症有血管内膜撕裂、冠状动脉闭塞、心室颤动、心肌梗死、冠状动脉再狭窄、血栓栓塞、出血、支架脱落等。

小试身手 24.经皮穿刺冠状动脉内支架安置术的并发症**不包括**

A.冠状动脉闭塞　　　　　B.血管内膜撕裂　　　　　C.心脏破裂

D.心室颤动　　　　　　　E.心肌梗死

参考答案

1.B　2.A　3.C　4.A　5.B　6.C　7.D　8.D　9.B　10.A　11.B　12.E　13.D　14.A　15.D　16.A　17.C　18.B　19.D　20.B　21.B　22.C　23.D　24.C

第三章　消化系统疾病病人的护理

第一节　胃　炎

一、急性胃炎

护理措施

1.寻找发病原因，去除诱因。

2.嘱病人卧床休息，急性应激导致出血的病人，作好心理疏导，消除病人恐惧情绪。

3.给予无渣、温热半流质饮食，少量出血给予流质饮食以中和胃酸，大出血者禁食。

小试身手 1.胃炎病人有少量出血可

A.静脉注射垂体后叶素　　　B.少量温热流质

C.冰水洗胃　　　D.禁食

E.普食

4.指导病人正确服用药物。

二、慢性胃炎

护理措施

1.休息　慢性胃炎急性发作时卧床休息，恢复期生活规律，避免劳累。

2.疼痛护理　减轻病人紧张情绪，转移注意力；热水袋热敷上腹部，以解除痉挛，缓解疼痛；使用中医针灸疗法缓解疼痛。

小试身手 2.慢性胃炎患者腹痛发作时，可以缓解腹痛的护理措施**不包括**

A.腹部捂热水袋　　　B.增加活动量

C.转移注意力　　　D.播放轻音乐

E.腹部按摩

3.饮食护理　给予易消化软食，少食多餐以减轻胃部不适；避免食用过热、过凉、刺激性食物；注意食物色、香、味俱全，增进食欲；胃酸缺乏者将食物完全煮熟后食用。

4.观察药物不良反应　遵医嘱给予杀灭幽门螺杆菌药物并观察不良反应。

第二节　消化性溃疡

浪里淘沙—核心考点

护理措施

1. **休息**　轻者参加轻微劳动，注意劳逸结合，避免过度劳累。活动期、大便隐血试验阳性者卧床休息1~2周。

2. **饮食护理**　给予**营养丰富、清淡易消化饮食**。急性活动期少量多餐，每天4~5餐，以牛奶、稀饭、面条等碱性食物为主。**少量多餐可中和胃酸**，减少胃蠕动，同时可避免过饱引起胃窦部扩张增加促胃液素分泌。**忌食辛辣、过冷、油炸、浓茶等刺激性食物和饮料，戒烟酒。**

小试身手 3.消化性溃疡病人少量多餐的主要目的

A.中和胃酸　　　　　　　　B.减少胃液分泌

C.防止饥饿不适感　　　　　D.促进胃窦部扩张

E.增加胃的饥饿性蠕动

小试身手 4.消化性溃疡病人的饮食指导**错误**的是

A.急性发作期少量多餐，定时定量

B.以牛奶、苏打饼干、面条偏碱性食物为宜

C.忌食辛辣、过冷、油炸、浓茶等刺激性食物

D.饥饿时疼痛，在餐间应加一定量零食

E.细嚼慢咽

3. 用药护理

（1）H_2 受体拮抗剂：餐中或餐后即刻服用或夜间顿服。西咪替丁可通过血脑屏障，偶尔引起精神症状，此药与肝细胞色素 P_{450} 结合影响华法林、利多卡因等药物在肝内的代谢。用药期间注意监测肝肾功能和血常规。

（2）质子泵抑制剂：引起头晕，初次应用时应减少活动。

（3）胃黏膜保护剂：硫糖铝餐前1小时服用。硫糖铝常引起**便秘**，本药含糖量高，糖尿病人不宜使用。**胶体铋剂**餐前半小时服用，不宜长期使用。米索前列醇常见的不良反应是腹泻，可引起子宫收缩，孕妇禁服。

（4）抗酸药：如**氢氧化铝凝胶在餐后1小时或睡前服用**，抗酸药服用时充分摇匀，服用片剂时嚼服（铝碳酸镁）。抗酸药与奶制品混合形成络合物，避免同时服用。

小试身手 5.消化性溃疡患者服用铝碳酸镁片的正确方法是

A.温水吞服　　　　　　　　B.咀嚼后服用

C.餐后两小时服用　　　　　D.餐前服用

E.餐中服用

4. 知识宣教　向病人讲解疾病知识，告诉病人碱性食物和抑酸剂可缓解十二指肠溃疡引起的空腹痛，停用非甾体类抗炎药。讲解疾病的预防保健知识，规律生活与充分休息可促进溃疡愈合，指导病人合理饮食，指导病人正确服用药物及观察不良反应。

第三节　肝硬化

浪里淘沙—核心考点

护理措施

1. 合理休息　根据病情合理安排休息和活动，代偿期病人适当从事轻体力劳动，失代偿期卧床休息。

2. 饮食护理　给予**高热量、高蛋白、高维生素易消化饮食，血氨偏高者限制或禁食蛋白质**，病情好转后逐渐增加蛋白质摄入。**蛋白质来源以豆制品、牛奶、鸡肉、鸡蛋、鱼肉、瘦猪肉为主，血氨增高时选择植物蛋白**，如豆制品。补充丰富维生素，新鲜蔬菜水果。**腹水者低盐或无盐饮食**，钠摄入限制在每天500~800mg（**氯化钠1~2g/d**），少食含钠食物，如咸肉、酱菜、酱油、含钠味精等；谷物、茄瓜、水果含钠较少；水果、干豆、肉类、硬壳果、马铃薯含钾多。**饮水量每天1000ml左右**。嘱病人戒烟、酒，进餐时细嚼慢咽，避免进食刺激性强、粗纤维和硬食物，以免引起食管胃底静脉曲张破裂出血。遵医嘱静脉补充营养，提高血浆胶体渗透压。

3. 腹水护理

（1）**大量腹水时协助病人取半卧位**，以减轻呼吸困难；**少量腹水者平卧**，以增加肝肾血流量。

（2）严格限制水盐摄入　氯化钠的摄入<2.0g/d，入水量<1000ml/d，如有低钠血症，则应限制在500ml以内。向病人及家属讲明限制水钠摄入有利于腹水消退。遵医嘱使用利尿剂，观察电解质酸碱平衡情况。

（3）准确记录24小时出入量，**定期测腹围和体重，观察腹水消长情况**。

（4）协助腹腔放液　术前向病人说明操作过程和注意事项，测量腹围、体重和生命体征，排空膀胱；术中及术后监测生命体征，观察不良反应，**术毕用无菌敷料覆盖穿刺部位，缚紧腹带，防止腹腔穿刺放液后腹压骤降**。记录腹水量、颜色、性质，标本及时送检。

小试身手（6~8题共用题干）

患者，男，56岁，诊断为肝硬化5年，消瘦、乏力、食欲减退，脾肿大，腹水，食道和胃底静脉曲张明显，血液生化白蛋白和球蛋白比例倒置，血氨增高。

6. 该患者最可能发生的并发症是

A. 原发性肝癌　　　　　　B. 感染　　　　　　　C. 上消化道出血

D. 肝性脑病　　　　　　　E. 肝肾综合征

7. 该患者的饮食指导**错误**的是

A. 高热量、高蛋白、高维生素、易消化

B. 限制蛋白质，以植物蛋白为主

C. 补充足够的维生素

D. 低盐或无盐饮食

E. 避免进食粗纤维的、刺激性强的食物

8. 对该病人腹水护理错误的是

A. 大量腹水病人宜取平卧位，增加肝肾血流量

B. 限制水钠摄入，每天进水量限制1000ml左右

C. 准确记录每天出水量，定期测量腹围和体重

D. 腹水穿刺前排空膀胱，穿刺后缚紧腹带

E. 使用利尿剂量不宜过大，每天体重减轻不超过0.5kg为宜

4. 皮肤护理　每天用温水擦洗皮肤，避免用力搓拭和使用刺激性药皂或沐浴液，水温不宜过高等；衣服宽松柔软；床铺整洁干净，定时更换卧位，以防压疮；皮肤瘙痒时勿搔抓，可涂抹止痒剂，以免皮肤破损和继发感染。

5. 病情观察　观察生命体征、尿量，注意有无并发症发生。

6. 心理护理　安慰病人，帮助病人树立战胜疾病的信心。

小试身手 9. 患者，男，56岁，乙型肝炎病史20年，肝功能反复有异常，乏力、纳差2个月，腹胀、少尿半个月。查体：消瘦，肝病面容，巩膜轻度黄染，肝掌(+)，左颈部可见3个蜘蛛痣，腹部明显膨隆，未见腹壁静脉曲张，移动性浊音(+)，双下肢轻度水肿，该患者护理措施**不妥**的是

A. 应用利尿剂时必须补钾　　B. 定期测量腹围和体重

C. 皮肤护理　　　　　　　　D. 低盐饮食

E. 半卧位

小试身手 10. 患者因"肝硬化失代偿期"诊断入院，查体：腹部膨隆，可见腹壁静脉曲张，以下护理措施**错误**的是

A. 记24小时出入液量　　B. 避免粗纤维多的食物

C. 水入量<1000ml/d　　D. 控制钠盐1~2g/d

E. 取平卧位休息

第四节　原发性肝癌

浪里淘沙—核心考点

护理措施

1. 疼痛护理：①观察疼痛性质、部位及伴随症状；②环境安静舒适，减少各种

不良刺激；③教会病人放松技巧如深呼吸等，鼓励病人通过交谈、听音乐、玩游戏等转移注意力；④疼痛严重者遵医嘱使用长期镇痛药。

小试身手 11. 关于肝癌病人疼痛护理，**错误**的是

A. 减少各种不良刺激因素和心理压力

B. 教会病人放松的技巧

C. 观察病人疼痛性质、部位及伴随症状

D. 为避免并发症，鼓励病人耐受疼痛，尽可能不使用镇痛剂

E. 自控镇痛泵可以自控间歇性给予镇痛药

2. 病情监测：①观察肝区疼痛有无加重，有无发热、腹水、黄疸、呕血、黑便等；②观察有无转移，有无肝性脑病；③观察病人生命体征，询问病人有无咽痛、咳嗽、腹泻等感染征兆。

3. 合理营养

（1）给予高蛋白质、适当热量、高维生素饮食。避免摄入高脂肪、高热量和刺激性食物，防止加重肝脏负担。恶心、呕吐者服用止吐剂后进少量食物，少食多餐。进食少者通过静脉补充营养。

（2）必要时给予白蛋白治疗，伴肝功能衰竭或肝性脑病倾向时，限制蛋白质摄入，甚至禁止蛋白质饮食。腹水者限制水摄入，低钠饮食。

4. 肝动脉栓塞化疗术后护理　术后肝动脉血供减少，产生栓塞后综合征，出现腹痛、发热、恶心、呕吐及血清白蛋白降低、各种酶升高、肝功能异常等。

（1）饮食：术后禁食2~3天，初期进流质饮食，少量多餐。

（2）穿刺部位护理：穿刺部位压迫止血15分钟，再加压包扎，沙袋压迫6小时，保持穿刺侧肢体伸直24小时，观察穿刺部位有无渗血和血肿。

（3）栓塞后综合征护理：腹痛48小时内遵医嘱肌内注射哌替啶。发热与栓塞有关，少数病人术后4~8小时体温升高，持续1周左右。中低发热不需特殊处理，持续高热对症处理。

（4）预防并发症：鼓励病人深呼吸、咳痰，预防肺部感染，必要时给氧。避免肝性脑病的诱因，如病人出现性格、行为异常，警惕肝性脑病。

（5）注意葡萄糖和蛋白质的补充：肝动脉栓塞化疗术1周后，因肝缺血影响肝糖原储存和蛋白质合成，遵医嘱静脉输入白蛋白，适量补充葡萄糖溶液，维持水、电解质平衡，准确记录出入量。

小试身手 12. 关于肝动脉栓塞化疗后的护理措施，正确的是

A. 术后第二天方可进食，宜少食多餐

B. 穿刺部位沙袋压迫止血15分钟

C. 保持穿刺侧身体伸直24小时

D. 发生栓塞后综合征腹痛禁使用镇痛剂

E. 术后1周后避免输入葡萄糖和蛋白质

5. 心理护理：①评估病人心理，给予病人支持和帮助。②鼓励病人参与治疗和护理，增强战胜疾病的信心。③给病人家属提供心理支持，倾听其诉说并给予指导。

第五节　肝性脑病

浪里淘沙—核心考点

护理措施

1. 消除诱因

（1）避免使用含氮药物、催眠药、麻醉药及肝毒性药物　**烦躁不安或抽搐者注射地西泮5~10mg，忌用水合氯醛、吗啡、硫喷妥钠等药物。**

（2）保持大便通畅，积极控制上消化道出血　及时清除肠道内积血。上消化道出血后的肝性脑病或发生便秘，给予灌肠或导泻。**用生理盐水或弱酸性溶液灌肠，禁用肥皂水灌肠。** 对急性门体分流性脑病昏迷病人首选乳果糖500ml加水500ml做保留灌肠，口服或鼻饲25%硫酸镁30~60ml导泻。

小试身手 13.肝性脑病患者灌肠或导泻时禁忌

A. 生理盐水清洁灌肠　　　　B. 肥皂水清洁灌肠

C. 白醋加生理盐水灌肠　　　D. 硫酸镁导泻

E. 33%乳果糖灌肠

小试身手 （14~16题共用题干）

患者，男，50岁。"肝硬化"病史多年，3天前因排黑便而入院。今晨同病室患者诉昨夜其两次在卫生间门口小便，要求对其加强健康教育。

14. 依据表现考虑导致其行为异常的最可能原因是

A. 对病床安排不满意　　　　B. 因尿急不能忍受

C. 对病房环境不熟悉　　　　D. 肝性脑病的征象

E. 卫生习惯不良

15. 如果支持你的判断，在对患者进行评估时可能发现

A. 言语模糊　　　　　　　　B. 有扑翼样震颤

C. 没有使用卫生间的习惯　　D. 难以沟通

E. 在家有相同的行为

16. 医嘱给予患者清洁灌肠，最好选用

A. 硫酸镁溶液　　　　　　　B. 生理盐水

C. 2%碳酸氢钠　　　　　　　D. 乳果糖溶液

E. 肥皂水

（3）保持水、电解质、酸碱平衡　有肝性脑病倾向者避免使用快速、大量排钾利尿剂和大量放腹水。大量放腹水时遵医嘱静脉输入白蛋白以维持有效循环血量，防止电解质紊乱。

（4）预防感染　加强皮肤、口腔护理。

（5）避免发生低血糖　低血糖时能量减少，脑内去氨活动停滞，氨毒性增强。

2. 观察病情　观察生命体征、瞳孔、意识及行为表现，观察病人思维、认知情况，以判断病人意识障碍程度。

3. 饮食护理

（1）热量供给：**每日总热量以糖类为主**，昏迷病人鼻饲25%葡萄糖液，减少蛋白质分解产氨。

（2）蛋白质供给：一、二期病人开始数天每日限制蛋白质在20g以内，三、四期病人应禁食蛋白质，鼻饲或静脉注射25%的葡萄糖溶液。病人神志清楚后逐渐增加蛋白质摄入，每天20g，以后每3~5天增加10g，但短期内不超过每日40~50g，病人完全恢复后增加到0.8~1.0g/（kg·d）蛋白质，以维持氮平衡。**首选优质植物性蛋白**。

（3）脂肪供给：少食含脂肪高的食物，因脂肪可延缓胃排空，增加有毒物质吸收。

（4）维生素供给：进食含丰富维生素食物，尤其富含维生素B、C、K、E等，不宜用维生素B_6，因其可使多巴在周围神经处转为多巴胺，影响多巴进入脑内，减少中枢神经的正常传导递质。

（5）维持水、电解质平衡：水分摄入不宜过多，**一般每天入量为尿量加1000ml左右**，对脑水肿的病人尤应限制。除肾功能障碍者，钾应补足，**限制钠盐**。准确记录出入量，监测血钠、钾、氯化物、血氨、尿素等。

小试身手 17. 肝昏迷病人的饮食宜采用

A. 高蛋白、低脂肪、低盐

B. 高热量、高蛋白、低钾

C. 低蛋白、高脂肪、高糖、低盐

D. 适量蛋白和脂肪、低糖、低盐

E. 限制蛋白、低脂肪、高糖

4. 用药护理　静脉注射精氨酸速度不可过快，以免引起流涎、面色潮红与呕吐等反应。乳果糖可引起腹胀、腹痛、恶心、呕吐等不良反应，服用乳果糖以调节到每天排便2~3次，大便pH以5~6为宜。使用谷氨酸钾或谷氨酸钠时注意观察病人尿量、腹水程度及电解质情况。不宜长期使用新霉素，一般不超过1个月，因其可引起听力和肾功能损害。应用苯甲酸钠时注意观察有无饱胀、腹痛、恶心、呕吐等。

第六节　急性胰腺炎

浪里淘沙—核心考点

护理措施

1. 病情观察　严密观察病人生命体征和神志，如病人出现面色苍白、出冷汗、神志不清、尿量减少、血压下降等休克表现，及时报告医生处理；准确记录24小时出入量；观察病人腹痛部位、程度和性质，有无放射痛、腹胀等；定期复查电解质和血尿淀粉酶。

2. 休息与体位　卧床休息，协助病人弯腰，取**屈膝侧卧位**，鼓励病人翻身。室内安静舒适，保证睡眠，促进组织修复和体力恢复。

3. 药物护理　遵医嘱给予止痛药，**禁用吗啡，因吗啡可引起Oddi括约肌痉挛，加重疼痛**。

4. 口腔护理与高热护理　禁食期间口渴时用温开水含漱或湿润口唇；胃肠减压期间，每天用石蜡涂抹鼻腔和口唇，定时用生理盐水清洗口腔，做好皮肤护理。高热时物理降温，遵医嘱使用抗生素。

5. 饮食护理　**急性期禁食1~3天，禁食时每天静脉补液3000ml以上**，维持水、电解质平衡。**腹痛和呕吐症状基本消失后给予少量低脂、低糖流质饮食**，以后逐步过渡到正常饮食，但**忌高脂肪、高蛋白质饮食**。

小试身手 18. 患者，女，36岁。因急性胰腺炎入院，患者精神紧张、焦虑。以下处理措施**错误**的是

A. 耐心安慰，减轻焦虑

B. 给予普通饮食

C. 认真倾听诉说，科学指导

D. 服务周到，使患者放心

E. 热情接待，为患者提供舒适环境

6. 防止休克

（1）准备好静脉切开包、人工呼吸机、气管切开包等。有条件者入住ICU，密切监测血压、神志及尿量变化。

（2）嘱病人取仰卧位，注意保暖及给氧。

（3）迅速建立静脉通道，必要时输血或血浆补充血容量，如血压仍不上升，遵医嘱使用升压药物，根据血压调整给药速度，必要时测CVP决定输液量和速度。

小试身手 （19~22题共用题干）

患者，女，51岁。上腹部剧烈疼痛、恶心、呕吐3小时，伴发热、腹胀，查体：上腹部压痛，腹肌紧张，经检查诊断为急性胰腺炎。

19. 国内急性胰腺炎的最常见原因是

A. 胆石症与胆道疾病　　　B. 手术与创伤

C. 胰管梗阻　　　　　　　D. 暴饮暴食

E. 酗酒

20. 急性胰腺炎的主要表现和首发症状是

A. 发热　　　　　　　　　B. 呕吐

C. 恶心　　　　　　　　　D. 腹胀

E.腹痛

21.有关急性胰腺炎病情的叙述，**不正确**的是

A.出血坏死型腹痛持续时间长

B.水肿型腹痛消失快

C.腹痛向腰背部放散

D.腹部体征与胰腺病历改变有关

E.病情严重程度与血清淀粉酶升高相平行

22.首选的处理措施是

A.应用抗生素　　　　　　B.屈膝侧卧位

C.外科手术准备　　　　　　D.适当补钾、补钙

E.禁食、胃肠减压

第七节　上消化道大量出血

浪里淘沙—核心考点

护理措施

1.心理护理　大出血时陪伴病人，消除病人紧张恐惧心理。

2.体位　**绝对卧床休息，平卧、下肢略抬高，保证脑部血液供应。呕吐时头偏向一侧，防止误吸或窒息**。

3.密切观察病情变化，积极抢救。

（1）观察生命体征、面色、神志变化及尿量　每30分钟至1小时测量生命体征1次，心电监护。**迅速建立静脉通道，立即配血，遵医嘱迅速补充血容量**，进行止血治疗。开始输液宜快，必要时加压输液，根据CVP调整输液量和速度。血管加压素可引起高血压、心律失常或心肌缺血，故滴注速度宜慢。**肝病病人忌用吗啡、巴比妥类药物**。

小试身手（23~25题共用题干）

患者，男，36岁。排黑色稀便3天，每日3次。病前有多年上腹部隐痛史，经常有夜间痛、饥饿痛，进食后可缓解。查体：贫血貌，皮肤无黄染，肝、脾肋下未触及。

23.最可能的诊断是

A.急性胃黏膜损害出血

B.胃癌并出血

C.食管胃底静脉曲张破裂出血

D.胃、十二指肠溃疡并出血

E.胃溃疡并出血

24.入院后第2天,患者突然出现呕血约1100ml。对该患者应采取的最主要的护理措施是

A.血红蛋白测定

B.给氧

C.监测心率、体温、呼吸变化

D.迅速建立静脉通道,立即配血,补充血容量

E.卧床休息,安慰患者

25.患者目前主要的护理问题是

A.活动无耐力

B.有水、电解质及酸碱平衡失调的危险

C.组织灌注量不足

D.有受伤的危险

E.营养失调:低于机体需要量

(2)观察呕血、黑便颜色、量、次数、性状,估计出血量。**大便隐血试验阳性提示每日出血量>5ml,黑便提示出血量在50~70ml以上,胃内积血量达250~300ml出现呕血。**一次出血量不超过400ml时不出现全身症状,**如超过1000ml即出现急性周围循环衰竭,严重者引起失血性休克。**

小试身手 26.某上消化道出血病人开始出现黑便,估计其出血量超过

A.30~40ml   B.50~70ml

C.250~300ml   D.400~500ml

E.1000ml

小试身手 27.上消化道出血的病人,若出现呕血,提示其出血量至少在

A.200ml以上   B.250ml以上

C.350ml以上   D.400ml以上

E.500ml以上

(3)判断出血是否停止:**血压、脉搏稳定,大便颜色转黄,提示出血停止。**出现下列情况**提示继续出血或再出血:①反复呕血,呕吐物由咖啡色转为鲜红色,黑便次数增多**,粪质稀薄,**色泽转为暗红色或鲜红色**伴肠鸣音亢进;②周围循环衰竭经充分补液、输血后未见明显改善或好转后又恶化,血压波动,CVP不稳定;③**红细胞计数与比容、血红蛋白测定不断下降**,网织红细胞计数持续升高;④补液充足、尿量正常的情况下,**血尿素氮持续或再次升高**;⑤门静脉高压的病人脾脏出血后暂时缩小,如不见脾脏恢复肿大提示出血未停止。

小试身手 28.下列哪种情况提示上消化道出血病人仍然继续出血

A.大便转黄   B.血压脉搏稳定在正常水平

C.血尿素氮增高   D.网织红细胞计数下降

E.脾肿大病人仍然肿大

小试身手 29.下列哪项提示上消化道出血已减少

A. 黑粪变成暗红色　　　　　　B. 尿素氮持续升高

C. 血压波动　　　　　　　　　D. 大便隐血试验转为阴性

E. 网织红细胞计数升高

（4）防治大出血后诱发肝性脑病。

5. 注意观察血红蛋白、血细胞比容与血尿素氮。

4. 三（四）腔气囊管的护理

　　熟练的操作和插管后的密切观察及精致护理是达到预期止血效果的关键。协助医生为病人做鼻腔、咽喉部局部麻醉，经鼻腔或口腔将胃管插至胃内。当插管至65cm时抽取胃液，检查胃管在胃内，并抽出胃内积血。先向**胃囊注气约150~200ml至囊内压约50mmHg**封闭管口，缓慢向外牵引管道，使胃囊压迫胃底曲张静脉。如未能止血，继续向**食管囊注气约100ml至囊内压40mmHg**封闭管口，使气囊压迫食管下段的曲张静脉。**管外端以绷带连接0.5kg沙袋**，经牵引架作持续牵引。**出血停止后放松牵引**，放出囊内气体，**保留管道，继续观察24小时**，未再出血可考虑拔管。定时测量气囊内压力，以防压力不足而不能止血，或压力过高而引起组织坏死。**气囊充气加压12~24小时应放松牵引，放气15~30分钟。气囊压迫一般以3~4天为限，**继续出血可适当延长。

小试身手 30.三腔气囊管压迫止血的护理，正确的是

A. 确认插管在胃内后向气囊注气500ml，压力约100mmHg

B. 向食管囊注气100ml，压力约40mmHg

C. 管外端采用2kg沙袋持续牵引

D. 24小时放气15~30分钟，但不能放松牵引

E. 出现恶心、胸骨下不适或频繁早搏提示为气囊破裂挤压心脏可能

5. 饮食护理

（1）**大量呕血伴恶心、呕吐者禁食。少量出血无呕吐者，进温凉清淡流食。**出血停止后进食营养丰富、易消化、无刺激性半流质软食，开始少量多餐，以后过渡为正常饮食。

小试身手 31.对上消化道少量出血、无呕吐的患者，应采取的止血措施是

A. 内镜下直视止血　　　　　　B. 给予温凉、清淡无刺激性流食

C. 胃内灌注去甲肾上腺素　　　D. 冰水洗胃

E. 应用垂体后叶素

（2）食管胃底静脉曲张破裂出血的病人急性期禁食，出血停止后1~2天逐渐进食高热量、高维生素流食，限制钠和蛋白质摄入，避免诱发肝性脑病和加重腹水。**避免粗糙、坚硬、刺激性食物，细嚼慢咽，**防止损伤曲张静脉再次出血。

（3）禁食期间保证热量供给，静脉补充液体，维持水、电解质平衡，预防和纠正体液不足。

第八节　肠结核

浪里淘沙—核心考点

护理措施

1. 休息　活动期卧床休息，病情稳定后逐步增加活动量。及时为病人更换床单、衣物，保持皮肤清洁干燥。

2. 饮食与营养　摄入高热量、高蛋白、高维生素食物。有脂肪泻者少食乳制品、易发酵食物，如豆制品、富含脂肪及粗纤维食物，以免肠蠕动加快。肠梗阻病人禁食。

3. 疼痛的护理　①严密观察腹痛特点；②与病人交谈，分散其注意力；③采用针灸、按摩等方法缓解疼痛；④遵医嘱使用解痉止痛药，对肠梗阻所致疼痛行胃肠减压，无效者手术治疗；⑤腹痛明显加重、便血，应立刻通知医生处理。

4. 监测病情　注意观察病人生命体征、腹痛情况，及早发现肠梗阻。

5. 药物护理　详见本篇第一章第八节肺结核中治疗原则。

6. 消毒隔离　病人用过的餐具与用品应进行消毒处理，对有开放性肺结核病人采取隔离措施。

7. 心理护理　向病人讲解低热、盗汗、腹痛、腹泻等症状出现的原因，帮助病人消除顾虑，树立战胜疾病的信心，使病人坚信坚持治疗是可治愈的。

小试身手 32. 在晨间护理时，应注意询问肠结核的患者在夜间是否有

A. 发热　　　　　　　B. 大量出汗　　　　　　C. 多次排便

D. 心情烦躁　　　　　E. 夜尿频频

第九节　溃疡性结肠炎

浪里淘沙—核心考点

护理措施

1. 休息　活动期充分休息。给病人提供安静环境，充分休息，以减少胃肠蠕动，减轻症状。

2. 饮食护理　给予易消化、少纤维素、高热量、高蛋白质、低渣软食。急性发作期和暴发型病人进食无渣流质或半流质饮食，避免进食生冷及粗纤维素食物，病情严重者禁食并行胃肠外营养，使肠道休息以利于减轻炎症。

3. 腹泻护理　①病情观察：了解腹泻次数，大便性状，有无里急后重，有无全身中毒症状；②腹泻严重者卧床休息，安排病人至离卫生间较近的房间；③指导病

人和家属做好肛门及周围皮肤护理，如手纸柔软，擦拭动作轻柔，**便后用肥皂与温水清洗肛门及周围皮肤**，清洗后轻轻拭干局部，<u>必要时局部涂抹无菌凡士林软膏或涂擦抗生素软膏以保持皮肤完整</u>；④监测病人生命体征，观察有无脱水和电解质紊乱，及时补充液体和营养。

小试身手 33.因溃疡性结肠炎急性期腹泻严重入院的患者，以下处理措施**错误**的是

A. 便后清洗肛周皮肤　　　　　　B. 避免吃生冷的食物

C. 鼓励多食富含纤维素食物　　　D. 嘱患者多卧床休息

E. 安置在离卫生间较近的病房

4. 药物护理　柳氮磺吡啶可引起恶心、呕吐、食欲减退等不良反应，**饭后服用可减少消化道症状**；同时可引起皮疹、粒细胞减少、自身免疫性溶血、再生障碍性贫血等，<u>服药期间定期查血常规</u>。应用肾上腺皮质激素要注意激素用量和停药注意事项。对于**采用灌肠疗法的病人**，**应指导病人尽量抬高臀部**，以延长药物在肠道内停留的时间。

5. 心理护理　耐心向病人做好解释工作，使其认识到积极配合治疗、良好的心态调节可使症状得到较好控制和长期缓解。

第十节　消化系统疾病病人常用诊疗技术及护理

浪里淘沙—核心考点

一、肝穿刺活组织检查术

肝活检是经皮穿刺取活体肝组织标本进行组织学检查，也可制成涂片做细胞学检查。

（一）适应证

原因不明的门静脉高压及黄疸者，原因不明的肝功能异常、肝大者，协助各型肝炎的诊断，判断疗效及预后。

（二）禁忌证

1.严重贫血、有出血倾向者，全身衰竭者。

2.肝血管瘤、肝棘球蚴病、肝周围化脓性感染者。

3.重度黄疸、腹水，肝功能严重障碍者。

4.精神障碍等不能合作者。

（三）方法

1.病人仰卧，将右手置于枕后，身体右侧靠近床边。

2. 确定穿刺点，一般取右侧腋中线第8~9肋间肝实音处为穿刺点。

3. 消毒穿刺部位，铺无菌孔巾，用2%的利多卡因浸润麻醉。

4. 根据不同穿刺目的选择不同型号的穿刺针，活检时选较粗的穿刺针，用10~20ml注射器，抽取3~5ml生理盐水后与穿刺针相连。

5. 用穿刺锥在穿刺点皮肤上刺孔，将穿刺针由此孔沿肋缘与胸壁垂直刺入0.5~1.0cm，然后将注射器内液推注0.5~1.0ml，冲出留在穿刺针内的组织，防止针头堵塞。

6. 将注射器抽吸呈负压不动，嘱病人先深吸气，然后深呼气末屏气，术者将穿刺针迅速刺入肝内并立即拔出，**穿刺深度不超过6cm，穿刺部位用无菌纱布压迫5~10分钟**，再用胶布固定，压上沙袋并用多头腹带束紧。

7. **将抽吸的肝组织注入95%乙醇或10%甲醛固定液**中送检，或制成玻片送检。

（四）护理

1. 术前护理

（1）向病人解释穿刺目的、意义和方法，训练病人屏住呼吸，以便术中配合。穿刺前测量血压和脉搏。

（2）测出凝血时间、凝血酶原时间和血小板、肝功能，异常时遵医嘱肌内注射维生素K$_1$10mg，连用3天后复查，正常方可实施手术。做血型鉴定、备血。

（3）术前胸部X线检查，了解有无肺气肿、胸膜增厚。

（4）术前禁食8~12小时。

2. 术后护理

（1）**术后卧床24小时**，监测血压、脉搏，**最初4小时内每15~30分钟测1次**，如有内出血征象，立即报告医生处理。

（2）**观察穿刺部位有无渗血、红肿、疼痛。**

小试身手 34. 下列关于肝穿刺活组织检查术的正确护理是

A. 术后向病人解释穿刺的目的、意义

B. 术后注意观察穿刺部位有无渗血、红肿、疼痛

C. 术后最初4小时内每30~60分钟测量血压1次，如有出血征象立即通知医生

D. 术前测定出凝血时间、凝血酶原时间和血小板、肝功能异常者应根据医嘱肌内注射维生素K$_1$5mg，连用3天后复查

E. 术后病人卧床12小时

二、纤维胃、十二指肠镜检查术

（一）适应证

1. 不明原因的上消化道出血。

2. 疑患上消化道肿瘤者。

3. 有上消化道症状，需检查以明确诊断者。

4. 需随诊的疾病，如萎缩性胃炎、溃疡病、息肉等。

5. 需内镜治疗者，如胃内息肉摘除、取异物、局部止血及曲张静脉结扎等治疗。

6. 疑患胰腺、胆道系统疾病，通过十二指肠镜进行逆行胰胆管造影（ERCP），有助于明确诊断，同时可根据病情选择胆管切开取石术或引流术、内支架植入等。

（二）禁忌证

1. 严重的心、肺、肝、肾功能不全者。

2. 局部炎症，如口、咽、食管、胃急性炎症，特别是腐蚀性炎症。

3. 上消化道大量出血、生命体征不平稳者。

4. 疑有胃肠穿孔者。

5. 严重主动脉瘤者。

6. 严重凝血障碍、活动性肝炎者。

7. 神志不清及精神失常者。

小试身手 35. 以下哪些情况属于纤维胃、十二指肠镜的禁忌证

A. 不明原因的消化道出血　　B. 疑有消化道肿瘤

C. 疑有胃肠穿孔　　　　　　D. 疑有胰腺胆道系统病变

E. 胃息肉摘除

（三）方法

1. 麻醉　常用的麻醉方法：①喷雾法：插管前5~10分钟用2%~4%的利多卡因或2%丁卡因作咽部喷雾麻醉。将喷雾器头放在舌头根部，对准咽喉部喷射1~2次，间隔3~5分钟后再喷一次，共3次，每次喷药后嘱病人做吞咽动作，让麻醉药到达咽喉下部，以减少恶心、呕吐，便于插镜。②口含法：将麻醉液5~10ml口含后，嘱病人头后仰，5分钟后吐出药液或咽下。

2. 协助病人取左侧卧位，解开衣领、腰带，头微曲，双下肢屈曲。指导病人咬紧牙垫，口角旁置弯盘。

3. 缓慢地经牙垫将胃镜插入，当胃镜到达咽喉部时嘱病人做吞咽动作，以利于胃镜通过咽喉部，然后在观察下缓慢插镜，并直视食管、胃和十二指肠黏膜有无病变。当镜头通过幽门进入十二指肠降段，反转镜身观察胃角及胃底，病人出现恶心、呕吐时，护士指导病人深呼吸，全身放松，让唾液流入弯盘内。

4. 检查过程中，观察病人面色、呼吸、脉搏，如有异常应立即停止检查并做相应处理。

5. 医生插镜操作时，护士应观察监视器上图像，按医生指令摄片、录像、采取活体组织标本或刷取细胞送检（10%甲醛溶液固定）。

6. 检查中如视野不清晰、黏液、泡沫、血迹较多时，用50ml注射器抽吸40ml冷开水或生理盐水经活检管注入。

7. 检查中发现胃内有活动性出血，或活检后出血较多时，应做镜下止血，如 8mg/dl 去甲肾上腺素 40ml 做局部喷洒止血或用电凝止血等。

8. 检查完毕，经观察无活动性出血，缓慢退镜，并可再次观察管腔情况。

（四）护理

1. 术前护理

（1）检测肝炎病毒，避免交叉感染。详细了解病史、如有无青光眼、高血压、装有心脏起搏器，有无胃肠道传染病。有无麻醉药过敏史，出凝血时间、血小板、凝血酶原时间、肝肾功能。老年病人需做心电图检查。

（2）术前禁食 8 小时、禁烟 1 天，有幽门梗阻者检查前先抽空胃内容物并清洗。接受胃肠钡餐检查者 3 天内不宜做胃镜检查。

（3）向病人解释检查的目的、意义、注意事项和配合方法。

（4）指导病人取下活动性义齿，以免检查时误吸。

（5）术前用药：对过度紧张者，有心脑血管疾病者，术前半小时肌内注射或静脉注射地西泮 5~10mg，合用山莨菪碱（654-2）10mg 或阿托品 0.5mg，有利于病人镇静。

（6）用物准备：①胃镜检查仪一套，包括：主机、光源、打印机、吸引器、注水瓶（内装 1/2~2/3 蒸馏水或冷开水）、活检钳；②2% 利多卡因或 2% 丁卡因、地西泮、肾上腺素、山莨菪碱、生理盐水（或冷开水）等；③无菌 5ml 注射器及 7 号针头；④喉头麻醉喷雾器；⑤其他用物，如牙垫、弯盘、纱布、甲基硅油、标本瓶、小镊子、组织吸附小纸片、细胞刷等。

2. 术后护理

（1）术后 2 小时麻醉作用消失，咽喉部无麻木感，即可进温流质或半流质饮食。如无特殊变化，下餐即可恢复正常饮食。

（2）嘱病人不要用力咳嗽，以免损伤咽喉部黏膜而引起出血。

（3）观察术后并发症：①检查后部分病人可出现腹胀，嘱病人按摩腹部，或坐起哈气，有利于肠道气体排出；②检查后少数病人可出现咽后壁异物感、咽部水肿、咽痛及声音嘶哑，嘱病人不必紧张，1~2 天后会自行消失；③对住院病人做好交班观察，注意有无心脏意外、消化道穿孔、严重感染、麻醉意外等并发症。对门诊病人交代清楚，如有呕血、黑便、上腹剧痛应随时就诊。

（4）彻底清洗和消毒内镜等检查器械，用流动水清洗镜身及管道，选用对人体无害和对内镜无损伤的消毒剂，内镜和器械妥善保存，保持干燥。

三、纤维结肠镜检查术

（一）适应证

凡是大肠病变及回肠末端的病变均为纤维结肠镜检查的适应证。不明原因的下消化道出血者，不明原因的慢性腹泻者，不明原因的低位肠梗阻者，疑有大肠或回肠末端肿瘤者，结肠息肉、肿瘤、出血等病变需做内镜治疗或手术定位者，药物或手术治疗后复查及随访者，大肠癌普查者。

（二）禁忌证

1. 严重心肺功能不全，不能耐受检查前清洁肠道准备者。
2. 腹部手术后有严重粘连或其他腹部疾病影响检查者。
3. 结肠急性炎症、重症溃疡性结肠炎、腹膜炎及疑有肠穿孔、肠瘘者。
4. 肠道大出血、血压不稳定者。
5. 高热、身体极度虚弱者。
6. 妊娠、女性月经期及肠道准备不完善者。
7. 精神或心理原因不能合作者。

（三）方法

1. 病人取左侧卧位，双腿屈曲。
2. 插镜配合　取2%利多卡因棉球，先在肛周涂润滑剂，然后用左手拇指与示指、中指分开肛周皮肤暴露肛门，右手持镜，将镜头侧放在肛门口，用示指将镜头压入肛门，然后稍向腹侧方向插入，速度宜慢，注气进镜病人会感腹胀不适，嘱其缓慢深呼吸。
3. 一边插入肠镜，一边观察监视器上图像，按医生指令摄片、录像、采取活体组织或刷取细胞活检（10%甲醛溶液固定）。

（四）护理

1. 术前护理

（1）检查前2~3天进少渣饮食，检查前一天进流食或半流食，检查当天空腹或饮少量糖水。

（2）向病人说明检查目的、方法、注意事项。

（3）清洁肠道：常用方法如下：①直接导泻法：用口服高渗性溶液导泻，如于检查前4小时口服硫酸镁50~60ml，饮水1500~2000ml；或于检查前2~3小时一次口服20%甘露醇250ml，同时饮5倍水或2倍5%葡萄糖氯化钠，达到清洁肠道的目的。②检查前1天晚服泻剂，如服番泻叶10g或蓖麻油30ml，或硫酸镁20g，检查日根据肠道情况决定是否要清洁灌肠，直至排出清水样无粪渣的大便为止。

（4）术前适当给予解痉镇静止痛剂。常用药物是阿托品0.5~1mg或丁溴东莨菪碱10mg和地西泮（安定）10mg肌内注射。必要时于检查前10分钟肌内注射哌替啶25~50mg。青光眼或前列腺肥大者禁用阿托品。

（5）术前详细了解病情，阅读X线、钡灌肠片，常规进行肛门指诊，以扩张肛门并指导进镜。

（6）用物准备：内镜装置、电凝电切治疗设备、钢丝支架。

2. 术后护理

（1）检查后询问病人腹胀、腹痛及排便情况，观察15~30分钟后再离去，如腹胀明显者行内镜下排气；腹痛未缓解或排血便者，建议留院观察。

（2）做好肛门清洁护理，嘱病人卧床休息。

（3）密切观察生命体征，如出现剧烈腹痛、腹胀、面色苍白、脉率及心率增快、血压下降、大便次数增多等，提示并发肠出血、肠穿孔，应及时报告医生处理。

（4）如肠镜检查无特殊，术后3天内少渣饮食，如行内镜下息肉摘除术，术后进流质饮食1天，少渣饮食3天。注意观察粪便颜色，必要时连续3次粪便隐血试验，以了解有无活动性出血。

小试身手 36. 纤维结肠镜检查术前肠道准备**错误**的是

A. 检查前4小时直接口服硫酸镁溶液导泻

B. 做高频电灼术前2小时直接口服20%甘露醇250ml

C. 检查前一天晚上服番泻叶10g

D. 检查前一天晚上服硫酸镁20g

E. 检查日根据肠道清洁情况决定是否灌肠

（5）避免剧烈运动。

参考答案

1.B　2.B　3.A　4.D　5.B　6.C　7.A　8.A　9.A　10.E　11.D　12.C　13.B
14.D　15.B　16.B　17.E　18.B　19.A　20.E　21.E　22.E　23.D　24.D　25.C
26.B　27.B　28.C　29.D　30.B　31.B　32.B　33.C　34.B　35.C　36.B

第四章 血液及造血系统疾病病人的护理

第一节 贫 血

一、缺铁性贫血

护理措施

1. 休息与活动　根据病人贫血情况，合理安排活动。环境安静舒适，睡眠充足。轻中度贫血可轻度活动，以不感觉疲劳为宜。重度贫血、缺氧严重者卧床休息，必要时给氧，待症状好转后逐渐增大活动量。

2. 饮食护理　饮食均衡，不偏食、挑食，给予高蛋白、高热量、高维生素、易消化饮食。对口腔炎、口角炎、舌炎病人加强口腔护理，预防口腔感染。食欲低下者，适当加入调味品刺激食欲。**进食含铁丰富食物，如动物心、肝、肾、瘦肉、蛋和豆类、海带、紫菜、木耳等，食用含维生素C丰富食物和水果，以促进铁吸收。**

小试身手 1.选择含有瘦肉、蛋类、猪肚、黑木耳的菜谱，适合于如下血液病患者是

A.原发免疫性血小板减少症　　B.再生障碍性贫血　　C.过敏性紫癜

D.缺铁性贫血　　E.急性白血病

3. 用药护理

（1）口服铁剂：**餐后服用**，从小剂量开始，逐渐加量。主要不良反应为胃部灼热感、恶心、呕吐、上腹部不适、腹泻、便秘等。**避免与茶、牛奶、咖啡或含钙、镁、磷酸盐、鞣酸等药物和食物同服**，维生素C可防止二价铁氧化，稀盐酸可使三价铁转为二价铁促进铁吸收，因此**口服铁剂可加服维生素C、稀盐酸。服用铁剂时使用吸管，以免牙齿变黑。铁与肠道内硫化氢作用生成黑色硫化铁，大便变黑，告诉病人属正常现象，避免病人因出现黑便而紧张。**

> 锦囊妙记：关于铁剂可同时服用或不能一起服用的药物或食物，考生记住能同服的是稀盐酸、维生素C和果汁，其余均不能一起服用。

小试身手 2.缺铁性贫血病人补铁时**不宜**选择下列哪种食物

A.豆类　　　　　　　B.蛋　　　　　　　　C.纯牛奶

D.动物内脏　　　　　E.瘦肉

小试身手 3. 口服铁剂的护理，**错误**的是

A. 开始量宜小　　　　　B. 饭后服　　　　　C. 服铁剂忌饮浓茶

D. 可与牛奶同服　　　　E. 同时服用维生素C

小试身手 4. 关于口服铁剂的护理，**错误**的是

A. 饭前服用　　　　　　　　　B. 避免与牛奶、咖啡同时使用

C. 液体铁剂应用吸管服用　　　D. 避免同时饮浓茶

E. 避免同时服用抗酸药物

（2）注射铁剂：肌内注射可引起局部疼痛，长期注射产生硬结，因此应深部注射，经常更换注射部位。不宜在皮肤暴露部位注射，以防药液外溢引起局部皮肤染色。注射铁剂可出现面色潮红、头痛、头昏、发热、恶心、荨麻疹、关节和肌肉痛、淋巴结炎、低血压等全身反应，严重者发生过敏性休克，故首次注射时应严密观察不良反应，并备好抢救药品。

4. 输血　根据贫血程度及症状严重度输全血或浓缩红细胞。输血时注意控制输血速度，严重贫血者输血时速度宜慢，以免诱发肺水肿。

二、巨幼细胞贫血

护理措施

1. 症状护理　舌炎、口腔溃疡者进温凉软食，饭前饭后用漱口液漱口，四肢麻木者注意保暖，下床活动时家人陪伴。

2. 饮食护理　叶酸缺乏者多食绿色蔬菜、水果、酵母，烹煮不要过度；维生素B_{12}缺乏者多吃动物肝、肾、心、肉、奶和蛋类。

3. 健康教育　向婴幼儿、妊娠、哺乳期女性及偏食者进行饮食指导。

三、再生障碍性贫血

护理措施

1. 病情观察　观察病人生命体征，尤其是体温和热型；观察贫血症状，观察有无感染征象；发热时有无寒战，及时发现感染灶；皮肤、黏膜有无出血斑点，有无内脏及颅内出血的症状，如病人出现头痛、恶心、喷射性呕吐等，应警惕颅内出血。

2. 合理休息　轻度贫血下床活动，中重度贫血或合并感染者卧床休息，血小板计数$<20 \times 10^9$/L或有严重出血时绝对卧床休息，避免情绪激动，防止外伤。

小试身手 5. 再生障碍性贫血患者必须绝对卧床休息的指征是血小板数低于

A. 60×10^9/L　　　　　B. 50×10^9/L　　　　　C. 40×10^9/L

D. 20×10^9/L　　　　　E. 10×10^9/L

3. 饮食护理　给予高蛋白、高热量、高维生素易消化饮食，血小板减少者进软食或半流质，避免粗糙、坚硬、刺激性食物，有消化道出血者禁食或进流质饮食，待出血停止后逐渐恢复普通饮食。发热者给予充足水分和热量供应。

4. 预防出血

（1）皮肤出血的护理：有出血倾向者减少注射，必须注射时尽量缩短止血带结扎时间，进针准确、快速，拔针后延长按压时间；保持床铺平整、衣物柔软，避免皮肤摩擦、划伤、挤压；保持皮肤清洁，定期洗澡，避免用力揉搓，避免使用强刺激性肥皂。

（2）口腔、牙龈出血的护理：晨起、睡前和进餐前后用洗必泰、生理盐水漱口；保持口腔卫生，指导病人用软毛牙刷刷牙，忌用牙签剔牙，忌食粗硬、辛辣食物；牙龈渗血时用冷水含漱或用肾上腺素棉球、明胶海绵片局部贴敷，及时清除口腔内血块，以免影响病人食欲。

（3）鼻出血的护理：室内湿度50%~60%，用无菌液状石蜡滴鼻，每日3~4次，以防鼻黏膜干燥，避免用力擤鼻和抠鼻；鼻腔少量出血时用1：1000肾上腺素棉球压迫止血或冷敷，严重出血或后鼻腔出血时用凡士林油纱条填塞，填塞后定时滴入无菌液状石蜡，2~3天取出。鼻腔填塞期间加强口腔护理，注意鼻周皮肤颜色、血液循环情况，预防感染。

（4）内脏出血的护理：注意出血部位和量，监测血压；大出血时及时建立静脉通路，做好配血、输血准备。

（5）眼底及颅内出血的护理：眼底出血时病人视物模糊，嘱病人卧床休息、减少活动，保持镇静，不要揉搓眼睛以免加重出血。如突然头痛、头晕、恶心、呕吐，提示颅内出血。协助病人去枕平卧，头偏向一侧，保持呼吸道通畅；吸氧，头部置冰袋或冰帽，降低脑部耗氧量。迅速建立静脉通路，遵医嘱使用脱水药以降低颅内压，使用止血、止痛、镇静药物；观察生命体征、神志和瞳孔大小。

5. 预防感染

（1）内源性感染的护理：加强口腔、皮肤和肛周护理。进餐前后、晨起、睡前漱口。保持皮肤清洁，勤洗澡、勤更衣，女性病人保持会阴清洁和大便通畅，便后用1：5000高锰酸钾溶液坐浴。肛周脓肿者及时局部理疗或切开引流。

（2）外源性感染的护理：病室温湿度适宜，空气清新，经常开窗通风；定时用紫外线消毒空气，每周2~3次；每天用消毒液擦拭家具、地面2次；控制探视人数，防止交叉感染；严格执行无菌操作，对粒细胞缺乏者行保护性隔离。

（3）高热的护理：给予物理或药物降温。血小板减少者忌用酒精擦浴，以免引起皮肤血管扩张，加重皮下出血。降温时如出汗较多及时擦干，更换衣被，同时防止虚脱。忌用抑制骨髓造血及血小板功能的降温药物。

6. 用药护理

（1）雄激素不良反应有肝脏损害、男性化、皮肤痤疮、体毛增多、下肢水肿。

（2）环孢素不良反应有齿龈增生、肝肾功能损害、肌肉震颤、高血压等；用药期间保持皮肤清洁，不要挤抓痤疮，以免感染；定时监测血压、复查肝肾功能等，切勿擅自停药或减量。

（3）丙酸睾酮为油剂，注射后不易吸收，应深部肌内注射，经常更换注射部位，发现硬结及时理疗，促进吸收，避免感染。

（4）免疫抑制剂出现过敏反应、血小板减少和血清病（猩红热样皮疹、关节痛、发热）等，用药前做过敏试验，用药期间做好保护性隔离，口服抗生素，预防感染及出血。

7. 输血的护理　贫血严重时输注浓缩红细胞，血小板低于 $20 \times 10^9/L$，输注浓缩血小板。对于白细胞减少、粒细胞缺乏者，给予粒细胞刺激因子，必要时输浓缩白细胞悬液。

第二节　出血性疾病

浪里淘沙—核心考点

一、原发免疫性血小板减少症

护理措施

1. 减少活动　急性出血期绝对卧床休息，限制活动，嘱病人下床活动时避免外伤。慢性出血或轻度出血时嘱病人多休息，避免不必要活动。

2. 病情监测　观察生命体征、神志，注意出血部位、量，有无内脏及颅内出血。注意治疗后血小板计数有无变化。

3. 饮食护理　给予高热量、高蛋白质、高维生素、少渣饮食，防止出血引起营养不良，少渣饮食可减少胃肠道刺激，避免损伤口腔黏膜。

4. 预防出血的护理　血小板计数低于 $40 \times 10^9/L$，减少活动；低于 $20 \times 10^9/L$，绝对卧床休息，进流质、半流质和少渣饮食，保持大便通畅，有便秘者给予开塞露或温水灌肠，避免用力排便引起颅内出血。

5. 预防感染　长期使用糖皮质激素易诱发感染，因此应预防和控制感染。

小试身手　6. 患者，男性，70岁，诊断为再生障碍性贫血。血常规结果示血红蛋白75g/L，白细胞 $1.5 \times 10^9/L$，血小板 $80 \times 10^9/L$。该病人目前最主要的护理诊断是

A. 营养失调：低于机体需要量　　　　B. 有感染的危险

C. 潜在并发症：颅内出血　　　　　　D. 活动无耐力

E. 有损伤的危险：出血

小试身手　7. 患者，女，45岁。原发免疫性血小板减少症1年，反复出现鼻出血、牙龈出血、下肢瘀点、瘀斑，对其健康教育**错误**的是

A. 避免穿紧身衣裤　　　　　　　　　B. 鼻出血时应尽快局部热敷

C. 选用软毛牙刷刷牙　　　　　　　　D. 不用牙签剔牙

E. 淋浴时水温不宜超过42℃

二、过敏性紫癜

过敏性紫癜是血管变态反应性出血性疾病，表现为皮肤紫癜、黏膜出血、腹痛、便血、关节肿痛或血尿。

护理措施

1. 急性期卧床休息，对受累部位给予相应护理。
2. 向病人介绍疾病知识，寻找致病因素，避免接触致敏原。
3. 健康教育　指导病人学会自我观察症状，随时就诊。

第三节　白血病

浪里淘沙—核心考点

一、急性白血病

护理措施

1. 病情观察　观察生命体征，尤其是体温变化和热型，观察有无感染征象，皮肤黏膜疖及出血斑点，**有无头痛、恶心、呕吐、颈项强直、意识障碍等颅内出血表现**，检查浅表淋巴结、肝脾大小，有无骨关节疼痛等。

2. 口腔护理　指导病人餐前、餐后、睡前用生理盐水或洗必泰液漱口。化疗期间避免过热、坚硬、辛辣刺激性食物，多饮水。使用抗生素时监测口腔pH变化，pH降低时易引起真菌感染，用3%碳酸氢钠漱口液抑制真菌生长；pH升高易引起细菌感染，用2%硼酸溶液漱口。溃疡局部涂抹金霉素甘油，疼痛剧烈者给予2%利多卡因含漱以减轻疼痛。

3. 保护性隔离：化疗不仅杀伤白血病细胞，还可损伤正常细胞，因此病人在诱导缓解期易发生感染，当白细胞$<1 \times 10^9$/L时，感染概率大，要做好保护性隔离。加强口腔、皮肤及肛周护理。如出现感染征象，收集血液、咽部、尿液、粪便和伤口分泌物做细菌培养。一旦感染遵医嘱使用抗生素。

4. 休息与饮食

（1）贫血、感染、出血及化疗期间注意休息，缓解期或慢性白血病病人可适当活动，观察病人活动后心率、心律、呼吸变化。**脾脏明显肿大者取左侧卧位以减轻不适，避免弯腰和碰撞腹部，防止脾破裂**。骨、关节、脾区疼痛者取舒适卧位。白天采取交谈、听音乐、读书等非药物方法止痛，晚间适当使用止痛药，保证病人休息。

（2）加强营养，给予高热量、高蛋白、高维生素易消化饮食，化疗期间饮食清淡，少食多餐，化疗前后1~2小时不要进餐，鼓励病人多饮水，每日饮水2000ml以上，预防尿酸性肾病。

5. 用药护理

（1）局部刺激：阿霉素、柔红霉素、长春新碱等刺激性强，多次注射可引起疼痛及静脉炎，如药液外渗可引起周围组织坏死。注射时选择弹性好的大血管，交替使用，药液按一定浓度稀释。静脉注射前用生理盐水输注或抽回血，确保针头在血管内后再注药，注药速度不宜过慢，注完后用10~20ml生理盐水冲洗血管再拔针；**如外渗**应立即停止注射，回抽3~5ml血以除去一部分药液，局部注入生理盐水稀释药液，**用普鲁卡因封闭或用25%硫酸镁湿敷、冷敷及理疗**。

（2）胃肠道反应：如化疗药强烈致吐，使用前1~2小时使用止吐药，必要时6~8小时重复一次。化疗期间保证病人休息，避免噪音及异味等不良刺激。若呕吐频繁，观察有无水、电解质紊乱。

（3）**骨髓抑制**：从化疗开始至结束后2周加强预防出血和感染，**定期复查血象**，化疗结束后做骨髓穿刺，了解骨髓抑制情况及评价疗效。

> 锦囊妙记：化疗药物最常见的不良反应是骨髓抑制，因此在化疗过程中应定期复查血常规、骨髓象。

（4）肝肾功能损害：甲氨蝶呤、巯嘌呤、左旋门冬酰胺酶可损害肝功能，故用药期间定期监测肝功能。环磷酰胺可引起血尿，输注期间保证输液量，鼓励病人多饮水，每天补水4000ml，以稀释尿中药物浓度，防止出血性膀胱炎。遵医嘱口服别嘌醇抑制尿酸合成。观察小便颜色和量，一旦出现血尿应停止使用，同时检查肾功能。

（5）**心脏毒性**：**阿霉素、柔红霉素、三尖杉酯碱**等药可损害心肌及心脏传导，**使用前、中、后检查心电图及心功能**。对老年或有心脏疾患的病人应缓慢注入药物，必要时做心电监护。

（6）其他：甲氨蝶呤可引起口腔溃疡；长春新碱引起末梢神经炎而出现手足麻木，停药后消失。

> 温馨提示：上述化疗药物的不良反应可记为"长炎""红心""溃甲""酰血"，即长春新碱引起末梢神经炎，柔红霉素引起心肌损害，甲氨蝶呤引起口腔溃疡，环磷酰胺引起出血性膀胱炎。

小试身手 8. 急性白血病患者使用以下哪种药物时，应进行床边心电图监测

A. 阿糖胞苷　　　　　　　B. 左旋门冬酰胺　　　　C. 环磷酰胺

D. 长春新碱　　　　　　　E. 柔红霉素

小试身手 9. 急性白血病化学治疗易引起末梢神经炎、手足麻木感的药物是

A. 柔红霉素　　　　　　　B. 高三尖杉酯碱类　　　C. 甲氨蝶呤

D. 长春新碱　　　　　　　E. 柔红霉素

二、慢性白血病

慢性白血病分为粒细胞、淋巴细胞、单核细胞3型。我国以慢性粒细胞白血病多见，慢性淋巴细胞白血病少见，慢性单核细胞白血病罕见。

慢性粒细胞白血病

护理措施

1. 缓解疼痛

（1）脾胀痛：病人卧床休息，减少活动，<u>取左侧卧位</u>，减轻不适。<u>避免弯腰和碰撞腹部，以免脾破裂</u>。协助病人做脾放射治疗，以减轻脾胀痛。鼓励病人少量多次进餐、进水以减轻腹胀。

小试身手 10. 慢性粒细胞白血病患者，诉有腹部不适感，查体时发现脾脏严重肿大，为减轻症状，可指导休息时多取

A. 中四位   B. 左侧卧位   C. 右侧卧位

D. 半卧位   E. 平卧位

（2）病情监测：每日测量脾大小、质地、有无压痛。<u>监测有无脾栓塞或脾破裂，表现为突感脾区疼痛、发热、多汗以及休克，脾区明显触痛拒按、可闻及摩擦音，脾脏进行性肿大，产生血性腹水</u>。

2. 预防尿酸性肾病

（1）补充水分：鼓励病人多饮水，<u>每日饮水3000ml以上，促进尿酸和化疗药降解产物排泄</u>。

（2）病情监测：化疗期间定期检查尿酸含量及尿沉渣检查、白细胞计数等。记录24小时出入量，观察有无腰痛或血尿发生。

（3）合理用药：**遵医嘱口服别嘌醇，抑制尿酸形成**。化疗前后一段时间内给予利尿剂，及时稀释排泄的降解药物。注射药液后多饮水、勤排尿，有助于降解产物排出。

3. 化疗药物不良反应 <u>白消安主要不良反应为骨髓抑制、血小板或全血细胞减少及皮肤色素沉着、阳痿、停经等，用药期间定期复查血象。靛玉红主要不良反应是腹泻、腹痛、便血等，使用时注意观察大便。干扰素不良反应有发热、恶心、食欲减退、血小板减少及肝功能异常，定期检查血象和肝功能</u>。

第四节　造血干细胞移植病人的护理

浪里淘沙—核心考点

造血干细胞移植是通过各种途径收集足够数量造血干细胞移植给病人，重建正常造血和免疫功能。包括骨髓移植、外周血干细胞移植和脐血移植。

一、骨髓移植

骨髓移植是指机体接受超剂量化疗和放疗后，将异体或自体骨髓植入体内，重建造血和免疫功能。

1. 自体骨髓移植 将病人能重建正常造血的自体骨髓冷冻保存，待病人接受超剂量放化疗后再回输给病人，重建自身造血。

2. 同基因骨髓移植 指单卵双胎间的移植，供受者基因完全相同，无排斥和移植物抗宿主病发生，不需移植前免疫抑制。

3. 异基因骨髓移植 将非单卵双生的他人骨髓移植到受者体内，使其生长繁殖。

（一）适应证

1. 急性白血病 骨髓移植可显著提高急性白血病的无病生存期，只要有HLA相合的供髓者，应在首次缓解期内行异基因骨髓移植，年龄控制在50岁以下。儿童ALL因通过化疗获得良好效果，一般主张在早期复发或第二次缓解时进行。

2. 慢性粒细胞白血病 目前骨髓移植是根治慢性粒细胞白血病的唯一方法。对年龄在45岁以下，有HLA相合的供髓者，争取在诊断后一年内慢性期进行骨髓移植。

3. 重型再生障碍性贫血 年龄不超过40岁，有合适的供髓者，在病人未输血、未发生感染前进行骨髓移植。

4. 恶性淋巴瘤 病人年龄55岁以下，重要器官功能正常，属中高度恶性或缓解期短，治疗困难易复发的淋巴瘤病人在全淋巴结放疗和大剂量联合化疗的基础上考虑骨髓移植。

（二）护理

1. 移植前准备及护理

（1）供者准备：异基因骨髓移植供者身体健康，年龄在8~60岁，无严重心肝肾及骨髓疾病，无活动性乙肝、丙肝及巨细胞病毒感染。供受者抽血做人白细胞抗原（HLA）配型，混合淋巴细胞培养，选择HLA相合者。为确保供者安全，移植前2周对供者进行自体循环采血600~800ml，供采髓时回输给供者，避免各种血源性传染病的发生。外周血造血干细胞移植时常应用粒系集落刺激因子为动员剂，使外周血中造血干细胞数量增加。

（2）受者准备

1）全面体检：移植前检查血象、骨髓象、血生化、肝肾功能、心电图等，控制感染灶。

2）体表准备及眼、耳、鼻、口腔、会阴部消毒：入室前1~2天剃去全身毛发，修剪指（趾）甲，当日清洁灌肠，淋浴后用1：2000氯己定（洗必泰）液药浴30分钟，更换无菌衣裤、拖鞋进入无菌层流室。

3）肠道消毒：入室前3天口服肠道不吸收抗生素，进无菌饮食。

4）锁骨下静脉插管：保证化疗、输骨髓、输液及静脉营养。

5）预处理：移植前14天以内进行放、化疗，其目的是杀灭肿瘤或白血病细胞；抑制免疫反应，减少排斥。

6）心理护理：向病人说明BMT治疗、入住无菌层流室的重要性，介绍无菌室内制度、环境，讲解BMT的方法、步骤和可能出现的并发症，教病人配合每天的治疗和护理工作。

（3）空气层流病房准备：用消毒液擦拭室内天花板、墙壁、地面、家具，用0.8%的过氧乙酸按30ml/m³进行喷雾，密闭24小时，进行第2次喷雾，再密闭30分钟后开机通风，做空气细菌培养以监测消毒效果。

2. 术中护理

（1）骨髓液采集：采髓部位为两侧髂前、髂后上棘，必要时采集胸骨。造血干细胞4℃保存时最好在60小时内输入，深低温-80℃可保存1年，-196℃可保存数年至数十年。

（2）骨髓回输：预处理结束后间隔一段时间即可经静脉插管回输骨髓液，输注前静脉注射地塞米松10mg以减少输髓反应。采集的骨髓尽可能在6小时内输完，速度先慢后快，为防肺脂肪栓塞，每袋骨髓液输至最后5ml时弃去。另建一通路输鱼精蛋白以中和骨髓液中的肝素。4℃保存的骨髓在室温放置1小时复常温后摇匀输注，深低温保存的在39~41℃水中解冻，一般从解冻至输完不超过10分钟。

3. 移植后护理

（1）预防感染：感染的预防和控制是移植成败的关键。因此须实行全方位保护。

（2）预防出血：骨髓移植后血小板减少，如血小板低于20×10^9/L，嘱病人减少活动，进软质饮食，保持大便通畅，每天监测血常规，密切观察皮肤有无出血点、瘀斑，有无鼻出血、牙龈出血，注意尿、大便及痰液颜色，有无颅内出血征象，必要时输浓缩血小板。

（3）移植物抗宿主病的护理：植活的供者骨髓造血干细胞含免疫活性细胞，主要为T细胞，可与受者组织发生免疫反应，导致组织损伤，称为GVHD。10天内发生的称超急性GVHD；3个月以内发生的为急性GVHD，主要表现为皮肤红色斑丘疹、腹泻、肝功能异常等；3个月以后发生的为慢性GVHD，表现为局限性硬斑或全身性硬皮病，肝功能异常、口腔、眼干燥，呼吸困难等。GVHD轻者可治愈，重者死亡。

小试身手 11. 造血干细胞移植术后最严重的并发症是

A. 出血   B. 感染   C. 感染肝炎

D. 肝静脉闭塞病   E. GVHD

1）用药护理：移植前一日开始每天静脉滴注环孢素2.5mg/kg，持续1个月，以后每天口服6mg/kg至6个月。环孢素可引起肾毒性、高血压、糖耐量异常、恶心、多毛、齿龈增生、震颤等。用药过程中查肝肾功能，注意血压、尿量变化。应用大剂量肾上腺皮质激素可引起感染和消化道出血，注意体温变化、大便性状。联合应用ATG或ALG时注意过敏反应。

2）病情观察及护理：急性GVHD易发生在移植后20天左右，白细胞逐渐回升时，注意观察耳后、手掌、脚心等部位皮肤改变。首先出现的是皮疹，皮疹严重或发生表皮坏死、皮肤剥脱和水疱形成时保持皮肤、床单清洁，每日温水擦浴，衣物质地柔软，以防出血和感染。腹泻者注意观察大便次数和量，记出入量，加强肛周护理，防止感染。病人进少渣清淡半流质饮食。注意皮肤、巩膜有无黄染。

（4）肝静脉闭塞病（VOD）：是一种以肝内小静脉纤维性闭塞为主要病理改变的疾病。表现为体重增加、肝大、肝区疼痛、腹水、黄疸等。遵医嘱使用小剂量肝素、前列腺素E可预防VOD的发生。移植后每天称体重，必要时测腹围。

二、外周血干细胞移植

外周血干细胞移植即周围造血干细胞移植，是使用造血干细胞动员剂促使干细胞从骨髓组织释放入血，体外富集后替代骨髓造血干细胞进行移植。包括自体外周血造血干细胞移植和异基因外周血造血干细胞移植。

（一）适应证

同自体骨髓移植和异基因骨髓移植。

（二）方法

术前准备及处理同骨髓移植。

1. 造血干细胞动员

（1）自体外周血造血干细胞移植：采用化疗联合造血细胞生长因子作为动员剂，用环磷酰胺$1~1.5g/m^2$，阿糖胞苷$1~2g/m^2$，白细胞下降至最低开始回升时，使用G-CSF每日$3~5\mu g/kg$，皮下注射，连用3~5天。

（2）异基因外周血造血干细胞移植：单用造血细胞生长因子（G-CSF或GM-CSF）$10\mu g/$（kg·d），皮下注射，连用4~5天。

2. 造血干细胞富集 分离干细胞采集程序，循环血量10000~14000ml，连用2天，每次采集2小时，用G-CSF $5\mu g/kg$，皮下注射。

3. 移植回输后检查、支持疗法、并发症防治和心理护理同骨髓移植。

第五节 血液及造血系统疾病病人常用诊疗技术及护理

浪里淘沙—核心考点

【骨髓穿刺术】

骨髓穿刺术是一种协助诊断血液及造血系统疾病、传染病和寄生虫病等的常用技术。

（一）适应证

适用于不明原因贫血、白血病、多发性骨髓瘤、骨转移瘤、原发性血小板减少性紫癜、疟疾、黑热病等。

（二）禁忌证

血友病、晚期妊娠及局部皮肤感染者禁用。

（三）方法

1. 选择穿刺部位、消毒，戴无菌手套，铺无菌孔巾，用2%利多卡因局麻。

2. 调节固定器，固定在距针尖1~5cm处，左手固定皮肤，右手持针垂直缓慢刺向骨面，阻力消失、穿刺针固定在骨内，提示已进入骨髓腔。拔出针芯，接上干燥注射器，用适当力量**抽吸骨髓液0.1~0.2ml滴于载玻片上**，迅速做有核细胞计数及涂片检查，**如需做骨髓液细菌检查需再抽取1~2ml**。

小试身手 12.骨髓涂片需抽取骨髓液

A. 0.1~0.2ml   B. 0.2~0.5m   C. 0.5~1ml

D. 1~2ml   E. 2~5ml

小试身手 13.行骨髓液细菌检查，应抽取骨髓

A. 0.1~0.2ml   B. 0.2~0.5ml   C. 0.5~1ml

D. 1~2ml   E. 2~5ml

3. 抽吸完毕，重新插入针芯，拔出穿刺针，按压1~2分钟后用胶布固定。

4. 操作过程中观察病人面色、呼吸、脉搏、血压，嘱咐病人勿动，以免穿刺针折断；严格无菌操作，以免感染。

（四）护理

1. 术前护理

（1）病人准备：向病人说明穿刺目的和过程，以消除顾虑。查出血及凝血时间。做普鲁卡因皮试。

（2）用物准备：消毒治疗盘、2%利多卡因、骨髓穿刺包、棉签、无菌手套、玻片、培养基、酒精灯、胶布等。

（3）穿刺部位及体位选择：根据穿刺部位协助病人取舒适体位。**胸骨取仰卧位**，肩下置垫枕使胸骨抬高；**髂前上棘取仰卧位**；**髂后上棘取仰卧位或俯卧位**；**棘突穿刺病人反坐靠背椅，双臂伏于椅背上，使背部尽量后突。**

小试身手 14.行髂后上棘骨髓穿刺，应选择的体位是

A. 侧卧位   B. 坐位   C. 俯卧位

D. 头低脚高位   E. 中四位

小试身手 15.常用的骨髓穿刺部位**不包括**

A. 胸骨   B. 肋骨   C. 棘突

D. 髂后上棘　　　　　　　E. 髂前上棘

2. 术后护理

（1）拔针后局部加压，血小板减少者至少按压3~5分钟，休息20~30分钟，穿刺部位无出血后即可活动。

（2）术后嘱病人当日不要洗澡，保持局部干燥，如无出血和感染3天后取下敷料。如局部出现红肿触痛，提示感染，及时给予处理。

参考答案

1.D　2.C　3.D　4.A　5.D　6.B　7.B　8.E　9.D　10.B　11.E　12.A　13.D　14.C　15.B

第五章　泌尿系统疾病病人的护理

第一节　急性肾小球肾炎

护理措施

1. **休息和活动**　急性期绝对卧床休息。症状明显者卧床4~6周，待<u>水肿消退、肉眼血尿消失、血压平稳、尿常规及其他检查基本正常后，可逐步增加活动量</u>。病情稳定后逐渐从事轻体力活动，避免劳累和剧烈运动，坚持1~2年，待完全康复后恢复正常体力活动。

2. **饮食护理**

（1）钠盐：急性期严格限盐，以减轻水肿和心脏负担。<u>一般每天盐摄入量低于3g</u>，特别严重者禁盐。当血压下降，水肿消退，尿蛋白减轻后，由低盐饮食逐渐过渡到普通饮食。

（2）水和钾：严格记录24小时出入量。遵循"宁少勿多"的原则，每日入量为不显性失水量（约500ml）加24小时尿量。

（3）蛋白质：<u>肾功能正常时给予正常量蛋白质1g/（kg·d），出现氮质血症时限制蛋白质摄入，以**优质动物蛋白为主**，如牛奶、鸡蛋、鱼等</u>，避免血中含氮代谢产物潴留。同时饮食热量充足、易于消化和吸收。

小试身手 1.急性肾小球肾炎由低盐饮食过渡到正常饮食的时机是

A. 症状消失，血沉正常　　　　　　B. 水肿消退，血压正常

C. 水肿消退，肉眼血尿消失　　　　D. 镜下血尿消失

E. 血清补体恢复正常

3. **病情观察**

（1）定期测量体重，观察体重变化和水肿消长情况，注意有无胸腔、腹腔、心包积液；观察有无皮肤红肿、破损、化脓等情况，有无发热，发现问题及时处理。

（2）观察病人生命体征，尤其是血压变化，<u>注意有无剧烈头痛、恶心、呕吐、视力模糊，甚至神志不清、抽搐等**高血压脑病**的症状</u>。

小试身手 2.急性肾小球肾炎患者突然出现血压升高，剧烈头痛、呕吐、惊厥等，提示可能发生了

A. 急性心力衰竭　　　　　B. 脑疝　　　　　　C. 高血压脑病

D. 低血糖　　　　　　　　E. 高钾血症

（3）准确记录24小时出入量。监测尿量变化，如经治疗尿量未恢复正常，反而减少，提示肾实质严重损害。监测尿常规、肾小球滤过率、BUN、Scr、血浆蛋白、血电解质等的变化。

（4）用药护理：遵医嘱使用利尿剂，观察药物疗效及不良反应，如低钾、低氯等。呋塞米可引起耳鸣、眩晕、听力减退。

4. **心理护理**　让病人充分理解急性期卧床休息及恢复期限制运动的重要性。多关心病人，及时满足病人需要。

小试身手　3. 患者，男，48岁，蛋白尿、乏力、颜面浮肿2年，3天前因上呼吸道感染症状加重，伴头昏、剧烈头痛、视物模糊，患者担心预后不佳。查体：T 36.7℃，P 82次/分，R 20次/分，BP 150/100mmHg，面色苍白，双下肢凹陷性水肿。尿常规：尿蛋白（+++），红细胞（++）。血常规：红细胞3.0×10^{12}/L。血红蛋白90g/L，该患者的护理措施**不妥**的是

A. 多饮水，保持尿量在2500ml/d

B. 让患者了解有关防治知识

C. 合理膳食，保证足够营养

D. 减轻水肿，维持体液平衡

E. 消除疑虑，配合治疗

第二节　慢性肾小球肾炎

浪里淘沙—核心考点

护理措施

1. **病情观察**　观察尿量、水肿程度，是否出现胸、腹腔积液。密切观察血压变化。监测肾功能如Ccr、Scr、BUN，定期检查尿常规，监测有无水、电解质酸碱平衡紊乱。

2. **饮食护理**　**给予低盐、适量蛋白质、高维生素饮食**。氮质血症者限制蛋白质摄入，一般为0.6~0.8g/（kg·d）。**给予优质动物蛋白**，如牛奶、鸡蛋、鱼类等。血压高者限制钠盐摄入，水肿时限制水分摄入。

> **锦囊妙记**：肝性脑病的病人清醒后应给予优质植物性蛋白，肾脏疾病除肾病综合征外，其余肾脏疾病均应给予优质动物性蛋白。

3. **用药护理**　嘱长期服用降压药者勿擅自改变剂量或停药。观察利尿剂的效果及不良反应。慢性肾炎伴肾病综合征者常用激素或免疫抑制剂，观察药物可能出现的不良反应。肾功能不全者在使用ACEI时注意监测高血钾。用血小板解聚药时观察有无出血倾向，监测出凝血时间等。

4. 心理护理　护士多与病人交流，及早发现病人的心理问题并给予心理疏导。

第三节　肾盂肾炎

浪里淘沙—核心考点

护理措施

1. 密切观察病情　监测体温变化，高热者冷敷、温水或乙醇擦浴等。如高热持续不退或体温升高且腰痛加剧考虑为肾周脓肿、肾乳头坏死，应及时处理。

2. 遵医嘱使用抗生素　**口服磺胺类药物要多饮水，服用碳酸氢钠**，以增强疗效、减少磺胺结晶析出等。

3. 饮食护理　轻者给予清淡、高营养饮食。发热给予流质或半流质饮食，消化道症状严重者静脉补液，注意口腔护理。**多饮水，每日入量在2500ml以上。**

小试身手（4~5题共用备选答案）

A. 前一天的出液量加上500ml

B. 前一天的尿量加上1000ml

C. 前一天的尿量加上700ml

D. 2000ml以上

E. 1000ml以内

4. 急性肾衰竭患者每日入液量一般为

5. 急性肾盂肾炎患者每日入液量为

4. 保证休息和睡眠　急性发作期第1周卧床休息，环境安静舒适，各项治疗操作相对集中。加强生活护理，及时更换汗湿衣被。慢性肾盂肾炎一般不宜从事重体力劳动。

5. 尿细菌学检查　尿细菌定量培养：①在使用抗生素之前或停用抗生素5天后留取标本；②留取标本时严格无菌操作，清洁外阴（男性包皮），消毒尿道口；③留取清晨第一次中段尿（尿液在膀胱6~8小时），在1小时内送细菌培养；④尿标本中勿混入消毒液和（或）外阴分泌物等。

> 好礼相送　尿路感染口诀（武哥总结，严禁转载，违者必究）
>
> 　　尿路感染，女性多见；肠埃希菌，上行入侵；
> 　　肾区疼痛，寒战高热；细菌培养，最能确诊；
> 　　用药疗程，症状消失，继续用药，三至五天；
> 　　尿液培养，连续三次，均为阴性，方为治愈；
> 　　细菌培养，中段尿液，用药之前，停药五天。

第四节　原发性肾病综合征

护理措施

1. 休息与活动　全身严重水肿，合并胸腔积液、腹水，有严重呼吸困难者绝对卧床休息，取半卧位。适当活动肢体防止血栓形成。病情缓解后逐渐增加活动量。高血压病人限制活动量，老年病人改变体位时宜慢，以防直立性低血压。

2. 饮食护理　食物中各种营养成分的组成：①蛋白质：<u>摄入正常量的**优质蛋白**</u>（**富含必需氨基酸的动物蛋白**）1.0g/（kg·d）；有氮质血症者限制蛋白质摄入。②低蛋白饮食者提供足够热量，不少于126~147kJ（30~50kcal）/（kg·d）避免负氮平衡。③有明显水肿、高血压或少尿者，严格限制水钠摄入，盐<3g/d，勿食腌制等含盐高的食物。④少吃富含饱和脂肪酸的动物油脂，<u>多食富含多不饱和脂肪酸的食物如植物油及鱼油</u>，进食富含可溶性纤维的食物如燕麦等。⑤补充各种维生素及微量元素铁、钙等。

3. 用药护理

（1）激素、免疫抑制剂和细胞毒药物：糖皮质激素可引起水钠潴留、血压升高、动脉粥样硬化、高血糖、消化道出血、骨质疏松、继发感染、伤口愈合延迟以<u>及满月脸、水牛背、多毛、向心性肥胖等</u>。大剂量冲击疗法时对病人实行保护性隔离，防止继发感染。饭后服用可减少药物对胃黏膜的刺激。

使用环孢素时注意监测服药期间血药浓度，观察有无肝肾毒性、高血压、高尿酸血症、高血钾、多毛及牙龈增生等。

环磷酰胺易引起**出血性膀胱炎、骨髓抑制、消化道症状、肝功能损害、脱发**等。注意事项：①<u>合理使用静脉</u>：有计划地交替使用，<u>先远端后近端，逐步向上使用</u>。如药物刺激性、剂量大时，<u>宜选用大血管</u>。避免穿透血管，输注完拔针后轻压血管进针处数分钟，以防药物外渗。②静脉输注前先用生理盐水，确认针头在静脉内后方可推药，输完后再用10~20ml生理盐水冲洗后拔针以减轻药物对局部组织的刺激。③输注过程中如发生外渗，应立即停止注入，立即抽取3~5ml血液以除去部分药液后拔针。<u>局部湿敷或封闭</u>。④给病人提供安静、舒适的环境，避免不良刺激。饮食清淡，少食多餐，避免产气、辛辣和高脂饮食。恶心呕吐时避免进食，及时清除呕吐物，保持口腔清洁。⑤如病情允许鼓励病人多喝水，保证输液量，以促进药物从尿中排出，<u>观察尿量和颜色，一旦发生血尿应停止使用</u>，监测肾功能。⑥为减轻脱发，在注射前10分钟戴冰帽，注射完30~40分钟脱下，以使头皮血管收缩，减少头皮血流灌注，减轻药物对毛囊刺激。⑦护士在配药、输液时戴橡皮手套，以免药液沾染皮肤而损害健康。

小试身手　6. 原发性肾病综合征患者，医嘱给予环磷酰胺静脉注射治疗，在用

药后应告诉患者注意观察

A.潜在性外伤　　　　B.步态不稳　　　　C.生活自理能力下降

D.血尿　　　　　　　E.是否有皮肤瘙痒

（2）利尿药：观察有无低钾、低钠、低氯性碱中毒。使用大剂量呋塞米时观察有无恶心、直立性眩晕、口干、心悸等。

（3）中药：如雷公藤制剂，监测血液系统、胃肠道、生殖系统等的不良反应。

（4）抗凝药：观察皮肤、黏膜、口腔、胃肠道等的出血倾向，必要时停药。

4.病情观察　定期监测体重和水肿消长情况。观察生命体征尤其是血压变化。记录24小时出入量。监测尿量变化，如经治疗后尿量没恢复反而减少，甚至无尿，提示肾实质严重受损。定期测量血浆白蛋白、血红蛋白等。密切监测尿常规、肾小球滤过率、血尿素氮、肌酐、血浆蛋白、血清电解质等的变化。

5.预防和治疗感染

（1）病区环境清洁、舒适，温湿度适宜，定时开窗通风，定期消毒空气，用消毒药水拖地板、抹桌椅等。

（2）预防感染：告知病人预防感染的重要性，加强营养、注意休息、保持个人卫生，保持全身皮肤、口腔黏膜清洁。保持皮肤清洁干燥，避免搔抓。

（3）减少探视，限制上呼吸道感染者来访。指导病人少去公共场所等人多的地方。寒冷季节外出注意保暖。

（4）观察感染征象：监测生命体征，注意有无体温升高。有无皮肤感染、咳嗽、咳痰、肺部湿啰音、尿路刺激征等。出现感染后遵医嘱采集病人血、尿、痰、腹水等标本及时送检。根据药敏试验结果选择有效抗生素。

第五节　肾衰竭

浪里淘沙—核心考点

一、急性肾衰竭

护理措施

1.病情观察，准确记录出入量　定时测量生命体征。准确记录24小时出入量。非透析病人严格控制入量，避免水中毒。**入液量＝前一天出液量＋基础补液量（500ml）**。

小试身手 7.急性肾衰竭患者每天的摄入水量为

A.前1天的尿量加上500ml

B.前1天的尿量加上1000ml

C.前1天的出量加上500ml

D.前一天的出量加上1000ml

E.生理需要量加上500ml

2.饮食护理

（1）控制入量。

（2）选择优质蛋白质饮食，能进食的非透析病人蛋白质摄入量为0.55~0.6g/（kg·d）；接受血液透析病人蛋白质入量为1.0~1.2g/（kg·d）；腹膜透析病人为1.2~1.3g/（kg·d）。供给能量应大于125.5kJ/（kg·d），其中30%~40%由脂肪供给，其余由糖供给。

（3）食盐摄入量为1~2g/d，避免食用含钾高的食物（如蘑菇、冬菇、榨菜、芥菜、马铃薯等）。

3.预防感染　做好口腔、皮肤、泌尿道护理，保持清洁，防止压疮。

4.做好透析护理。

二、慢性肾衰竭

护理措施

1.合理饮食　限制蛋白质摄入，以降低血BUN，减轻尿毒症症状，有利于降低血磷和减轻酸中毒。长期低蛋白饮食的病人，应使用必需氨基酸疗法或必需氨基酸及其 α–酮酸的混合疗法。提供足量糖类和脂肪，以减少体内蛋白分解。

（1）蛋白质的质和量：根据病人肾小球滤过率来调整蛋白质的摄入量。

当GFR ≥ 60ml（min·1.73m^2）时，蛋白质摄入量为0.8g/（kg·d）；当GFR < 60ml（min·1.73m^2）时，蛋白质摄入量为0.6g/（kg·d）；当GFR ≥ 25ml（min·1.73m^2）时，蛋白质摄入量为0.4g/（kg·d）；尽量少摄入植物蛋白。

（2）高热量的摄入：供给足量的糖类和脂肪，以获得充足的热量，减少体内蛋白质消耗。每日供应热量125.5kJ/kg（30kcal/kg）。为摄入足够热量，可食用植物油和食糖，饥饿时可食芋头、马铃薯、苹果、马蹄粉、莲藕粉等。注意供给富含维生素B族、维生素C和叶酸的食物。行透析的病人应给予高蛋白饮食，因透析中会丢失部分氨基酸及小分子蛋白质。血液透析者蛋白质摄入量为1.0~1.2g/（kg·d），腹膜透析为1.2~1.3g/（kg·d）。同时进食高糖、高脂肪食物，以供给充足热量［126~188kJ/（kg·d）（30kcal/kg）］，维持机体正氮平衡。

（3）限制水钠摄入：严格控制入量，可用含冰块或湿棉签涂抹嘴唇代替饮水。

（4）增进病人食欲：适当增加活动量，改进烹调方法，尽量使食物色、香、味俱全，提供整洁、舒适的进餐环境，少食多餐。口气较重的病人加强口腔护理。

2.休息和活动　卧床休息，避免过度劳累。出现心力衰竭者绝对卧床。

3.用药护理　积极纠正贫血，如遵医嘱使用促红细胞生成素。观察用药后反应，如头痛、高血压、癫痫发作等，定期查血红蛋白和血细胞比容等。遵医嘱使用降压药和强心药。

4.病情观察　定时测量生命体征，每日定时测量体重，准确记录出入量。

5.电解质紊乱的观察和护理　监测血清电解质变化，注意有无脉搏不规则、肌无力、心电图改变等高钾血症征象。有高钾血症者，限制含钾高的食物摄入，如白菜、萝卜、梨、桃、葡萄、西瓜等。积极预防和控制感染，及时纠正代谢性酸中毒，禁止输入库存血等。

6. 肾功能和营养状况的监测　定期监测血BUN、血肌酐、血清白蛋白、血红蛋白等变化。

7. 病室定期通风，消毒空气，改善病人营养状况，严格无菌操作，加强口腔及会阴部护理。

第六节　泌尿系统疾病病人常用诊疗技术及护理

浪里淘沙—核心考点

一、血液透析

血液透析是利用弥散、对流作用来清除血液中的毒性物质和去除体内多余水分。血液透析能替代部分肾功能，清除血液中的有害物质，维持体内电解质和酸碱平衡。血液透析分为连续性血液透析和间歇性血液透析。

（一）目的

1. 清除体内多余水分和毒素。

2. 纠正高钾血症和代谢性酸中毒，维持内环境稳定。

3. 补充液体、热量、蛋白质。

4. 有利于肾损伤细胞的修复和再生。

（二）适应证

1. 急性肾衰竭　主张早期透析。凡保守治疗无效，出现下列情况之一者考虑透析：①急性肺水肿。②高钾血症（血钾≥6.5mmol/L或心电图提示高钾）。③血尿素氮上升达到或超过14.3mmol/L；血肌酐升高达到或超过177μmol/L，血钾上升至6~7mmol/L；血清碳酸氢盐下降多于2mmol/L。④非高分解代谢型有少尿或无尿2日以上、血肌酐达到或超过442μmol/L，血尿素氮达到或超过21.4mmol/L；二氧化碳结合力<13mmol/L；内生肌酐清除率小于1.3ml/（s·1.73m²）。⑤有尿毒症症状，如恶心、呕吐、意识障碍等。⑥异型血输入者，游离血红蛋白达到或超过800mg/L。

2. 慢性肾衰竭　主张早期透析治疗，当内生肌酐清除率低于1.3ml/（s·1.73m²）开始血液透析治疗。其他指标包括：①血尿素氮达到或超过28.6mmol/L；②血肌酐达到或超过707μmol/L；③高钾血症；④代谢性酸中毒；⑤尿毒症症状；⑥水钠潴留；⑦并发贫血、心包炎、高血压、消化道出血、骨病、周围神经病变及中枢神经系统症状。

3. 急性中毒　凡分子量小，不与组织蛋白结合的毒物且能通过透析膜被析出者，争取在8~16小时内进行透析治疗。

（三）禁忌证

血液透析的相对禁忌证为：颅内出血或颅内压增高，药物难以纠正的严重休克、心力衰竭、心律失常、活动性出血及精神障碍不合作者。

（四）护理

1. 透析前护理

（1）药品准备：生理盐水、5%碳酸氢钠、肝素等，急救药品、高渗葡萄糖溶液、10%葡萄糖酸钙、地塞米松及透析液等。

（2）病人准备：主要是血管通路的准备，如使用动静脉内瘘应熟悉内瘘的穿刺和保护方法，勿在瘘管侧肢上输液、测量血压等。如使用动静脉外瘘，应注意观察导管有无滑脱、出血、栓塞、感染等，保持导管清洁无菌。透析病人注意补充蛋白质，摄入量为1.2~1.4g/（kg·d），注意控制摄入水量，即两次透析间期病人体重增长不能超过2.5kg。透析前消除病人紧张和恐惧心理。

2. 透析中护理

（1）病情观察：观察病人生命体征的变化；观察血流量，血路压力，透析液流量、温度、浓度、压力等各项指标；准确记录透析时间、脱水量、肝素用量等。

（2）并发症的预防、观察及处理

1）低血压：常见的并发症之一。病人出现恶心、呕吐、面色苍白、出汗、胸闷、意识改变等，可能与脱水过多过快、心源性休克、过敏反应有关。应注意严格掌握脱水量，对醋酸盐溶液不能耐受者改为碳酸氢盐透析液。通过透析管道注入生理盐水、碳酸氢钠、林格液或鲜血，一般输入200~250ml，也可静脉注射50%葡萄糖液40~60ml或10%氯化钠10ml。

2）失衡综合征：严重高尿酸血症病人开始透析时易发生，表现为头痛、恶心、呕吐、高血压、抽搐、昏迷等。发生失衡综合征时可静脉注射高渗糖、高渗钠，使用镇静剂等。预防措施为第一次透析时间应短。

3）致热原反应：因毒素进入体内引起，表现为寒战、发热等。预防措施为严格无菌操作，做好透析管道、透析器的消毒等。发生时可用异丙嗪、地塞米松等。

4）出血：多因肝素使用不当、高血压、血小板功能不良等引起。表现为牙龈出血、消化道出血，甚至颅内出血等。注意减少肝素用量，静脉注射鱼精蛋白中和肝素，或改用无抗凝剂透析等。

5）其他：如过敏反应、心绞痛、心律失常、栓塞、溶血等。

3. 透析后护理　①测量生命体征，留取血标本做生化检查。②缓慢回血，穿刺透析后注意穿刺部位压迫止血，压迫时间要充分，以彻底止血。③测量病人体重，约定下次透析时间。

二、腹膜透析

腹膜透析是利用腹膜作为透析膜反复向腹腔灌入透析液，借助毛细血管内血浆和腹腔内透析液中溶质浓度和渗透梯度不同，通过弥散和渗透原理，使机体中的代谢废物和潴留水分随废旧透析液排出体外，同时由新鲜透析液补充必要的物质，达到清除体内毒素、纠正脱水、酸中毒和电解质紊乱的治疗目的。

（一）适应证

同血液透析。

（二）禁忌证

（1）绝对禁忌证：①腹膜广泛粘连和纤维化面积大于50%；②腹壁广泛炎症，无法置管。

（2）相对禁忌证：①腹部手术3日内；②腹部有外科引流管者；③腹腔血管疾患；④晚期妊娠或腹内巨大肿瘤；⑤未修补疝；⑥严重营养不良；⑦严重高分解代谢；⑧高度腹水；⑨严重肺功能不全；⑩腹腔内有局部炎症病灶。食管裂孔疝，腹腔与胸腔有交通者、精神性疾病不能合作者不宜行腹膜透析。

腹膜透析最大缺点是经透析丢失蛋白质、氨基酸和维生素致营养不良；腹透导管需长期携带，易感染。另外透析液是葡萄糖溶液，长期应用增加患高血糖的概率。

（三）护理

1. 营养与饮食　①讲究食物的色、香、味、形、量以及就餐环境；②给予高热量、优质蛋白、高维生素、低磷、低脂饮食，有高血压、水肿病人限制水钠摄入。蛋白质摄入量为1.2~1.5g/（kg·d），选用高生物价动物性蛋白质，如牛奶、鱼、瘦肉等；腹透时从透析液中吸收了大量葡萄糖，食物中避免含单糖高的食物，如糖果、饼干、汽水等；烹调油最好用植物油，避免含胆固醇高的食物；避免含磷高的饮食如肝、脑、蛋黄等。

2. 腹透管出口的护理　严格无菌操作。保持管口周围皮肤清洁干燥、敷料随湿随换。腹透病人不宜盆浴，淋浴时用人工肛袋或不透水敷料妥善保护导管出口处。

3. 透析液　输入腹腔前置于恒温箱或干加热至37℃。腹透前仔细检查腹透液颜色、透明度、有效期等，如发现浑浊、沉淀、渗漏、过期等严禁使用。

4. 病情观察　腹透过程中密切观察透出液颜色、透明度。如病人出现发热、寒战、腹痛，透出液浑浊等，应考虑为腹腔感染。立即取透出液做细菌培养。同时用新鲜透析液直接交换，直到透出液澄清为止。必要时透析液中和，全身用抗生素控制感染。注意有无引流不畅或透析管堵塞。

5. 每日监测体重、脉搏、血压，记录每次透析液的出入量、每日换液次数及时间、尿量。注意有无水肿、胸闷、心悸、四肢无力等现象，以免导致心衰、低钠、低钾等加重病情。

三、经皮穿刺肾活组织检查

（一）目的

明确原发性肾小球肾炎的病理类型；协助肾病的诊断、治疗及估计预后、判断疗效。

（二）适应证

1. 弥漫性肾小球疾病、肾病综合征、无症状性血尿。
2. 原因不明的肾性血尿。
3. 疑有急进性肾小球肾炎者。
4. 急性肾小球肾炎病程超过 3~6 个月仍有蛋白尿、血尿者。
5. 系统性红斑狼疮、结节性多动脉炎在诊断上有疑问者。
6. 引起急性肾衰竭的原因不明者及移植肾。
7. 继发性或遗传性肾病。
8. 临床怀疑药物性急性间质性肾炎但不能确定病因者。

（三）禁忌证

（1）绝对禁忌证：重度高血压，有明显出血倾向，孤立肾，小肾，心力衰竭，严重贫血，合并精神性疾病不能合作者。

（2）相对禁忌证：肾盂感染性疾病，慢性肾衰竭，过度肥胖和重度脱水，终末期尿毒症。

（四）操作方法

病人俯卧，上腹部区域垫 15cm 厚枕头，穿刺部位抬高、固定。选肾下极为穿刺点，术区常规消毒，局部麻醉后沿 B 超导引线进针，当针尖达肾包膜时嘱病人屏气，自动取活体肾组织 2 次，拔针。所取组织送检。

（五）护理

1. 术前护理
（1）向病人解释检查目的和意义，取得病人同意。
（2）教会病人练习憋气及床上排尿。
（3）抽血查出凝血时间、血红蛋白、血小板计数及凝血酶原时间，了解有无出血倾向及贫血；查血常规、血肌酐、血尿素氮了解肾功能情况；查血型、备血。
（4）术前 2~3 天使用维生素 K，术前 5 天使用广谱抗生素，术日晨清洁灌肠，禁食 4~6 小时。
（5）穿刺前 24 小时停止透析，透析结束时遵医嘱给鱼精蛋白中和肝素。
（6）纠正贫血和控制高血压。

2.术后护理

（1）严密观察病人生命体征、尿液颜色，注意包扎腹带，局部沙袋压迫穿刺部位，24小时后解除，嘱病人继续平卧利用自身体重压迫。观察穿刺点情况；询问病人有无腰痛、腹痛。

（2）平卧24小时并在床上大小便，观察尿色，如有肉眼血尿应及时处理，并延长卧床时间，直到肉眼血尿消失。6小时后协助病人轻微翻身，8小时后移去沙袋，第2天上午取下腹带。

（3）嘱病人少量多次饮水以免血块阻塞尿路；防止1次大量饮水引起消化道不适诱发出血，给予高营养、易消化饮食防止大便干燥腹压增高而诱发出血。

（4）术后3天使用止血药及抗生素等。

参考答案

1.B　2.C　3.A　4.A　5.D　6.D　7.C

第六章 内分泌与代谢性疾病病人的护理

第一节 甲状腺功能减退症

浪里淘沙—核心考点

护理措施

1. 病情观察 观察生命体征、神志、皮肤、胃肠道症状及精神、动作、语言状态等。如体温低于35℃、呼吸浅慢、心动过缓、血压降低、嗜睡或出现口唇发绀、呼吸深长、喉头水肿等表现，应考虑为黏液性水肿昏迷，应立即抢救。

2. 药物护理 甲状腺制剂应从小剂量开始，逐渐加量；用药前后测脉搏、体重及水肿情况；观察有无心悸、心律失常、胸痛、出汗、情绪不稳等药物过量症状。长期替代治疗者每6~12个月查血TSH。

3. 日常生活护理 做好饮食照顾，便秘护理，调节环境温度，注意保暖防烫伤；保护皮肤完整性，防止皮肤干裂；防止外伤，适量运动等。

第二节 甲状腺功能亢进症

浪里淘沙—核心考点

护理措施

1. 观察病情变化 密切观察病人高代谢综合征、甲状腺肿和突眼征，严密观察有无甲状腺危象发生。

2. 避免各种刺激 病人注意休息，保持病室安静，避免噪声、强光刺激。

3. 饮食护理 提供高热量、高蛋白、高维生素饮食，补充足够水分，避免浓茶、咖啡等刺激性饮料和食物。给予禁碘饮食。

4. 症状护理 突眼者加强眼部护理。保持皮肤清洁舒适。腹泻者保持肛周皮肤清洁、干燥。

5. 突眼护理 ①加强眼部护理：眼睑不能闭合者注意保护角膜和结膜，外出时戴墨镜或眼罩，以避免强光、风沙及灰尘刺激；经常点眼药水，防止干燥、外伤和感染；睡前涂抗生素眼膏，覆盖纱布或眼罩；眼睛勿向上凝视，以免加剧眼球突出和诱发斜视。②指导病人减轻眼部症状：0.5％氢化可的松溶液滴眼，减轻局部刺激症状；睡觉时抬高头部和限制钠盐摄入，以减轻球后水肿。③定期检查角膜以防角膜溃疡造成失明。④突眼异常严重者做眶内减压术。

小试身手 1.减轻浸润性突眼球后水肿主要的护理措施是

A.抗甲状腺药物治疗　　　　B.氢化可的松滴眼　　　　C.睡前涂抗生素

D.适量利尿药　　　　　　　E.外出带目镜

6. **药物护理**　遵医嘱用药，长期用药者不能间断用药、不随意变更剂量或停药。严密注意观察药物疗效和不良反应，**警惕粒细胞缺乏，定期复查血常规**。WBC$<3.5 \times 10^9$/L、粒细胞$<1.5 \times 10^9$/L时应停药。

> 锦囊妙记：抗甲状腺药物硫脲类可引起骨髓抑制，造成粒细胞减少引起感染，因此，甲亢病人使用硫脲类药物时应定期检查血常规，监测是否出现粒细胞减少。

7. **预防甲状腺危象**　避免感染、外伤、精神刺激等诱因。术前做好充分准备，备好急救药品和抢救设备。

小试身手 2.患者，女，33岁。患甲状腺功能亢进症，易激动，烦躁易怒，多虑，对其最主要的护理措施是

A.突眼护理　　　　　　　　B.对症护理　　　　　　　　C.心理护理

D.加强饮食护理　　　　　　E.密切观察病情

第三节　糖尿病

浪里淘沙—核心考点

护理措施

1. **饮食护理**　严格执行糖尿病饮食。①三餐热量分配：早、中、晚餐热量分配为1/5、2/5、2/5或1/3、1/3、1/3。②食物选择：食用粗制米、面和适量杂粮，忌食葡萄糖、蔗糖、蜜糖及其制品。每日摄入蛋白质中动物蛋白占总量的1/3。忌食动物脂肪，少食高胆固醇食物（动物内脏类、海鲜等）。饮食中增加纤维含量，每日饮食中纤维含量不少于40g。③每周定期测量体重。

小试身手 3.患儿，男，8岁，因多饮、多尿、多食，体重下降入院。入院后诊断为1型糖尿病。其饮食中全日热量的分配方法是

A.早餐1/5　中餐2/5　晚餐2/5

B.早餐2/5　中餐2/5　晚餐1/5

C.早餐2/5　中餐1/5　晚餐2/5

D.早餐3/5　中餐1/5　晚餐1/5

E.早餐1/5　中餐1/5　晚餐3/5

2. **运动护理**　①长期坚持规律的体育锻炼。②运动循序渐进、定时、定量；锻炼方式有有氧活动，选择自己感兴趣、简单、易坚持的项目如步行、骑自行车、健

身操及家务劳动等。③运动时间：**餐后1小时运动**可达到较好的降糖效果，不要空腹运动，以免发生低血糖。④**常见不良反应**：**低血糖**、高血糖和酮症、心血管意外和运动系统损伤。⑤不良反应的预防：1型糖尿病病人在活动前需少量补充额外食物或减少胰岛素用量。活动量不宜过大，时间不宜过长。注意活动环境。活动时最好随身携带甜点心及病情卡，以备急需。

3. 口服降糖药物的护理 口服降糖药物时嘱病人按时按量服用，不随意增量或减量；观察血糖、糖化血红蛋白等指标；观察有无低血糖反应。

胰岛素治疗的护理 **胰岛素治疗的不良反应包括低血糖反应**、胰岛素过敏和注射部位皮下脂肪萎缩或增生。**发生低血糖时，病人出现头昏、心悸、多汗、饥饿甚至昏迷**。一旦发生应及时检测血糖，根据病情进食糖类饮料或静脉推注50%葡萄糖；胰岛素过敏表现为注射部位局部瘙痒、荨麻疹；为避免注射部位皮下脂肪萎缩，有计划地更换注射部位。

锦囊妙记：下列几种疾病病人可出现低血糖：糖尿病、营养不良、小儿腹泻、胃溃疡或胃癌行胃大部切除术后。低血糖的主要表现为：出冷汗、肢冷、脉弱、血压下降等休克表现。出现上述表现可喂糖水或立即静脉注射25%的葡萄糖溶液。

小试身手 4. 胰岛素治疗过程中最常见的不良反应是

A. 低血糖反应　　　　　　B. 过敏反应

C. 注射部位脂肪萎缩　　　D. 酮症酸中毒

E. 胃肠道反应

小试身手 5. 长、短效胰岛素混合使用，必须先抽取短效胰岛素，为防止

A. 发生不良反应　　　　　B. 加速胰岛素降解

C. 降低中效胰岛素的效价　D. 发生中和反应

E. 丧失短效胰岛素的速效特性

4. 预防感染 加强口腔护理，预防口腔感染；皮下注射时严格执行无菌操作，防止感染。

5. 防治并发症的护理 ①糖尿病酮症酸中毒的护理：准确执行医嘱，确保液体和胰岛素输入。密切观察病人意识，每1~2小时**检测尿糖、尿酮体及血糖、血酮体**等。②低血糖护理：当病人出现强烈饥饿感，伴软弱无力、恶心、心悸甚至昏迷，或睡眠中突然觉醒伴皮肤潮湿多汗时，应**考虑为低血糖**。一旦发生低血糖，应**做血糖测定，进食含糖饮料，昏迷者静脉注射50%葡萄糖和肌内注射胰高血糖素**。③糖尿病足的护理：关键是预防皮肤损伤和感染，每日清洗足部皮肤和按摩；修剪趾甲略呈弧形，与脚趾等缘；鞋袜平整、宽松等。动态观察足部末梢循环和足部皮肤感觉。

第四节　皮质醇增多症

浪里淘沙—核心考点

护理措施

1. 病情观察　包括：①向心性肥胖的表现；②皮肤、肌肉、骨骼状态；③有无咽痛、发热、伤口或穿刺部位皮肤红肿热痛、尿路感染等症状；④高血压、糖尿病、电解质紊乱症状；⑤月经紊乱表现；⑥精神状况。

2. 饮食护理　给予高蛋白、高维生素、**低糖类**、低脂、低盐、含钾、含钙丰富食物。含钾丰富食物有橘子、香蕉、猕猴桃、菠菜、白菜、葱头等，含钙丰富食物有豆制品、牛奶、芝麻酱、虾等。并发糖尿病者给予糖尿病饮食。

小试身手 6. 皮质醇增多症患者的饮食指导，**错误**的是

A. 高钙   B. 高钾   C. 低盐

D. 高碳水化合物   E. 高蛋白

小试身手 7. 关于Cushing综合征饮食护理，**错误的**是

A. 高蛋白   B. 低碳水化合物   C. 低钾

D. 高钙   E. 低热量

3. 适当运动　劳逸结合，活动范围及活动量不宜过大。

4. 保持水、电解质、酸碱平衡　减少液体摄入，记录出入量，监测电解质水平及pH值；指导病人坐位时抬高下肢，以减轻下肢水肿。

5. 预防感染。

6. 防止外伤、骨折　环境安全舒适，移除环境中不必要的家具，浴室铺上防滑垫，减少安全隐患，防止意外。

7. 心理护理　病人因色素沉着、自我形象改变易出现烦躁不安、焦虑、紧张、恐惧等，护士应主动关心病人，鼓励病人多与他人交往，帮助病人树立战胜疾病的信心。

参考答案

1.B　2.C　3.A　4.A　5.E　6.D　7.C

第七章　风湿性疾病病人的护理

第一节　系统性红斑狼疮

浪里淘沙—核心考点

护理措施

1. 避免诱因　避免紫外线照射, 禁忌日光浴；避免刺激性物质接触皮肤, 如碱性肥皂、化妆品、油膏、染发烫发剂、头发定型剂等；避免食用可诱发或加重本病的食物和药物。

小试身手 1.关于系统性红斑狼疮病人皮肤护理, **错误**的是

A.常用清水清洗　　　　　B.忌用碱性肥皂　　　　　C.忌用化妆品

D.每日用50℃水局部湿敷　E.避免阳光暴晒

2. 防止疲劳　合理安排休息与活动, 急性活动期卧床休息。

3. 饮食　给予高蛋白、高营养、富含维生素饮食, 少食多餐。忌食芹菜, 无花果, 蘑菇, 烟熏、辛辣等刺激性食物。

小试身手 2.系统性红斑狼疮病人可食用的食物是

A.芹菜　　　　　　　　　B.木耳　　　　　　　　　C.蘑菇

D.无鳞鱼　　　　　　　　E.无花果

小试身手 3.患者, 女, 60岁, 发热, 面部有蝶形红斑, 对称性关节肿痛, 抗结核抗体阳性。对其饮食指导原则**错误**的是

A.高蛋白、含钾丰富的饮食　B.低蛋白饮食　　　　　C.饮食清淡易消化

D.少食多餐　　　　　　　　E.高营养、低盐饮食

4. 皮肤、黏膜护理　皮肤瘙痒、疼痛时嘱病人勿挠抓, 必要时涂敷止痒剂。皮肤破溃时进行伤口护理。加强口腔护理, 保持口腔清洁, 口腔溃疡者局部涂碘甘油。

5. 关节护理　嘱病人勿热敷红肿疼痛的关节, 疼痛剧烈时减少活动。

小试身手 4.系统性红斑狼疮的一般护理措施, **错误**的是

A.口腔感染可涂碘甘油　　　B.饭后应清洁口腔　　　C.面部涂油膏保护皮肤

D.皮肤瘙痒可涂敷止痒剂　　E.切勿热敷红肿疼痛的关节

6. 严密观察病情　①观察皮肤颜色和温度, 检查有无结节、红斑出现, 观察有无血栓性血管炎或坏死性血管炎发生；②观察及维护肾功能：观察尿量变化, 若出现肾功能不全, 限制水钠和蛋白质摄入；③观察及维护心脏功能：了解病人有无心

包炎或心功能不全等症状，心功能不全者卧床休息，给予半卧位、供氧，给予低盐饮食，忌过饱，严格控制静脉输液量及滴注速度，遵医嘱给予强心利尿剂，观察药物疗效及不良反应；④观察及维护呼吸功能：呼吸困难者取半卧位、给氧；⑤观察精神和意识状态。

7. 药物不良反应的观察及护理　长期使用糖皮质激素可引起高血压、水肿、药物性糖尿病、低血钾，继发感染、骨质疏松、精神兴奋及烦躁失眠等不良反应。如原有消化性溃疡的病人可使病情加重或引起出血。药物护理措施：①饭后服用药物，遵医嘱同时服用胃黏膜保护剂；②用药期间给予低盐、高蛋白、含钾丰富食物。长期用药者补充钙剂及维生素D，防止骨质疏松及股骨头无菌性坏死；③观察血糖、尿糖，及早发现药物性糖尿病；④观察病人精神情绪变化；⑤预防感染；⑥按时按量服用，嘱病人不要擅自更改剂量及突然停药。

应用免疫抑制剂可引起骨髓抑制，导致白细胞、血小板减少，也可引起恶心呕吐、食欲减退、黏膜溃疡、皮疹、脱发等症状。护理措施：①定期监测血常规。②仔细观察皮肤、口腔黏膜情况，及时处理皮疹及口腔溃疡。③遵医嘱给予辅助药物（如镇静止吐药），以减轻胃肠道反应。治疗间歇期补充营养。④对脱发者，指导病人戴假发套或戴帽以增强自尊。

8. 心理护理　鼓励病人说出内心感受，针对病人心理状态，采用听音乐、放松疗法、指导式想象、按摩等方法疏导；指导病人家属给病人提供良好的心理支持。

好礼相送　系统性红斑狼疮口诀（武哥总结，严禁转载，违者必究）

系统狼疮较少见，蝶形红斑脸上现，肾脏损害最难办，抗核抗体要化验，激素治疗是首选，皮肤护理很关键，日光照射应避免，碱性肥皂不要用，化妆物品不要碰。

第二节　类风湿关节炎

浪里淘沙—核心考点

护理措施

1. 病情观察　观察关节肿胀部位、疼痛及活动受限的程度，晨僵的持续时间等；观察有无发作的前驱症状和伴随症状。

2. **肢体活动与关节功能的维护**　发热及关节明显肿痛的急性期病人应卧床休息，限制关节活动，避免受压和寒冷刺激。使用各种矫形支架和夹板使关节保持功能位，避免垂足、垂腕等；**症状控制后进入恢复期的病人，尽早进行关节功能锻炼**，肢体活动从被动活动向主动活动渐进，活动度以病人能承受为宜。对已发生关节畸形的病人，鼓励病人发挥健侧肢体功能。

小试身手 5. 患者,女,48岁。患类风湿关节炎20年,目前仍有不规则低热,关节肿痛及晨僵,最重要的护理措施是

A. 病变关节理疗　　　B. 常规服用泼尼松　　　C. 保护病变关节功能

D. 舒适体位,卧床休息　　E. 高蛋白、高维生素饮食

小试身手 6. 类风湿关节炎缓解期患者的主要护理措施是

A. 注意休息　　　B. 密切观察药物副作用　　　C. 关节功能锻炼

D. 保持乐观情绪　　　E. 控制感染

3. **晨僵护理**　　晚上睡眠时用弹力手套保暖;鼓励病人起床时温水浴或用热水浸泡僵硬的关节,起床后活动关节;鼓励病人参加日常活动,避免长时间不动。

4. 用药护理　　治疗本病药物的常见不良反应包括胃肠道反应、脱发、肝损害、肾毒性、骨髓抑制等,用药期间严密观察;严格遵医嘱给药,饭后服用,鼓励病人多饮水。

小试身手 (7~9题共用题干)

患者,女性,47岁,近3个月双手出现晨僵,持续1~2小时,第3、4指间关节,第2掌指关节及双膝关节肿痛,伴乏力、低热、食欲减退、体重下降。查体:脾轻度肿大,血常规示 WBC 3×10^9/L,Hb 78g/L;PLT 90×10^9/L。血沉加快。

7. 此病情最符合下列哪种疾病

A. 结核性关节炎　　　B. 风湿性关节炎　　　C. 强直性关节炎

D. 类风湿关节炎　　　E. 骨性关节炎

8. 目前**不宜**采取的护理措施是

A. 嘱病人卧床休息

B. 鼓励病人尽量多活动受累关节

C. 指导病人晚上睡眠时使用弹力手套保暖

D. 指导病人晨起时用热水浸泡僵硬的关节

E. 指导病人保持关节于功能位

9. 对该病人**不考虑**使用下列哪种药物

A. 肾上腺皮质激素　　　B. 阿司匹林　　　C. 甲氨蝶呤

D. 雷公藤　　　E. 青霉素

参考答案

1.D　2.B　3.B　4.C　5.D　6.C　7.D　8.B　9.E

第八章　神经系统疾病病人的护理

第一节　急性炎性脱髓鞘性多发性神经根病

浪里淘沙—核心考点

护理措施

1.病情监测　动态监测生命体征，观察吞咽情况、运动障碍和感觉障碍的程度及分布。必要时给予重症监护，密切观察意识、血压、脉搏、呼吸、动脉血氧饱和度及情绪变化。**询问病人有无胸闷、气短、呼吸费力等症状，注意呼吸困难的程度和动脉血气分析的指标改变。**当病人烦躁不安时，应区分是否为早期缺氧的表现；**当出现呼吸费力、出汗、口唇发绀等缺氧症状时应立即报告医生建立人工气道，使用呼吸机辅助呼吸。**

小试身手　1.患者，男，66岁。上呼吸道感染后2周，出现四肢进行性对称性肌无力，伴手套、袜套状感觉减退，住院期间出现呼吸困难，应监测的指标是

A.血氧饱和度　　　　　　B.二氧化碳结合力　　　　C.呼吸形态

D.肺活量　　　　　　　　E.血气

2.营养支持　延髓麻痹而不能吞咽者通过胃管进食，以保证营养供给。**进食时和进食后30分钟抬高床头，防止窒息。**

3.生活护理　肢体保持功能位；保持口腔、皮肤清洁。

4.心理护理　主动关心病人，耐心倾听病人心理感受，解释病情及疾病预后，增加病人信心。

5.健康指导　①帮助病人掌握疾病的自我护理方法。②坚持肢体被动和主动运动，增进日常生活自理能力。③增强体质，避免感冒、疲劳等诱因。

第二节　脑血管疾病

浪里淘沙—核心考点

一、短暂性脑缺血发作

护理措施

1.疾病指导　指导病人消除紧张、恐惧情绪，帮助病人寻找和去除危险因素，改变不良行为和生活方式。

2. 饮食指导 指导病人进食低盐、低脂、低糖、高蛋白、高维生素饮食，多吃蔬菜水果，避免暴饮暴食或过度饥饿。

3. 用药指导 指导病人规律用药，不随意更改、终止服药。告知药物作用、不良反应，如出血倾向、血常规改变等。

二、脑梗死

脑梗死是指脑部血供障碍，脑组织缺血缺氧引起坏死软化。临床上常见有脑血栓形成、脑栓塞等，其中脑血栓形成较为常见。

脑血栓形成

护理措施

1. 病情观察 动态评估病人的意识状态、生命体征、肢体活动能力、语言能力。

2. 早期康复活动 帮助病人早期进行活动，保持瘫痪肢体各关节的功能位置，教会病人及家属被动活动和主动活动肢体的方法，以及翻身技巧，帮助病人训练平衡和协调能力。

3. 饮食护理 给予低盐、低脂食物，对于吞咽困难、饮水呛咳者，可给予糊状流质或半流质食物。

4. 药物护理 应用扩血管药物时，滴速每分钟30滴左右，并注意监测血压。使用低分子右旋糖酐时注意观察过敏反应。溶栓和抗凝药应用时注意严格掌握剂量，并观察有无出血倾向。

5. 心理支持 给予心理支持和安慰；帮助病人克服自卑和消极心理，鼓励其进行一些力所能及的活动，如洗脸、更衣等；对言语困难的病人可用肢体语言进行交流。

6. 健康指导 既往有高血压、高脂血症、动脉粥样硬化、糖尿病等的病人，应坚持长期治疗。指导病人忌烟酒，饮食宜清淡，以低脂、低胆固醇、高维生素食物为宜。老年人晨起时不要急于起床，最好在床边静坐10分钟后缓慢站起；适当参加运动，以促进全身血液循环。

三、脑出血

护理措施

1. 病情监测 严密观察病人生命体征、意识、瞳孔、肢体活动情况、肌力和语言等。

2. 环境 病人绝对卧床休息，保持周围环境安静，避免各种刺激。

3. 营养支持 根据病情给予肠内外营养，如病人发病后3天仍不能进食给予鼻饲流质饮食。每次鼻饲时要抽吸胃液，如发现病人呃逆、腹胀、胃液呈咖啡色或解黑便，应立即停止。

小试身手 2.脑出血患者不能进食，给予鼻饲饮食的适宜时间是病后

A.5天　　　　　　　B.4天　　　　　　　C.3天

D.2天　　　　　　　E.1天

4. 保持呼吸道通畅　及时清除呼吸道分泌物。

5. 偏瘫护理　尽量保持肢体活动和肌张力，每天患肢进行各关节的被动活动，用垫软枕等方法使关节处于功能位，手臂维持外展位，肘部微屈，仰卧位时肩关节高过肩部。膝下放置小软枕，为防止骨突关节外旋，用毛巾卷放在髋关节外侧。仰卧位时病侧肘关节用夹板固定于90°屈曲功能位。定时更换体位，防止压疮。

6. 健康指导　指导病人改变不良行为和生活方式，戒烟、限酒、低盐低脂饮食，劳逸结合，避免用力排便。

四、蛛网膜下隙出血

护理措施

1. 减轻头痛　遵医嘱使用降颅内压药物，指导病人听轻音乐、缓慢深呼吸、引导式想象等减轻头痛。

2. 病情监测　首次蛛网膜下隙出血后1个月内再出血的风险最大，2周内再发率最高。严密观察病情变化，病情稳定后再次出现剧烈头痛、呕吐、抽搐发作、脑膜刺激征等考虑为再出血。

3. 避免诱因　指导病人避免情绪激动、用力排便、剧烈咳嗽、打喷嚏等诱因。

4. 心理护理　向病人和家属讲解有关疾病知识，减轻其焦虑恐惧情绪。

第三节　癫　痫

浪里淘沙—核心考点

护理措施

1. 一般护理

（1）休息与活动：床单位使用柔软床垫、床旁准备吸氧和吸痰装置，床旁桌准备缠有纱布的压舌板或小布卷等；若出现发作先兆应立即卧床休息。

（2）排便的护理：癫痫发作伴意识障碍或大小便失禁者需及时清除污物，做好会阴部皮肤护理。

2. 癫痫发作时的护理　①病人抽搐时需有专人守护、观察和记录发作过程，观察意识和瞳孔变化以及抽搐部位、持续时间等。②对强直-阵挛发作者扶病人卧倒，防止跌倒。③立即松解衣领、衣扣和腰带，迅速将缠有纱布的压舌板置于病人一侧上下臼齿间，防止咬伤舌和面颊部。有义齿者应取出。④不可强行按压或用约束带捆扎抽搐肢体以防骨折，可用枕头保护大关节，在背后垫软物可防止椎骨骨折。⑤将

病人头偏向一边，及时清除呼吸道分泌物、呕吐物，以免窒息；给予吸氧。必要时气管切开或使用人工呼吸机辅助呼吸。禁止口腔测量体温，测腋下温度或肛温。⑥少数病人抽搐停止、意识恢复过程中有短暂兴奋躁动，防止自伤或伤人。

小试身手 3. 癫痫大发作时护理措施，**错误**的是

A. 扶患者侧卧

B. 解开患者衣领

C. 在患者上下白齿之间放压舌板

D. 按压抽搐肢体

E. 将患者头偏向一侧

3. 药物护理

（1）观察疗效：观察痫性发作次数是否减少、间歇期是否延长、持续时间是否缩短。

（2）观察不良反应：轻者出现胃肠道反应等，一般不影响治疗；中度者出现眼球震颤、共济失调等，提示药物过量引起神经中枢中毒，减量后即可消失；偶可发生严重不良反应，如精神症状、粒细胞缺乏等。

（3）注意事项：用药期间监测血药浓度，同一病人采血时间固定，须在上次服药后间隔6小时以上采取；苯妥英钠宜在饭后吞服；发作多在夜晚和清晨的病人，用药集中在下午和入睡前；地西泮静脉注射时需观察有无呼吸抑制。

4. 健康指导　指导病人避免各种诱因，**禁止病人参加有危险的活动，如游泳、登高、驾驶以及有炉火或高压电处作业**；病人随身携带写有姓名、住址、联系电话及病史等个人资料的卡片，方便紧急情况时联系。

第四节　帕金森病

浪里淘沙—核心考点

护理措施

1. **安全护理**　加强安全护理，防止跌倒：①除去所有的门槛，以免绊倒病人；②除去室内尖角的家具；③在楼梯两旁加设栏杆；④在门把手附近的墙上增设扶手，以增加病人开、关门时的安全性；⑤垫高病人座椅的后脚，使病人较容易坐下或站起来；⑥在床尾处绑上粗长的绳子，使病人可以拉绳子坐起来而便于下床；⑦升高坐便器的坐垫，并在厕所、浴室内增设扶手，方便病人穿脱衣服及大小便等。

小试身手 4. 帕金森病患者最主要的护理问题是

A. 潜在性外伤　　　　B. 步态不稳　　　　C. 生活自理能力下降

D. 自尊紊乱　　　　E. 躯体移动障碍

2. **饮食护理**　①给予高热量、高蛋白和纤维素丰富食物。将食物切成小块、磨碎做成半流质，方便咀嚼和吞咽。②使用粗大把手的叉子或汤匙，方便病人

进食；如病人手指颤抖厉害可协助其进食。③给病人充足的进食时间。④监测体重。

3. 保持大小便通畅 ①让病人摄取足够水分；②指导病人吸气后屏气，增加腹压促进排便；③指导病人排便时间相对固定。

4. 药物护理 ①向病人讲解本病起病缓慢，逐渐加重，药物治疗不能根治，但可减轻症状，预防并发症。②指导病人药物种类和剂量因人而异，自小剂量开始逐渐加量，然后维持服用。③观察药物不良反应，及早处理。

5. 康复护理 ①做关节的全范围运动可预防关节挛缩。②温水浴、按摩等物理治疗有助于缓解肌肉僵硬，并可预防挛缩。③观察头和颈部是否向前倾，指导病人注意姿势以预防畸形；躺在床上时不应垫枕头，还应定时取仰卧姿势。④指导病人在步行时应以足跟先着地，抬高脚趾，不要拖曳，鼓励病人手臂自然摆动，以舒展的步伐行走。⑤过度震颤者应让其坐在有扶手的椅子上，手抓住扶手可以稍加控制震颤。⑥让病人穿轻便宽松的衣服，可减少流汗和活动的束缚。⑦鼓励病人尽量独立完成说话、写字和进食、穿衣、移动等日常活动。

小试身手 5. 患者，男，72岁，因"运动迟缓、四肢僵硬9年"入院。诊断为帕金森病。以下健康指导内容中错误的是

A. 鼓励患者加强锻炼，例如跑步、游泳等

B. 鼓励患者尽量独立完成日常工作

C. 指导患者观察药物的不良反应

D. 给予充足的进食时间

E. 注意安全防护

第五节　重症肌无力

浪里淘沙—核心考点

护理措施

1. 活动与休息 指导病人控制活动量，以省力、不感疲劳为宜。

2. 饮食指导 给予高蛋白、高维生素、高热量、富含钾和钙的软食或半流食，避免干硬、粗糙食物；嘱病人进食前充分休息，或服药后15~30分钟进餐；出现呛咳、吞咽困难应改为鼻饲，防止误吸和窒息。

3. 病情监测 动态观察病人呼吸频率、节律、肌无力的表现、缺氧症状，必要时气管插管、气管切开或人工呼吸。

4. 保持呼吸道通畅 抬高床头，鼓励病人咳嗽、深呼吸，及时吸痰，清除口鼻分泌物。

5. 药物护理 本病需长期服药，告知病人用药方法、注意事项、不良反应等，防止服药不当引起肌无力危象和胆碱能危象。

（1）抗胆碱酯酶药从小剂量开始，按时服药，咀嚼和吞咽无力者在**餐前30分钟**口服。

（2）**长期应用糖皮质激素治疗**者观察有无消化道出血、骨质疏松、股骨头坏死等并发症。指导**病人摄入高蛋白、低糖、高钙、含钾丰富食物**，必要时给予制酸剂，保护胃黏膜。

（3）使用免疫抑制剂时定时查肝肾功能。

（4）对神经-肌肉传递有阻滞作用的药物**禁止使用**，以免加重病情。如氨基糖苷类抗生素（庆大霉素、链霉素、卡那霉素、阿米卡星等）、奎宁、普鲁卡因胺、普萘洛尔、氯丙嗪以及各种肌肉松弛剂等。

小试身手 6.下列属于重症肌无力患者禁忌使用的药物是

A.抗胆碱酯酶药　　　　　B.奎宁　　　　　　　　C.糖皮质激素

D.免疫抑制剂　　　　　　E.青霉素

第六节　神经系统疾病病人常用诊疗技术及护理

浪里淘沙—核心考点

一、腰椎穿刺

脑脊液由脑室脉络丛产生，充满脑室系统。正常情况下脑脊液生成与吸收处于平衡。炎症、脑水肿时脑脊液分泌增多。临床应用腰椎穿刺术（简称腰穿）可协助诊断和治疗。

（一）适应证

1.诊断性穿刺　取脑脊液做常规检查（压力、性状、细胞数量和细菌培养）、生化测定（蛋白质、糖和氯化物）以及细胞学、免疫学和酶学检查，协助诊断脑和脊髓病变。

2.治疗性穿刺　椎管内注入治疗性药物；对颅脑外伤后、脑膜炎及交通性脑积水等颅内压增高患者放出少量脑脊液，降低颅内压。

（二）禁忌证

1.颅内压明显增高　**为防止颅内压突然降低，脑组织移位引起脑疝，禁忌腰穿**。

2.穿刺部位皮肤或皮下组织感染者。

3.有全身感染性疾病。

4.高位颈椎外伤、占位性病变者。

5.病情危重、躁动不安。

6.明显出血倾向。

（三）方法

1. **体位**　侧卧靠近床沿、屈颈抱膝、脊柱前屈，躯体呈C字形，脊柱与床面保持平行，骨盆与床面垂直，以增大腰椎间隙，方便穿刺。

2. **选择穿刺点**　**选择第3~4或第4~5腰椎棘突间隙**。

3. **消毒和麻醉**　穿刺部位消毒后，术者戴无菌手套，用注射器抽取1%普鲁卡因或0.5%~2%利多卡因1~2ml，在穿刺点做皮内、皮下至韧带的浸润麻醉。

4. **穿刺和测压**　腰椎穿刺针（带针芯）沿腰椎间隙垂直进针，刺入4~5cm深度或阻力突然降低时，提示针尖已进入蛛网膜下隙，拔出针芯，让脑脊液自动流出，接上测压管测定脑脊液压力。**侧卧位腰穿的正常压力为80~180mmH$_2$O，超过200mmH$_2$O提示颅内压增高，低于80mmH$_2$O时为颅内压降低，脑脊液压力高于正常不放脑脊液，防止发生脑疝。**

5. **压腹和压颈试验**　判断椎管内有无阻塞可选用压腹、压颈试验，但颅内压增高或有颅后窝肿瘤者禁用。

6. **收集标本**　取脑脊液于无菌试管中送检。如做细菌培养，试管口及试管塞用酒精灯火焰灭菌。

7. **拔针**　术毕拔针后用无菌纱布覆盖，胶布固定。

（四）护理

1. **穿刺前**　向病人解释腰椎穿刺的目的、方法和注意事项，取得病人知情同意；准备无菌穿刺包；做普鲁卡因过敏试验；嘱患者排空大小便。

2. **穿刺时的配合**　协助病人取正确体位，观察病人反应。

3. **穿刺后**　穿刺点覆盖纱布后用胶布固定；**协助患者去枕平卧4~6小时；患者出现头痛、呕吐或眩晕，是因低颅压引起**，指导患者延长平卧时间，嘱患者多饮水或静脉滴注生理盐水，头痛可缓解或消失。

小试身手　7.腰椎穿刺后常见的并发症为

A. 脑脊液漏　　　　　　　B. 颅内压降低引起头痛

C. 脑出血　　　　　　　　D. 脑炎

E. 穿刺部位感染

二、脑血管造影

脑血管造影是将含碘显影剂注入颈动脉、椎动脉或股动脉内，经连续X线摄片记录造影剂进入脑内的时间、行径和分布，显示脑动脉、静脉、静脉窦形态和部位，协助诊断颅内动脉瘤、血管畸形、血管痉挛和颅内占位病变等。

（一）适应证

1. **脑血管疾病**　颅内动脉瘤、动静脉畸形、脑动脉痉挛、动脉狭窄闭塞等。

2. **颅内占位病变**　脑肿瘤、颅内血肿、硬膜外和硬膜下血肿、硬膜下积液等。

（二）禁忌证

严重出血倾向，对造影剂和麻醉剂过敏，穿刺部位皮肤感染，病情危重不能耐受手术。

（三）方法

1. **颈动脉造影** 取头过伸仰卧位，皮肤消毒、局麻后在胸锁关节上4~5cm，胸锁乳突肌内缘处，颈动脉搏动明显处进针，穿刺成功后注入60%泛影葡胺10ml，在双球管同时照射下做头部正侧位连续摄片，造影满意后拔针，局部压迫止血。

2. **椎动脉造影** 操作方法同颈动脉造影，穿刺部位是在颈椎5~6横突孔处直接穿刺椎动脉。

3. 数字减影全脑血管造影（DSA）适用于颈动脉、椎动脉起始部、颈内颈外及椎–基底动脉系统等脑血管疾病的检查。

（四）护理

1. 造影前准备

（1）病人准备：向病人解释脑血管造影的目的和造影过程中注入造影剂时会出现脑部突然发热、眼花等一过性症状；查出凝血时间及血小板计数，有明显出血倾向者禁忌做脑血管造影。

（2）备皮，局部皮肤破损感染者暂缓造影。

（3）普鲁卡因及碘过敏试验，阳性者禁忌造影。

（4）用物准备：消毒剂、麻醉剂、无菌脑血管造影包、抢救药品等。

（5）检查前测量血压和脉搏，术前4~6小时禁食，嘱病人排空膀胱。

2. 术后护理及观察

（1）穿刺部位用沙袋压迫止血6~8小时，股动脉穿刺者肢体制动6~12小时，观察足背动脉搏动、皮肤颜色、温度等；定时测量血压和脉搏；观察穿刺部位有无渗血或血肿；有无偏瘫、失语、抽搐和意识障碍等症状；椎动脉造影者观察眼球运动和视力。

（2）安静卧床休息4小时后进食或起床活动。

（3）术后24小时内多饮水，促进造影剂排泄。

小试身手 8.DSA检查术后的护理措施，**错误**的是

A. 穿刺部位沙袋加压24小时

B. 穿刺侧肢体制动6~12小时

C. 观察穿刺局部有无渗血、血肿

D. 密切观察意识、瞳孔、生命体征的变化

E. 观察双侧足背动脉搏动和肢体远端皮肤颜色、温度

小试身手 9.关于DSA检查的护理措施，**错误**的是

A. 术前做碘过敏试验

B. 术前4~6小时禁食，术前半小时排空大小便

C. 术前常规准备沙袋

D. 术后24小时多饮水

E. 术后穿刺侧肢体应尽早活动

参考答案

1.A 2.C 3.D 4.A 5.A 6.B 7.B 8.A 9.E

第九章 传染病病人的护理

第一节 病毒性肝炎

乙型病毒性肝炎

(一)护理措施

1. **病情观察** 观察生命体征、神志、黄疸、出血及24小时出入液量、电解质酸碱平衡等。

2. **休息** 休息是急性肝炎治疗的主要措施,发病后1个月内卧床休息,病情好转后逐渐增加活动量,以病人不感觉疲劳为宜;肝功能正常1~3个月后可恢复日常活动及工作,但应避免过劳及重体力劳动。

3. **饮食** 合理营养、适宜饮食是治疗急性肝炎的重要措施。在消化道症状明显时进清淡、适合病人口味的饮食,对体重增加较快的病人,适当控制饮食。重型肝炎病人给低脂、低盐、高糖、高维生素易消化流食或半流食,限制蛋白质摄入。

4. **避免各种诱因** 禁用损害肝脏药物、禁嗜酒,避免过度劳累,避免感染。

5. **并发症护理** 肝性脑病、出血、感染、肾衰竭的护理参照有关章节。

(二)预防

1. **管理传染源** 对病人和家属进行消毒、隔离和预防指导;注意个人卫生,食具、漱洗用具与健康人分开;对所有献血员在献血前常规做HBsAg检查;密切接触者进行乙肝免疫接种。

2. **切断传播途径** ①加强血源管理:加强对献血员筛查;对血制品做HBsAg检测;严格掌握输血和血制品的适应证;②对各种医疗器械进行严格消毒,提倡使用一次性注射器、检查和治疗用具,防止医源性传播;③加强托幼单位和服务行业卫生管理。

3. **保护易感人群** ①主动免疫:接种乙肝疫苗,HBsAg阳性母亲所娩下的新生儿为重点接种对象;②被动免疫:高效价乙肝免疫球蛋白。

小试身手 1.预防乙型肝炎最有效的措施为

A. 消灭蚊、蝇

B. 搞好粪便管理及水源保护

C. 注射疫苗

D. 加强医疗器械消毒和血源管理

E. 隔离患者

第二节　流行性乙型脑炎

浪里淘沙—核心考点

一、护理措施

1. **实施虫媒隔离。**

2. 休息　绝对卧床休息，合理安排各种检查，治疗护理操作相对集中，减少对病人的刺激。

3. 病情观察　观察意识，瞳孔大小、对光反射，血压，呼吸等的变化，有无肢体抽动、惊厥等。

4. 高热护理　乙脑病人高热时须采用综合措施降温。

5. 抽搐护理　保持环境安静，减少刺激；抽搐发作时保持呼吸道通畅，防止坠床和舌咬伤；持续给氧；按医嘱给镇静剂，使用脱水剂时注意水、电解质平衡。

6. 呼吸衰竭的护理　保持呼吸道通畅，及时吸痰，给氧；做好气管插管、气管切开及人工呼吸机的护理。

7. 意识障碍的护理　病人仰卧，头偏向一侧；保持呼吸道通畅，维持水电解质平衡；瘫痪者肢体处于功能位，进行按摩及被动运动，防止肌肉挛缩及功能障碍。

8. 恢复期及后遗症的护理　给予针灸、理疗、按摩、功能锻炼等，促进病人康复。

二、预防

1. 灭蚊　是预防本病的主要措施。消除蚊虫的滋生地，喷药灭蚊，使用蚊帐、蚊香、防蚊剂等防蚊措施。

2. 保护易感人群　为易感人群接种乙脑疫苗，在流行季节前1个月完成。

3. 动物宿主的管理　猪是乙脑传播的中间宿主，流行季节前对猪进行疫苗接种。

第三节　艾滋病

浪里淘沙—核心考点

一、护理措施

1. **实行血液、体液隔离。**

2. 休息　病情恶化期间卧床休息，好转后适当活动。

3. **饮食**　给予高热量、高维生素、高蛋白饮食，不能进食者补充液体和电解质等。

4. 对症护理　①针对各种症状进行对症护理，密切观察病情变化；②因艾滋病病人免疫功能差，易继发感染，因此应加强口腔和皮肤护理，预防发生感染；③长期卧床病人注意预防压疮等。

5. 药物护理　AZT的主要不良反应是骨髓抑制，应定期查血常规。

　小试身手　2. 患者，男，22岁。体温39.2℃，脉搏88次/分，呼吸20次/分，外观消瘦，评估发现颈部、腹股沟可扪及6个黄豆至蚕豆大小淋巴结、质软、无触痛，口腔可见多个溃疡，经检测HIV抗体阳性，下列护理措施**不正确**的是

A. 病房开窗通风　　　　　　　B. 接触患者应戴手套

C. 口腔护理，bid　　　　　　　D. 可用酒精擦浴

E. 嘱患者卧床休息

二、预防

避免直接接触HIV感染者的血液、唾液、泪水、乳汁、尿液、粪便、精液及阴道分泌物。

1. 管理传染源　加强监测，及时发现病人及无症状带毒者，做好消毒隔离。

2. **切断传播途径**　①避免性接触感染HIV：加强与HIV/AIDS有关知识、性行为的健康教育，洁身自好，严禁卖淫嫖娼等乱交行为；②切断经血及血制品传播途径：严禁注射毒品；严格筛选供血、捐献器官人员；防止医源性传播，加强医疗器械的消毒，实行"一人一针一管"注射，推广一次性医疗用品；做好理发、浴池等行业的卫生监督；③切断母婴传播：已感染HIV的育龄女性避免妊娠，已受孕者终止妊娠。

3. 保护易感人群　加强自身防护，如不共用牙刷、剃须刀、食具、毛巾等物品。

　小试身手　3. 下列关于艾滋病的预防措施中，**错误**的是

A. 进行卫生宣教　　　　B. 控制传染源　　　　C. 切断传播途径

D. 采取自我保护　　　　E. 进行丙种球蛋白预防注射

第四节　狂犬病

浪里淘沙—核心考点

一、护理措施

1. 单室隔离　保持安静，防止声、光、风的刺激；维持水、电解质平衡；减少吞咽肌及呼吸肌痉挛；保持呼吸道通畅，防止窒息。

2. 健康教育　宣传狂犬病的预防措施；讲述**被犬咬伤后立即、彻底处理伤口并注射狂犬病疫苗**，可降低狂犬病发病率。

二、预防

1. 管理传染源　**对犬进行管理是预防狂犬病最有效措施**。捕杀野犬，登记饲养犬，加强管理。

2. 伤口处理　早期有效处理伤口可明显降低狂犬病发病率。<u>被狂犬咬伤后及时用20%肥皂水充分清洗伤口</u>，不断冲洗和擦拭，至少30分钟；<u>伤口较深者需用导管伸入，以肥皂水做持续灌注清洗以去除狗涎；伤口一般不予缝合或包扎</u>，以便充分引流；也可用免疫血清注入伤口底部，事先需做免疫血清皮试，阴性者方可使用。

小试身手　4. 被病犬咬伤后，伤口处理**错误**的是

A. 伤口不宜包扎或缝合

B. 伤口用无菌纱布包扎

C. 较深的伤口，清创后伤口底部和周围注射抗狂犬病免疫球蛋白或抗狂犬病毒血清

D. 冲洗后，局部用2%碘酊和70%乙醇消毒

E. 尽快用20%肥皂水或季胺类消毒液反复冲洗至少30分钟

3. **预防接种**　①主动免疫：对被野兽、下落不明的犬或猫咬伤者；皮肤伤口为狂犬唾液沾污者；伤口在头、颈处，或伤口大而深者；医务人员的皮肤破损处被狂犬病人沾污者等，应用狂犬疫苗接种。②被动免疫：用抗狂犬病马血清或人体抗狂犬病球蛋白。抗狂犬病马血清含狂犬病球蛋白，可直接中和狂犬病毒，<u>应及早使用，伤后即用</u>，咬伤后1周再用几乎无效。可用一半剂量做伤口处浸润注射，另一半剂量肌内注射。

小试身手　5. 关于狂犬病的预防措施，**错误**的是

A. 捕杀野犬

B. 病犬、病猫、病兽击毙深埋或焚烧

C. 正确处理被咬伤口

D. 被狂犬咬伤后接种狂犬疫苗

E. 易感人群应在未被咬伤前即应预防性接种狂犬疫苗

第五节　流行性出血热

浪里淘沙—核心考点

一、护理措施

1. 一般护理　①按虫媒隔离至急性期症状消失。②病情观察：观察生命体征，特别是血压。低血压休克期时每30分钟测血压一次。观察神志、出血。③绝对卧床休息，避免搬动。④饮食清淡可口，营养丰富，少尿期低蛋白饮食，**多尿期进食含钾丰富食物**。

2. 不同病期的护理

（1）发热期：物理降温，禁忌酒精擦浴，以免加重皮肤损害。忌用强退热药，以免大量出汗造成虚脱。给予止痛剂减轻疼痛。

（2）低血压休克期：建立静脉通道，快速补液。

（3）少尿期：①严格控制入量，按"量出为入、宁少勿多"的原则，输液速度宜慢；②观察利尿剂的不良反应，注意导泻病人的大便次数；③限制入量，指导病人控制饮水量。

（4）多尿期：补充液体、电解质。做好皮肤口腔护理，预防继发感染。

（5）恢复期：逐渐增加活动量，嘱病人不要劳累，增加营养，给高热量、高蛋白、高维生素饮食。

小试身手 6.流行性出血热病人最适宜补钾的是

A. 恢复期　　　　　　　　B. 多尿期　　　　　　　　C. 少尿期

D. 低血压休克期　　　　　E. 发热期

3. 并发症的观察及护理

（1）出血：观察是否有鼻出血、咯血、呕血、便血、是否有烦躁不安、面色苍白、血压下降、脉搏细速等休克表现。查血型、配血，做好输血准备。遵医嘱给止血药。查凝血功能，做好抗凝治疗的准备。

（2）心力衰竭，肺水肿：观察有否呼吸困难、烦躁、心率增快、咳粉红色泡沫样痰、肺底啰音等。左心功能不全时停止输液或控制输液速度。应用强心、利尿剂病人，注意观察疗效及不良反应，给氧。

（3）继发感染：早期发现感染征兆，如体温升高、中毒症状、呼吸系统或泌尿系统感染症状和体征、血常规变化等。加强口腔护理。避免反复插入导尿管，避免泌尿系感染。严格探视制度，避免交叉感染，特别是呼吸道感染。

二、预防

防鼠灭鼠是预防本病的关键。

1. 管理传染源　即防鼠和灭鼠。

2. 切断传播途径　防螨、灭螨，保持屋内清洁、通风和干燥；加强食品卫生和个人防护。

3. 保护易感人群　疫苗接种。

第六节　伤　寒

浪里淘沙—核心考点

护理措施

1. 休息　绝对卧床休息，体温正常1周后逐渐增加活动量。

2.病情观察　观察体温、消化道症状、腹部症状和体征。

3.饮食　发热期间给予营养丰富、清淡流食，少量多餐；退热期间给予高热量、少渣、少纤维素、少产气半流食；恢复期进软食，逐渐过渡到正常饮食。切忌饮食不节制及食用生冷、粗糙不易消化食物。

4.发热护理　高热时物理降温，不宜用大剂量退热剂，以免大量出汗引起虚脱。保持口腔及皮肤清洁，经常变换卧位，预防压疮。

5.腹胀护理　停食牛奶及糖类食物，补充钾盐。用松节油热敷腹部及肛管排气，**禁用新斯的明**。

6.便秘的护理　保证至少隔日1次大便，如有便秘用开塞露或温生理盐水低压灌肠。忌用泻药，避免用力排便。

第七节　细菌性痢疾

浪里淘沙—核心考点

一、护理措施

1.**消化道隔离**　直至临床症状消失、粪便培养2次均为阴性。

2.病情观察　监测体温，观察腹泻次数、大便性状、大便量及有无脱水、电解质紊乱；记录24小时出入量；观察肛周皮肤有无破损，有无循环衰竭、高热、惊厥、意识障碍、呼吸困难等并发症。

3.饮食护理　能进食者给予少渣、少纤维素、高蛋白、高热量、易消化流食或半流食，补充充足水分，脂肪不宜过多；忌食生冷及刺激性饮食，少量多餐，腹泻好转后逐渐增加食量。

4.发热护理　体温38.5℃以上给予药物或物理降温。

5.维持水、电解质、酸碱平衡　补充足够液体，轻者口服补充，重者静脉输液。

6.肛周皮肤护理　每次便后清洗肛周，并涂以润滑剂，或用温水坐浴，防止感染。

7.药物护理　遵医嘱用药，注意药物剂量、方法、服药时间、疗效及不良反应。

8.标本采集　痢疾病人需留取粪便标本做常规检查及培养，按要求留取粪便标本。

二、预防

1.管理传染源　对病人实施消化道隔离至症状消失，粪便培养2次阴性。对接触者观察1周。带菌者调离工作并进行彻底治疗。

2.切断传播途径　采取"三管一灭"（即管好水、粪和饮食以及消灭苍蝇），改善环境卫生，注意个人卫生。

3. 保护易感人群　口服 F_{2a} 型"依链株"活疫苗和 T_{32} 菌苗。

第八节　流行性脑脊髓膜炎

浪里淘沙—核心考点

一、护理措施

1. 呼吸道隔离，卧床休息。

2. 病情观察　密切观察生命体征、意识、皮疹、面色、瞳孔变化、抽搐，并记录出入量。

3. 饮食　给予高热量、高蛋白、高维生素、易消化流质或半流质饮食。频繁呕吐不能进食及意识障碍者静脉输液，维持水、电解质平衡。

4. 对症护理　①发热护理：给予物理或药物降温。②头痛护理：头痛较重者给予止痛药或脱水药。③皮疹护理：保护大片瘀斑的皮肤，翻身时避免拖、拉、拽；防止尿液、粪便浸渍；用海绵垫、气垫保护；皮疹破溃后，小面积涂以抗生素软膏，大面积用消毒纱布外敷，防止继发感染。床褥保持清洁干燥、松软、平整，内衣宽松、柔软；病室整洁，定时通风，定时空气消毒。④循环衰竭的护理：见中毒性痢疾的护理。⑤呼吸衰竭的护理：见流行性乙型脑炎的护理。

5. 药物治疗的护理　观察磺胺嘧啶的不良反应及注意事项。

二、预防

1. 管理传染源　对病人实施呼吸道隔离，对密切接触者进行医学观察。

2. 切断传播途径　流行期间尽量避免集体活动，不带儿童到公共场所，外出戴口罩。实行切断呼吸道传播途径的措施。

3. 保护易感人群　①药物预防：在流脑流行时，凡有发热伴头痛，精神萎靡，急性咽炎，皮肤、口腔黏膜出血等四项症状中的两项，给予足量全程的磺胺药治疗。②菌苗预防：对易感人群预防注射菌苗。

参考答案

1.C　2.B　2.E　4.B　5.E　6.B

第十章　理化因素所致疾病病人的护理

第一节　有机磷杀虫药中毒

护理措施

1. 病情观察　定时测量生命体征，观察神志、瞳孔、肺部啰音、尿量、呼吸困难和发绀情况，<u>监测全血胆碱酯酶活力</u>。

2. 清除未吸收毒物　洗胃后若保留胃管，注意<u>观察洗出液是否有蒜臭味</u>，以决定胃管保留时间。<u>喷洒农药中毒者迅速脱去衣物用肥皂清洗皮肤</u>，注意清洗指甲缝隙、头发。

小试身手 1.患者，男，32岁。在农田劳作时不慎将农药倒在衣服上，农药通过衣服被皮肤、黏膜吸收而发生有机磷农药中毒被送入医院治疗，护士在健康宣教中指导患者在发生该情况应立即

A.送往医院　　　　　　B.用肥皂水清洗污染的衣服

C.用酒精擦洗皮肤　　　D.用热水擦洗皮肤

E.脱离现场，脱去污染的衣服

3. 保持呼吸道的通畅　昏迷者肩部要垫高，以保持颈部伸展；或头偏向一侧，防止舌根下坠，定时吸痰。松解紧身内衣，减少呼吸运动的障碍。一旦出现呼吸肌麻痹应及时准备人工呼吸机。

4. 吸氧　给予持续吸氧，根据呼吸困难程度调节氧流量。

5. 药物治疗的护理　遵医嘱给予阿托品和胆碱酯酶复能药，用药过程中要注意观察不良反应。

6. 预防感染　对昏迷病人要做好口腔护理、皮肤清洁，定时翻身。吸痰时注意吸痰管一次性操作，定期消毒吸痰管，避免交叉感染。

第二节　急性一氧化碳中毒

护理措施

1. 昏迷者颈部伸展，防止舌后坠，保持气道通畅。用鼻导管高浓度（60%）给

氧，**氧流量8～10L/min，有条件可用高压氧舱治疗**。呼吸停止者应做人工呼吸，必要时做气管插管或气管切开，并使用人工呼吸机辅助呼吸。

小试身手 2.急性一氧化碳中毒的最佳氧疗措施是

A.低流量持续给氧　　　　B.低流量间歇给氧　　　　C.中流量间歇给氧

D.中流量持续给氧　　　　E.高压氧舱给氧

2. 惊厥者遵医嘱使用地西泮镇静剂，口腔内放置开口器或压舌板，严防舌咬伤。高热者物理降温。

3. 鼻饲营养时给予高热量、高维生素饮食。做好口腔和皮肤护理，定时翻身拍背，防止压疮和肺部感染。

4. 清醒后仍要休息2周，以免发生迟发性脑病。

小试身手 3.急性一氧化碳中毒患者从昏迷清醒后应休息观察

A.3天　　　　　　　　　B.5天　　　　　　　　　C.1周

D.2周　　　　　　　　　E.4周

5. 健康教育

（1）加强预防CO中毒的宣传。室内用火炉要装烟筒，保持室内通风。

（2）厂矿要认真执行安全操作规程，煤气管道要经常维修，应有专人负责矿井空气中CO浓度监测，进入高浓度CO的环境，要戴好防毒面具，系好安全带。我国规定车间空气中CO最高容许浓度为$30mg/m^3$。

煤气中毒口诀（主编总结，严禁转载，违者必究）

煤气中毒，脑先受损；樱桃红色，典型体征；碳氧测定，最能确诊；
一旦发生，脱离环境；导管给氧，八至十升；清醒以后，休息2周；
以免发生，迟发脑病。

第三节 中 暑

浪里淘沙—核心考点

护理措施

（1）中暑高热者行降温治疗，每10～15分钟测量1次生命体征。

（2）室温保持在20℃～25℃，通风良好。

（3）物理降温时，无论擦浴或冰袋冷敷，均应不断按摩四肢及躯干皮肤，使之潮红充血促进散热。测肛温时肛表插入要深，使之能准确反映直肠温度。**肛温38℃时暂停降温，避免体温过低**。

（4）使用氯丙嗪静脉滴注降温时严格遵守控制滴速，严密观察血压变化。

（5）循环衰竭或心肺功能不好者输液速度不可过快，以免诱发肺水肿。

（6）昏迷者保持呼吸道通畅、吸氧、吸痰，定时翻身，做好口腔护理、皮肤卫生。

参考答案

1.E　2.E　3.D

第二篇　外科护理学

第一章　水、电解质、酸碱代谢失调病人的护理

第一节　钾代谢异常的护理

浪里淘沙—核心考点

一、低钾血症

护理措施

补充钾盐以口服最为安全。静脉补钾的注意事项：

（1）见尿补钾：<u>尿量在40ml/h以上方可补钾</u>。

（2）浓度不宜过高：**<u>氯化钾浓度一般不超过3‰，即1000ml溶液加入氯化钾不超过30ml</u>**。浓度过高可引起心肌抑制，导致心脏骤停。<u>禁止直接静脉推注补钾</u>。

（3）速度不可过快：<u>成年人静脉滴注不超过60滴/分</u>。

（4）总量不可过大：每日补氯化钾3~6g。

> 锦囊妙记：补钾应严格执行五不宜：即"不宜过早（见尿补钾）、不宜过浓（<0.3%）、不宜过快、不宜过量、不宜静脉推注"。

小试身手 1. 静脉补钾时给药浓度一般应<u>低于</u>

A. 3‰　　　　　　　　B. 5‰　　　　　　　　C. 6‰

D. 8‰　　　　　　　　E. 10‰

小试身手 2. 500ml葡萄糖溶液中最多能加入10%氯化钾多少毫升

A. 15ml　　　　　　　B. 20ml　　　　　　　C. 25ml

D. 30ml　　　　　　　E. 40ml

二、高钾血症

护理措施

（1）**禁钾**　停止使用一切含钾食物和药物。

（2）**抗钾**　使用10%葡萄糖酸钙20~30ml（或5%氯化钙）加等量5%葡萄糖溶液缓慢滴入，以拮抗钾离子对心肌的抑制。

小试身手 3. 高钾血症致心律失常可静脉注射

A. 等渗盐水　　　　　　B. 平衡盐液

104

C. 10%葡萄糖液　　　　　　D. 10%葡萄糖酸钙液

E. 5%碳酸氢钠

（3）转钾　碱化细胞外液，碳酸氢钠溶液缓慢滴注，使钾转入细胞内。还可使用葡萄糖胰岛素促进糖原合成，带钾入细胞内。

（4）排钾　应用聚磺苯乙烯口服或灌肠，可从消化道排出大量钾离子。**透析疗法是最有效的方法**，常用腹膜透析和血液透析。

第二节　酸碱平衡失调的护理

浪里淘沙—核心考点

（一）护理评估

1. 健康史

（1）一般资料：年龄、性别、体重、饮食习惯等。

（2）既往史：了解有无导致水、电解质、酸碱失衡的疾病，如糖尿病、肾脏疾病、消化道疾病等。

2. 身体状况

（1）生命体征：体温过高可引起大汗导致脱水，血容量不足可使血压下降，血容量不足和电解质异常可引起脉搏异常，呼吸变化不仅是体液失调的表现，也是体液失调的原因。

（2）皮肤和黏膜：皮肤和黏膜干燥、弹性下降，眼窝凹陷提示体液不足。

（3）神经精神症状：烦躁不安、惊厥，抽搐和昏迷为重度脱水表现。

（4）液体出入量：禁饮食、严重腹泻、频繁呕吐、长期使用利尿药等可导致体液大量丢失，引起水、电解质、酸碱失衡。尿量减少可由体液不足引起，也可为肾衰少尿期的表现。

3. 辅助检查

（1）实验室检查：血 pH、CO_2CP、K^+、Na^+、Ca^{2+} 等电解质变化。

（2）心电图检查：某些电解质异常可引起心电图明显改变。

（3）**中心静脉压：代表右心房或胸腔段静脉内压力**，其变化能反映血容量和心功能。**正常值为 0.59~1.18kPa（6~12cmH_2O），过低提示血容量不足，过高提示心功能不全。**

（二）护理措施

1. 维持体液平衡

（1）体液不足的纠正：保证液体入量，制定补液计划。

1）补液量：包括三部分：①生理需要量：正常人每日生理需要量为2000~2500ml。②累积丧失量：从发病开始到就诊时已经丧失的液体量。③继续损失量：在治疗过程中继续损失的液体。如呕吐、腹泻、肠瘘、发热、大汗、气管切开等损失液量。

2）补什么：原则是缺什么补什么。**正常人每日需氯化钠5~9g/d，氯化钾2~3g/d，葡萄糖100~150g/d以上。**

3）如何补：**补液原则是先盐后糖，先晶后胶，先快后慢，尿畅补钾。尿畅是指尿量在40ml/h以上。**

小试身手 4. 尿量须达到多少才能静脉补钾

A. >10ml/h   B. >20ml/h   C. >30ml/h

D. >40ml/h   E. >50ml/h

（2）体液过多的纠正：控制原发病、限制入水量和使用利尿脱水药。

2. 补液观察和监测 生命体征、精神状况、脱水程度、尿量、体重、中心静脉压与血压，心电图和生化指标。

参考答案

1.A 2.A 3.D 4.D

第二章　营养支持病人的护理

第一节　肠内营养

护理措施

1. 保证营养液及输注用具无菌。肠外营养液配制所需环境、无菌操作技术、配制流程、配制顺序均有严格要求。目前，我国许多医院均建立了静脉药物配制中心，充分保证了肠外营养液配制的安全性。

2. 长期留置鼻胃管、鼻肠管的病人应妥善固定。

3. **预防误吸**

（1）**保持胃管位置**：在输注营养液过程中注意保持鼻胃管的位置，不可上移，对胃排空迟缓、由鼻胃管或胃造瘘输注营养液的病人取半卧位，防止反流误吸。

（2）**测胃内残余液量**：应每隔4~6小时检查胃内残余量，如大于200ml应暂停输注。

（3）**观察及处理**：在输注营养液过程中密切观察病人反应，一旦病人出现呛咳、咳出营养液样物，发绀或呼吸急促，即可诊断为误吸，鼓励病人咳出，必要时行气管镜吸出吸入物。

4. 防止胃肠道并发症

（1）置管并发症：①鼻咽及食管黏膜损伤；②管道堵塞。

（2）胃肠道并发症：①恶心、呕吐、腹胀、腹痛、腹泻、便秘；②营养液污染引起胃肠道感染；③药物引起腹痛和腹泻。

预防方法：

1）配制营养液浓度及渗透压：营养液从低浓度开始，一般由12%开始逐渐增至25%，能量从2.09 kJ/ml起，递增至4.18 kJ/ml。

2）**控制液量及输注速度**：从少量开始，初始为250~500 ml/d，1周内逐渐达到全量。输注速度从20ml/h开始，逐渐增加到120ml/h。

3）**控制营养液的温度**：营养液温度过高引起胃肠黏膜烫伤，过低易引起腹胀、腹痛、腹泻。一般温度控制在38℃左右。

（3）感染性并发症：①吸入性肺炎：由置管不当或移位引起；②胃排空迟缓或营养液反流；③药物或神经精神障碍引起反射能力低下。

（4）代谢性并发症：高血糖、低血糖及电解质紊乱，由营养液不匀或组件配方不当引起。

小试身手　1.患者，男性，50岁，脑出血后昏迷，经鼻胃管进行肠内营养支持。

下列护理措施中正确的是

    A. 灌注营养液时患者宜取半卧位

    B. 如胃内残余液量超过300ml应暂停输注

    C. 若输注过程中患者突然出现呛咳、呼吸急促应减慢输注速度

    D. 营养液浓度一般由25%开始

    E. 液量从少量开始，3天内达到全量

5. 导管护理　①妥善固定；②防止扭曲、折叠、受压；③保持清洁无菌；④定时冲洗。

第二节　肠外营养

浪里淘沙—核心考点

护理措施

1. 保证营养液及输注器具无菌　在无菌环境下配制营养液，放置于4℃以下的冰箱内储存，24小时内用完。

小试身手 2. 在无菌环境下配置的营养液可保存

A. 4小时　　　　　　　　B. 6小时　　　　　　　　C. 12小时

D. 24小时　　　　　　　　E. 48小时

2. 营养液中严禁添加其他治疗用药。

3. 控制输注速度　避免输注过快，葡萄糖输注速度不超过200ml/h，常连续匀速输注，不可突然大幅改变输液速度，输注20%的脂肪乳剂250ml需4~5小时。

4. 高热的护理　肠外营养输注过程中可能出现高热，需查明原因给予处理。

5. 导管护理　穿刺插管部位每日消毒、更换敷料，观察和记录有无红肿热痛等感染征象，如有感染应通知医师拔管，同时做导管尖端细菌培养。

6. 保持导管通畅　避免导管扭曲、受压，输注结束时用肝素稀释液封管，防止形成血栓。

小试身手 3. 患者，男，70岁，因患胰腺癌入院。入院后经锁骨下静脉给予胃肠外营养。下列关于导管的护理措施，正确的是

    A. 每周一次消毒穿刺部位

    B. 可经锁骨下静脉抽血

    C. 可经锁骨下静脉输抗生素

    D. 可经锁骨下静脉输血

    E. 输液结束后用肝素稀释液封管

参考答案

1. A　2. D　3. E

第三章　外科休克病人的护理

护　理

（一）护理评估

1. 健康史　了解有无大量失血、失液，严重烧伤、损伤或感染等。

2. 身体状况　评估休克症状、辅助检查结果，了解休克的严重程度。

（1）意识和精神状态：休克早期病人兴奋、烦躁不安；休克晚期病人表情淡漠、意识模糊、反应迟钝，甚至昏迷。

（2）皮肤色泽及温度：评估有无皮肤、黏膜苍白，四肢湿冷；休克晚期可出现发绀，皮肤花斑状。<u>补充血容量后，若四肢转暖、皮肤干燥，说明末梢循环恢复，休克好转</u>。但暖休克时皮肤表现为干燥潮红、手足温暖。

（3）血压与脉压：<u>休克时收缩压常低于90mmHg，脉压小于20mmHg</u>。

（4）脉搏：休克早期脉率增快；休克加重时脉搏细弱，甚至摸不清。临床常用脉率/收缩压（mmHg）计算休克指数，指数为0.5表示无休克；≥1.0表示休克；>2.0为严重休克。

小试身手 1. 以下哪项休克指数提示严重休克

A. 0.5　　　　　　　　　B. 1.0　　　　　　　　C. 1.0~1.5

D. 1.5　　　　　　　　　E. >2.0

（5）呼吸：观察呼吸频率、节律。休克加重时呼吸急促、变浅、不规则。呼吸大于30次/分或小于8次/分提示病情危重。

（6）体温：大多偏低，感染性休克病人高热，若<u>体温升至40℃以上或骤降至36℃以下，提示病情危重</u>。

（7）尿量及尿比重：是反映肾血流灌注情况的重要指标之一。每小时尿量少于25ml、尿比重增高，表明肾血管收缩或血容量不足。<u>尿量大于30ml/h时，表明休克好转</u>。

（二）护理措施

1. <u>补充血容量，恢复有效循环血量</u>

（1）为病人提供专人护理。

（2）建立静脉通路：<u>迅速建立1~2条静脉输液通道，必要时行中心静脉置管</u>。

（3）合理补液：一般先快速输入晶体液，后输胶体液。**根据血压及血流动力学监测结果调整输液速度**（表2-3-1）。

表2-3-1　中心静脉压与补液的关系

CVP	BP	原因	处理原则
低	**低**	**血容量严重不足**	**充分补液**
低	正常	血容量不足	适当补液
高	**低**	**心功能不全**或血容量相对过多	给**强心药**，纠正酸中毒，舒张血管
高	正常	容量血管过度收缩	舒张血管
正常	低	心功能不全或血容量不足	补液试验*

*补液试验：取等渗盐水250ml，于5~10分钟内经静脉滴注，若血压升高而CVP不变，提示血容量不足；若血压不变而CVP升高3~5cmH$_2$O，提示心功能不全。

小试身手　2.一休克病人测得中心静脉压高、血压正常，则其原因可能是

A.血容量不足　　　　　　B.血容量相对过多

C.容量血管过度收缩　　　D.心功能不全

E.血容量严重不足

（4）详细记录24小时出入量。

（5）严密观察病情变化：每15~30分钟测生命体征1次。观察意识、表情、面色、皮肤末端温度、瞳孔及尿量。**若病人从烦躁转为平静，意识淡漠转为对答自如；唇色红，肢体转暖；尿量>30ml/h，提示休克好转。**

2.改善组织灌注

（1）**休克体位**：将病人头和躯干抬高20°~30°，下肢抬高15°~20°。

（2）使用抗休克裤。

（3）使用血管活性药物：监测血压，及时调整输液速度。

3.使用增强心肌功能药物　在用药过程中注意观察心率变化及药物不良反应。

4.保持呼吸道通畅

（1）观察呼吸形态、监测动脉血气、了解缺氧程度。

（2）避免误吸引起窒息：**昏迷病人，头应偏向一侧**或置入通气管，以免舌后坠或呕吐物误吸。及时清除气道分泌物。

（3）协助病人咳嗽、咳痰：痰液及分泌物堵塞呼吸道时及时清除，必要时雾化吸入。

5.预防感染　严格执行无菌技术，遵医嘱使用抗生素。

6.调节体温　密切观察体温变化，注意保暖。**切忌使用热水袋、电热毯等进行体表加温。**

输血前应将库存血复温后再输入。

7. 预防意外损伤　对于烦躁或神志不清的病人，加床栏以防坠床；必要时约束四肢。

参考答案

1.E　2.C

第四章　多器官功能障碍综合征

第一节　急性肾衰竭

治疗与护理要点

1.少尿期或无尿期

（1）密切观察病人生命体征及神志变化。

（2）**严格限制入量**，准确记录出入量（尿液、粪便、汗液、引流液等）。**补液原则是"量出为入，宁少勿多"。每日补充液量＝显性失水+隐性失水–内生水**。理想的控制标准是每日体重减轻0.5kg，血钠维持在130mmol/L，中心静脉压基本正常，无肺水肿、脑水肿、心功能不全等并发症。

（3）肾功能监测：①留置尿管，记录每小时尿量及尿比重；②监测肾功能：尿素值下降、尿钠上升、尿渗透压下降、血尿素氮、肌酐上升；③监测血清电解质失衡情况。

（4）控制饮食：**少尿期3天内不宜摄入蛋白质，严禁摄入含钾食物，不输库存血**，少尿期3~4天后可适当摄入少量蛋白质，如病人进行透析治疗可适当补充蛋白，但应**严格禁止输入钾或摄入含钾食物或药物等**。

小试身手（1~2题共用备选答案）

A.严禁含钾食物、低蛋白　　B.高蛋白饮食

C.低蛋白饮食　　　　　　　D.低脂饮食

E.低钠低糖饮食

1.肾功能衰竭少尿期饮食是

2.肾功能衰竭恢复期饮食是

（5）纠正电解质失衡、高血钾及酸中毒。

1）高钾血症：禁用含钾食物及药物，不输库存血。密切观察血钾情况，如血钾超过5.5mmol/L应及时处理。

2）低血钠：限制水摄入，如出现水中毒补充高渗盐水；同时监测血钠水平，给予碳酸氢钠或乳酸钠溶液。

3）酸中毒：输入足够热量，监测CO_2CP及血pH，如血pH低于7.25或CO_2CP低于13mmol/L时补充碱性药物。

（6）预防感染：急性肾衰竭可继发伤口、肺部、泌尿系及全身感染，因此应合

理使用抗生素，做好呼吸道及尿管护理。

（7）透析：包括血液透析和腹膜透析。透析时注意无菌操作，病人取半卧位，鼓励病人深呼吸和咳嗽，勤翻身，防止肺部并发症。准确记录出入量，如病人排出不畅，应及时处理。

2. 多尿期

（1）记出入量，合理补液。多尿期主要是排出体内潴留液体，注意补充生理需要量，初期补液量是排出水分的1/2或1/3。

小试身手 3. 急性肾衰竭多尿期的补液量是补充

A. 排出量　　　　　　　　B. 排出量的1/2或1/3

C. 排出量的2/3　　　　　　D. 排出量的2倍

E. 排出量的3倍

（2）密切监测血钾、血钠浓度。

（3）预防感染发生。感染会加重病情，因此应高度重视，必要时选择合适抗生素。

（4）给予营养支持，增强抵抗力。

3. 恢复期　指导病人摄入高蛋白饮食，避免接触各种肾毒性物质，提醒病人防止疲劳和定期复查。

第二节　弥散性血管内凝血

浪里淘沙—核心考点

治疗与护理要点

早期重在预防。一旦发生DIC，应及时控制原发病、改善微循环，重新建立凝血与抗凝血间的动态平衡。

1. 抗凝疗法护理　及早进行抗凝治疗，常用药物为肝素、双嘧达莫（潘生丁）、右旋糖酐和阿司匹林。**肝素能抑制凝血机制，阻止DIC发展，使用越早效果越好。** DIC后期纤溶亢进再单独使用肝素，则有加重出血的危险。

使用肝素的护理要点：①用药前**测定凝血时间**，用药后2小时再次测定凝血时间。如凝血时间短于12分钟，提示肝素剂量不足；若超过30分钟提示过量；**凝血时间在20分钟左右表示肝素剂量合适**。②注意是否出现荨麻疹、鼻炎和流泪，支气管痉挛、过敏性休克等变态反应。③肝素使用过量可引起消化道、泌尿系、胸腔或颅内出血，部分病人可发生严重出血。若**大出血不止须用等量鱼精蛋白拮抗**。注射鱼精蛋白速度不宜太快，以免抑制心肌引起血压下降、心动过缓和呼吸困难。

2. 抗纤溶疗法护理　DIC后期因继发纤溶亢进而引起出血，必须使用抗纤维蛋白溶解药氨甲苯酸（止血芳酸）、6-氨基己酸等。

3. 密切观察有无MODS的出现。

4. 预防   DIC的关键在于预防，预防措施包括：积极治疗原发病，消除各种诱因。及早预防性抗凝治疗，纠正血液高凝状态。

小试身手 4.DIC病人抗凝疗法的治疗和护理，以下错误的是

A. 纤溶亢进时单独使用肝素，有加重出血的危险

B. 高凝期，肝素越早使用效果越好

C. 肝素过量可用等量鱼精蛋白拮抗

D. 使用肝素后30分钟测定凝血时间

E. 注意变态反应的发生

参考答案

1.A   2.B   3.B   4.D

第五章　重症病人的监护

第一节　重症病人的监测和护理

ICU的主要工作内容是对重症病人的生理功能进行监测，对收集的临床资料进行综合分析以做出正确诊断；及时预测和发现病人的病情变化和发展趋势。

（一）血流动力学的监测

1. 血流动力学监测　常用参数包括：

（1）平均动脉压（MAP）：是指心动周期的平均血压，正常值为70~105mmHg。MAP=舒张压+1/3（收缩压–舒张压）。可评估左心室泵血功能、器官和组织血流情况。

（2）**中心静脉压（CVP）**：测定上下腔静脉或右心房内的压力，评估血容量、右心前负荷及右心功能，**正常值为6~12cmH$_2$O**。CVP<5cmH$_2$O表示血容量不足或静脉回流受阻，应给予补液。CVP过高提示输入液体过量或心功能不全。

（3）**肺动脉楔压（PAWP）**：有助于判定左心室功能，反映血容量是否充足，正常值为0.8~1.6kPa。**PAWP>2.4kPa，说明血容量增加、左心功能不全、急性肺水肿；PAWP<2.4kPa是诊断急性肺损伤和ARDS的重要指标。**

（4）**肺毛细血管楔压（PCWP）**：能较好地反映左心房平均压及左心室舒张末期压。PCWP<0.8kPa，表示心脏前负荷降低，有效循环血量不足；若PCWP>2.4kPa，提示心脏前负荷加重，应用利尿药或扩血管药可降低前负荷，使PCWP降低。

（5）平均肺动脉压（MPAP）：正常为1.47~2.0kPa。MPAP升高见于肺血流量增加、肺血管阻力升高、二尖瓣狭窄、左心功能不全；降低见于肺动脉瓣狭窄。

（6）心排血量（CO）：指每分钟心脏的射血量，等于心脏每搏输出量×心率，是监测左心功能的最重要指标，正常值为4~6L/min。降低见于回心血量减少、心脏流出道阻力增加、心肌收缩力下降；升高见于回心血量增加、心脏流出道阻力减少、心肌收缩力增强。

（7）每搏排出量（SV）：指一次心搏由一侧心室射出的血量。成年人安静平卧时为60~90ml/beat。SV与心脏前负荷、心肌收缩力及后负荷有关。

（8）心脏指数（CI）：是指每分钟每平方米体表面积的心排血量，正常值为2.5~3.5/（min·m^2）。CI<2.5L/（min·m^2）提示心力衰竭；CI<1.8L/（min·m^2）提示心源性休克。

（9）**体循环阻力指数（SVRI）**：是监测**左心室后负荷**的主要指标。当血管收缩药使小动脉收缩或因左心室衰竭、心源性休克、低血容量性休克等使心搏血量减少时，SVR/SVRI增高；反之，扩血管药、贫血、低氧血症可致SVR/SVRI降低。

（10）**肺循环阻力指数（PVRI）**：是监测**右心室后负荷**的主要指标。在正常情况下，肺循环阻力是SVR的1/6。肺血管病变时PVR/PVRI增高，右心室后负荷增加。

（11）左室做功指数（LVSWI）：指左心室每次心搏所做的功，是左心室收缩功能的反映，正常值为45~60（g·m）/m²。

（12）右室做功指数（RVSWI）：指右心室每次心搏所做的功，是右心室收缩功能的反映，正常值为5~10（g·m）/m²。

2. 血流动力学监测静脉置管病人的护理

（1）预防感染：严格执行无菌技术。定期更换穿刺点无菌敷料。若敷料被浸湿或污染应立即更换，穿刺点出现红肿、渗液应立即更换敷料。

（2）妥善固定并保持管腔通畅：妥善固定导管，连接处固定紧密。

（3）中心静脉导管（CVP）护理：每日更换输液管道，准确记录24小时出入量；不用于输血、静脉取血等用途。

（4）肺动脉漂浮导管测压期间的护理：严防气体进入引起空气栓塞；监测肢体末梢循环情况，观察皮肤颜色、脉搏及微血管充盈程度的变化。测压后应监测和记录生命体征。

（5）拔管后的护理：局部加压固定后敷料覆盖，必要时沙袋压迫。拔管后24小时内注意观察局部有无渗血及肢体肿胀等情况。

（二）呼吸功能监护

常用参数如下：

1. 潮气量（VT） 指平静呼吸时每次吸入或呼出的气体容量，正常值为400~500ml（5~7ml/kg）。

2. 肺活量（VC） 指平静呼气末吸气至不能吸为止，然后呼气至不能呼出时所能呼出的气体量，正常值为65~75ml/kg。肺活量主要用来判断肺和胸廓的膨胀度。

3. 无效腔气量/潮气量（VD/VT） 是判断肺泡的无效腔通气，即换气功能的指标，正常值为0.25~0.40。VD/VT增加，提示肺泡通气/血流比率失调，无效通气量增加、有效肺泡通气量减少致通气不足，缺氧和二氧化碳潴留。

4. 肺内分流量（QS/QT） 插入右心漂浮导管后，吸纯氧15~20分钟，同时抽肺动脉和周围动脉血测定氧含量，正常值为3%~5%，ARDS病人可达20%以上。

5. 血气分析指标

（1）pH：表示血浆酸碱度。成人动脉血pH正常值为7.35~7.45。pH<7.35为酸中毒；pH>7.45为碱中毒。

（2）**动脉血氧分压（PaO$_2$）**：指动脉血浆中物理溶解的O$_2$分子所产生的压力，正常值为10.7~13.3kPa（80~100mmHg）。PaO$_2$降低程度可作为**低氧血症**的分级依据。

（3）**动脉二氧化碳分压（$PaCO_2$）**：指动脉血浆中物理溶解的 CO_2 所产生的压力，**是衡量肺通气和判断呼吸性酸碱紊乱的重要指标**。正常值为 $4.53{\sim}6kPa$（$34{\sim}45mmHg$）。$PaCO_2$ 增高表示呼吸性酸中毒或代谢性碱中毒时呼吸代偿；$PaCO_2$ 降低则表示呼吸性碱中毒或代谢性酸中毒时呼吸代偿。

（4）**血氧饱和度（SaO_2）**：是动脉血中血红蛋白实际结合的氧量与所能结合的最大氧量之比，是反映肺功能状况的指标，正常值为 $96\%{\sim}100\%$。SaO_2 的高低取决于血红蛋白的质量。

（5）标准碳酸氢盐（SB）和实际碳酸氢盐（AB）：SB指全血在标准条件下测得的血浆 [HCO_3^-]。AB指在标准条件、隔绝空气状态下，血标本中 HCO_3^- 的真实含量。SB和AB的正常值均为 $22{\sim}27mmol/L$。AB升高表示代谢性碱中毒或代偿性呼吸性酸中毒；AB降低表示代谢性酸中毒或代偿性呼吸性碱中毒。若AB>SB，即 $PaCO_2>5.33kPa$，提示 CO_2 潴留；若AB<SB，即 $PaCO_2<5.33kPa$，提示过度换气。

（6）缓冲碱（BB）：正常值为 $45{\sim}55mmol/L$，BB升高表示代谢性碱中毒或呼吸性酸中毒肾脏代偿；BB降低表示代谢性酸中毒或呼吸性碱中毒肾脏代偿。

（7）剩余碱（BE）：正常值为 $\pm3mmol/L$。BE负值增加，提示代谢性酸中毒；BE正值增加，提示代谢性碱中毒。

（8）阴离子间隙（AG）：正常值为 $16mmol/L$。若AG升高提示体内酸性物质堆积。

（三）其他系统及脏器功能的监护

1. **中枢神经系统功能监护** 观察病人意识状态、瞳孔、反射及肢体活动。

2. **肝功能监护** 观察病人神志改变、皮肤巩膜有无黄染，监测血谷丙转氨酶、血清胆红素、血清白蛋白、凝血因子等的变化。若病人出现嗜睡、烦躁、神志恍惚，甚至昏迷，或皮肤、巩膜黄染、腹水等症状，提示**肝脏功能障碍或肝性脑病**。

3. **肾功能监护** 准确记录每小时尿量、尿比重、尿色及性状。创伤后尿液多为鲜红色，且逐渐变浅；尿色呈深茶色提示溶血；尿液浑浊且有泡沫，提示尿路感染或尿中含有多量蛋白。肾功能监测还包括尿常规及血、尿生化检查。如血尿素氮、肌酐持续升高、血肌酐清除率下降、血钾>5.5mmol/L，尿钠浓度下降，警惕急性肾衰竭；如尿素氮较肌酐升高更为明显、比值大于20，多为高分解代谢的结果。

第二节 氧治疗

浪里淘沙—核心考点

氧治疗是通过吸入不同浓度的氧，使吸入氧浓度（FiO_2）和肺泡气氧分压升高，以升高动脉血氧分压（PaO_2），达到缓解或纠正低氧血症的目的。

（一）适应证

动脉血氧分压（PaO₂）是决定氧供的重要因素。轻度通气障碍、肺部感染等对氧疗较为敏感；对于贫血性缺氧或心排血量降低者，必须治疗病因，氧治疗是必需的辅助治疗方法。

（二）方法与护理要点

1. 氧治疗有两种方法

（1）控制性氧疗：病人吸入的气体由该装置供给，气体流速高，可稳定控制并调节 FiO_2。常用文图里（Venturi）面罩、呼吸机等。

（2）非控制性氧疗：通过仪器装置提供的气流量只是病人吸气总量的一部分，病人在吸入一定氧的同时还吸入一定量空气，因此 FiO_2 不稳定也不易控制，适用于不需要精确控制 FiO_2 的病人。常用鼻导管吸氧、面罩吸氧、带贮气囊面罩吸氧。

2. 护理要点

（1）**加强监测**：严密观察病人神志、面色、咳嗽和咳痰、发绀、呼吸幅度和节律。注意观察有无呼吸抑制，特别是COPD病人。监测瞳孔、心率、心律、血压、心电图、血气和电解质等。经氧治疗，如 $PaCO_2$ 增加大于1.33kPa（10mmHg），降低氧流量并改善通气量；若 $PaCO_2$ 增高小于0.7kPa（5mmHg），PaO_2 改善不明显，应加大氧流量。对于非控制氧疗，最好用测氧仪监测吸入氧浓度。

（2）**预防交叉感染**：所有供氧装置、器具最好为一次性氧疗用品。

（3）湿化吸入气体：低流量给氧经湿化瓶湿化气体，高流量给氧用湿化器湿化。

（4）防火和安全：不能在氧治疗病人附近打火或抽烟。

第三节　机械通气的临床应用

浪里淘沙—核心考点

人工气道的护理

（1）心理护理：经常与病人交流，通过面部表情、肢体语言，如手势、点头或文字沟通等方法，以了解病人需求，及时满足病人需要。

（2）**气管插管的护理**：①病人头部后仰，头部位置每1~2小时转动变换一次，避免头皮压伤及导管压迫咽喉部。②妥善固定导管，避免导管滑动；标明导管插入深度，经常检查导管位置。③保持导管通畅，选择比导管略粗的牙垫，避免病人咬扁导管，影响气道通畅；及时吸出导管、口腔及鼻腔内的分泌物；定时雾化吸入，防止痰液黏稠不易吸出。④保持口腔清洁，防止口腔溃疡。⑤气管套囊每隔4~6小时放气3~5分钟，防止套囊对气管黏膜长时间压迫。放气前清净口咽部分泌物。放气后套囊以上的分泌物可流入气管，经导管吸出。再次充气时压力不可过高。⑥若呼吸道阻力大或导管过细、无效腔气量大，可将口腔外的过长导管剪掉。⑦拔除气管插管后，密切观察病人有无会厌炎、喉水肿、喉痉挛，经鼻导管或开放式面罩给氧，防止低氧血症。

（3）**气管切开的护理**：①固定导管的纱布带松紧适宜，以容纳一指为宜。②适当支撑与呼吸机管道相连处的管道，以免气管受压造成气管黏膜坏死。③导管套囊充气压力适当，防止漏气或因压力过高影响气管黏膜供血。④观察切口周围皮肤情况，保持切口周围纱布清洁干燥，定时更换；如使用金属带套管导管，内套管每日至少取出消毒2次。⑤拔除气管插管后，及时清除窦道内分泌物，经常更换纱布，使窦道逐渐愈合。

第六章 疼痛病人的护理

疼痛病人的护理

（一）护理评估

1. 评估疼痛部位、时间、性质、强度、影响疼痛的因素。

2. 评估有无脉搏加快、血压升高、呼吸短促、出汗。气管插管、老年人、有精神症状、婴幼儿等特殊人群不能用语言表达疼痛时，可通过体语、躯体姿势、声音、情绪等非语言形式评估疼痛。

3. 评估病人睡眠时间和质量、饮食、活动、休息等。

4. 疼痛测量的方法：包括口述分级评分法、行为疼痛测定法、数字评分法、视觉模拟评分法、术后疼痛的Prince-Aenry评分法、面部表情测量图等。

（二）护理措施

1. 心理支持　陪伴病人，鼓励病人表达内心感受，对其感受表示理解；使用治疗性触摸解除病人身体的紧张度，协助病人精神放松；指导病人掌握预防及减轻疼痛的技巧。此外，执行可能会引起疼痛的操作前告知病人，让其有思想准备，协助病人取舒适卧位，使肌肉放松，减少可能产生疼痛的肌肉阻力。

2. 用药　使用止痛药物的注意事项：

（1）用药前了解止痛药物的作用、给药途径、剂量、不良反应、适应证和禁忌证。

（2）**未明确诊断之前勿随意使用止痛药，以免掩盖病情**。

（3）**术后尽量做到疼痛发作前给药**，开始剂量宜足，以后改为维持量，必要时联合用药。

（4）**如非麻醉性药物能达到止痛效果就不使用麻醉性药物**。

（5）用药后注意观察病人反应，根据个人情况调整用药剂量。使用麻醉性药物时尽量避免成瘾。

3. 帮助病人取舒适卧位，并用枕头支托骨突出部位，抬高患肢或制动等。及时评估病人疼痛情况，帮助病人找到减轻疼痛的方法。

第七章　麻醉病人的护理

麻醉病人的护理

一、局部麻醉

（一）局麻药中毒预防与护理

预防与护理　预防措施包括：①避免局麻药注入血管内：注射前先回抽确认无血液方可注射。②控制药物用量：<u>一次用药不超过限量</u>或小剂量分次注射。③给予麻醉前用药，麻醉前使用巴比妥类、地西泮可预防或减轻毒性反应。④<u>药液内加入适量肾上腺素</u>：局麻药内加入肾上腺素能使血管收缩，延缓局麻药吸收。心脏病、高血压、老年患者忌用。

在使用局麻药期间密切观察患者意识、生命体征等，注意有无嗜睡、眩晕、惊恐不安、定向障碍、甚至呼吸心搏骤停等全身毒性反应，<u>一旦出现应立即停药并配合医生抢救</u>。

小试身手　1. 下列哪种措施能有效预防局麻药中毒
A. 一次性给足量麻醉剂　　　　　B. 药物直接注入血管
C. 麻醉前应用强心药　　　　　　D. 局麻药中加入阿托品
E. 局麻药中加入少量肾上腺素

（二）护理措施

1. 麻醉前护理
（1）饮食：小手术可不必禁食。手术范围较大者需禁食、禁饮。
（2）<u>术前用药</u>：常规应用苯巴比妥钠。中等以上手术可加哌替啶强化麻醉。<u>门诊手术患者不宜用哌替啶，以免引起头晕或回家途中发生意外</u>。
（3）局部麻醉药物过敏试验：**普鲁卡因、丁卡因使用前需做皮肤过敏试验**，皮试阳性或有过敏史者须改用利多卡因。

2. 麻醉后护理　局麻药对机体影响小，一般不需特殊处理。如术中出现毒性反应或过敏反应，即使恢复，也有精神萎靡、软弱、不安或嗜睡等表现，血压偏低，应注意观察患者状态完全恢复为止。必要时静脉输液及使用药物治疗。

二、椎管内麻醉

将局麻药注入椎管内的蛛网膜下隙和硬脊膜外间隙中，即能产生下半身或部位麻醉。根据局麻药注入的腔隙不同，椎管内麻醉分为蛛网膜下隙阻滞（简称腰麻）、硬膜外腔阻滞及腰麻–硬膜外腔联合阻滞。

（一）蛛网膜下隙阻滞

蛛网膜下隙阻滞是将局麻药注入蛛网膜下隙，使脊神经根、脊神经节及脊髓表面产生部分阻滞，主要作用部位在脊神经前根和后根。蛛网膜下隙阻滞对下肢及2~3小时以内的下腹部手术是简单易行、有效的麻醉方法。

1. 常用麻醉药　包括普鲁卡因、丁卡因、布比卡因和利多卡因。普鲁卡因常用于短小手术，丁卡因用于中等手术，布比卡因和利多卡因用于长时间手术。

2. 护理措施

（1）一般护理

1）麻醉前：禁食、禁水。局麻药过敏试验；检查脊柱有无畸形、穿刺部位有无感染。

2）麻醉后：去枕平卧6~8小时；监测生命体征直到平稳；吸氧；防止麻醉后并发症。

（2）常见并发症及其护理

1）低血压：部分交感神经被抑制，迷走神经相对亢进，故可出现血压下降，同时伴有恶心、呕吐。防治措施：加快输液速度，增加血容量，必要时使用升压药麻黄碱，以收缩血管，维持血压。

> **小试身手**　2.蛛网膜下隙脊神经阻滞麻醉中最常见的并发症是
>
> A.感染　　　　　　　　B.呼吸抑制
>
> C.血压下降　　　　　　D.麻药中毒
>
> E.麻药过敏

2）恶心、呕吐：由低血压、迷走神经功能亢进、手术牵拉内脏等引起。恶心常是血压下降引起脑缺氧所致。防治措施：吸氧、升压、暂停手术牵拉以减少迷走神经刺激。

3）呼吸抑制：常见于胸段脊神经阻滞，表现为肋间肌麻痹，胸式呼吸减弱，胸闷气促，咳嗽无力，甚至发绀。防治措施：谨慎用药，吸氧，维持循环，紧急行气管插管、人工呼吸。

4）头痛：因腰椎穿刺时刺破硬脊膜和蛛网膜，致使脑脊液流失，颅内压下降，颅内血管扩张刺激所致。常出现在术后2~7日、病人术后第一次抬头或起床活动时，疼痛常位于枕部、顶部或颞部，抬头或坐起时加重。

> **小试身手**　3.腰麻后发生头痛的原因主要是
>
> A.颅内压升高所致

B. 与使用麻醉药品的种类有关

C. 颅内压下降，颅内血管扩张

D. 麻醉苏醒后，药物作用消失

E. 由体位不适引起

小试身手 4. 下述哪项**不是**腰麻后头痛的特点

A. 可发生在穿刺后6~12小时

B. 疼痛常位于额部或颞部

C. 大多数病人在4天内症状消失

D. 抬头时头痛加重

E. 常发生在病人术后第一次起床活动时

5）尿潴留：因支配膀胱的副交感神经被阻滞后恢复缓慢、下腹部、肛门或会阴部手术后切口疼痛、下腹部手术时膀胱受刺激以及病人不习惯床上排尿等所致。暗示治疗无效者考虑导尿。

（二）硬脊膜外阻滞

硬脊膜外阻滞是将局麻药注入硬膜外间隙，阻滞脊神经根，使其支配区域产生暂时性麻痹的麻醉方法。适用于除头部以外的任何手术。

1. 常用麻醉药 临床上**最常用的是利多卡因**、丁卡因、布比卡因。

2. 护理措施

（1）一般护理

1）**术后需平卧4~6小时**，但不必去枕，麻醉后病情稳定即可取适当卧位。

2）监测生命体征直到平稳；吸氧；防止麻醉后并发症。

（2）常见并发症的护理

1）**全脊麻：全部脊神经受阻滞称全脊麻，是硬膜外麻醉最危险的并发症。**系硬膜外阻滞时穿刺针或导管误入蛛网膜下腔并将超量局麻药注入而产生异常广泛的阻滞。主要表现为**注药后迅速出现低血压、意识丧失、呼吸循环停止，全部脊神经支配区域无痛觉**。可因心脏骤停而死亡。

小试身手 5. 患者，女性，39岁，拟行盆腔手术，在硬膜外麻醉时出现低血压，意识丧失，循环呼吸停止，最可能的原因是

A. 麻醉剂过敏   B. 局麻药毒性反应

C. 全脊麻   D. 硬膜外间隙出血

E. 脑脊液流失过多

2）**局麻药毒性反应**：导管误入血管或局麻药吸收过快所致。轻度毒性反应出现精神紧张、心跳加速、头晕、耳鸣等症状，严重者出现心动过缓、外周循环迟滞、呼吸抑制，甚至停止。**静脉注射麻黄碱及阿托品可缓解**。

3）神经损伤：穿刺时挫伤神经组织，病人出现肢体电击样异感，如数分钟后消失可继续注药，否则应改变麻醉方式。处理方法：①立即停止进针，调整进针方

向，以免加重损伤；②异感持续时间长者，可能损伤严重，应放弃阻滞麻醉；③脊神经根损伤者，予以对症治疗。

4）其他：穿刺部位感染、导管折断、血肿。

三、全身麻醉

护理措施

1.麻醉前护理

（1）禁食：同麻醉前准备。

（2）局麻药过敏试验：普鲁卡因、丁卡因和利多卡因可发生过敏反应。目前规定**普鲁卡因使用前应做皮肤过敏试验**。

（3）术前用药：根据医嘱使用镇静药物，多在术前30~60分钟使用。

2.麻醉后护理

（1）一般护理

1）生命体征：密切监测血压、脉搏、呼吸，防止发生麻醉后并发症。

2）保持呼吸道通畅：在药物未完全代谢之前，随时可出现呼吸、循环障碍，特别是苏醒前病人易发生舌后坠、喉痉挛、呼吸道黏液堵塞、呕吐物窒息等，引起呼吸道梗阻。

3）防止发生意外：病人苏醒过程中常出现躁动不安和幻觉，应加以保护，必要时约束，防止病人拔除各种管道造成意外。

（2）常见并发症的防治及护理

1）上呼吸道梗阻：机械性梗阻为常见原因，如舌后坠、口腔分泌物阻塞、异物阻塞、喉头水肿、喉痉挛。见于气管内插管失败、极度肥胖、静脉麻醉未行气管内插管、胃内容物误吸及喉痉挛者。<u>一旦发生应立即置入口咽或鼻咽通气道或立即行人工呼吸</u>。

2）**低氧血症**：吸氧浓度过低、气道梗阻、弥散性酸中毒、肺不张、肺水肿等原因。表现为病人吸入空气时，$SpO_2 < 90\%$，$PaO_2 < 60mmHg$ 或吸入纯氧时 $PaO_2 < 90mmHg$，呼吸急促、发绀等。应及时给氧，必要时行机械通气。

小试身手 6.全麻术后预防肺不张的措施，以下**错误**的是

A.术前禁烟2~3周 　　　　B.术后有效镇痛

C.术后给予镇咳药 　　　　D.术前锻炼深呼吸

E.必要时可行纤维支气管镜下吸痰并作冲洗

3）**高血压**：是全身麻醉中最常见的并发症。除原发性高血压者外，<u>多与麻醉浅、镇痛药用量不足、未能及时控制手术刺激等有关</u>。术中加强观察、记录，当病人血压>140/90mmHg时即应处理，包括加深麻醉、应用降压药等。预防：对于高血压病人，诱导期在快速补液扩容的基础上逐渐加深麻醉。

小试身手 7.全身麻醉中最常见的并发症是

A.上呼吸道梗阻　　　　　B.肺不张　　　　　C.低血压

D.高血压　　　　　E.心律失常

4）**低血压**：以往血压正常者，麻醉中血压<80/50mmHg，有高血压病史者血压下降超过术前血压30%为低血压。血压急剧下降者，经快速输血、输液仍能纠正时，应及时使用升压药。预防：全麻前后应给予一定量的容量负荷，并采用联合诱导、复合麻醉，避免大剂量、长时间使用单一麻醉药。

5）室性心律失常：因麻醉药对心脏起搏系统的抑制、麻醉和手术造成全身缺氧、高或低碳酸血症、心肌缺血等诱发。对频发室性期前收缩以及室颤者，**给予药物治疗同时电击除颤**。预防：术前纠正电解质紊乱，特别是低钾血症；麻醉诱导气管插管过程中注意维持血流动力学稳定，避免插管操作导致心血管反应引起心肌负荷过重；对术前有偶发或频发室性期前收缩者在诱导的同时静脉注射利多卡因1mg/kg；麻醉中避免缺氧、过度通气或通气不足。

6）**心搏停止**：**是全身麻醉中最严重的并发症**。需立即行心肺复苏。预防：严格遵守操作流程，杜绝因差错而引起意外；严密监测，建立预警机制。

小试身手 8.全身麻醉后最严重的并发症是

A.高血压　　　　　B.低血压　　　　　C.呼吸暂停

D.心搏停止　　　　　E.急性支气管痉挛

参考答案

1.E　2.C　3.C　4.B　5.C　6.C　7.D　8.D

第八章 外科围手术期护理

第一节 手术前病人的护理

浪里淘沙—核心考点

（一）护理评估

1. 一般资料　年龄、性别、文化程度、职业和宗教信仰等。

2. 生理状况

（1）现病史：本次发病的原因、症状、体征和相关检查等。

（2）健康史：既往史、家族史、遗传史、药物过敏史、外伤手术史、女性病人月经和婚育史及各系统疾病等。

3. 心理状况：术前全面评估病人心理状况。

（二）护理措施

1. 心理护理　用通俗易懂的语言向病人讲解与疾病有关的知识及手术治疗的重要性，介绍手术前后的注意事项，经常与病人交流，及时发现心理变化，实施心理疏导。

2. 身体准备

（1）一般准备

1）完善术前检查：向病人讲解检查的意义及注意事项。

2）**排尿训练**：术后因麻醉和手术的影响，加之不习惯床上排便，病人易发生尿潴留，术前应进行练习。

3）**呼吸道准备**：进行戒烟、深呼吸、有效排痰训练。吸烟者术前2周戒烟。胸部手术者训练腹式呼吸；腹部手术者训练胸式呼吸。排痰训练包括咳嗽时按压伤口、有效咳嗽、排痰等。

4）**胃肠道准备**：**择期手术术前8~12小时禁食，4小时禁水，**以免因麻醉或手术引起呕吐窒息或吸入性肺炎。结直肠手术者于**术前一日晚用肥皂水灌肠或使用开塞露，排空肠腔内粪便，**以防麻醉后大便排出污染手术区及减轻术后腹胀。肠道手术病人术前2~3天开始进流食，口服肠道抑菌药物，以减少术后感染机会。**胃肠道手术病人术晨置胃管。**

小试身手　1. 下列关于择期手术患者术前肠道准备的说法，**错误的**是

A. 术前12小时禁食

B. 术前8小时禁饮

C. 结直肠手术患者于术前1日晚灌肠

D. 肠道手术患者术病人术前2~3天开始进流食，口服肠道抑菌药物

E. 胃肠道手术患者于术日清晨留置胃肠减压

5）手术区皮肤准备：术前1天下午或晚上，清洁皮肤，目的是清除皮肤上的微生物，预防切口感染。重点是充分清洁手术野皮肤和剃除毛发，范围应大于切口范围。

6）其他准备：大中手术者术前做好血型鉴定和交叉配血试验；术晨测生命体征，**如病人体温、血压升高或女性病人月经来潮，应及时通知医师，必要时延期手术**。入手术室前取下义齿、发夹、眼镜、手表、首饰等；排空尿液，手术时间长或行盆腔手术者留置导尿，使膀胱处于空虚状态，避免术中误伤；准备手术需要的物品随病人一同带往手术室。

小试身手 2. 手术日晨的准备中，下列**错误**的是

A. 询问女病人是否月经来潮

B. 如有义齿者应取下

C. 嘱病人排尽尿

D. 体温升高者给予退热药

E. 准备手术需要的资料和物品带入手术室

（2）特殊准备

1）营养不良：营养不良者常伴低蛋白血症，抵抗力低下，易并发严重感染；且对休克、失血的耐受性差，还可引起组织水肿，影响术后切口愈合。若为严重营养不良病人，首先补充高蛋白质饮食予以纠正。**若血清白蛋白低于30g/L，则需静脉输注血浆、白蛋白制剂**等。

2）心血管病：**病人血压在160/100mmHg以下可不做特殊准备**。血压高于180/100mmHg者给予降压药物，使血压稳定在一定水平，**但不要求将血压降至完全正常**。有急性心肌梗死病史者6个月内不行择期手术，6个月以上且无心绞痛发作者在严密监测下实施手术；心力衰竭者最好在心力衰竭控制3~4周后再手术。

小试身手 3. 急性心肌梗死患者若需行择期手术，应在病情稳定后

A. 1个月　　　　　　B. 2个月　　　　　　C. 3个月

D. 6个月　　　　　　E. 12个月

小试身手 4. 关于择期手术前的准备，下列护理措施中**不妥**的是

A. 血压在160/100mmHg以上者才需要降血压

B. 心力衰竭病人应在病情控制3~4周后再考虑手术

C. 呼吸道有感染者要控制感染

D. 糖尿病人血糖控制在轻度升高状态即可

E. 血浆清蛋白低于50g/L时需要输入血浆

3）肺功能障碍：术前行血气分析和肺功能检查；训练深呼吸和有效咳嗽；为避免呼吸抑制和咳痰困难，麻醉前给药量适宜。

4）肾疾病：凡有肾病者应做肾功能检查，合理控制饮食中蛋白质和盐的摄入。

5）糖尿病：以饮食控制者无需特殊处理；原接受口服降糖药治疗应继续服至术前晚，**禁食病人静脉输注葡萄糖和胰岛素，将血糖控制在5.6~11.2mmol/L**。

6）肾上腺皮质功能不全：除慢性病人外，正接受激素治疗或6~12个月内曾接受激素治疗超过1~2周者，肾上腺皮质功能不同程度受到抑制，应于术前2天开始使用氢化可的松。药物剂量应准确，给药时间选择在内源性激素分泌的高峰点（清晨8时为宜），可减少外源性激素对垂体抑制的不良反应。

7）**皮肤护理**：长期卧床、大小便失禁、消瘦、老年病人有发生压疮的危险。如病情允许，鼓励和协助病人下床活动，以促进血液循环；对生活不能自理者，协助其每2小时翻身一次并按摩骨隆突处；对血流动力学不稳定者，翻身时动作宜慢、幅度要小、避免剧烈改变体位，并注意监测血压，以免发生体位性低血压；对大小便失禁者，便后用水清洗肛周皮肤，并涂凡士林，以减少粪便对皮肤的刺激，保持局部皮肤清洁和干燥。

8）**疼痛护理**：评估疼痛的原因、部位、性质、持续时间以及有无牵涉痛等。向病人讲解减轻疼痛的方法，如取半卧位、使用放松技巧、分散注意力等。必要时遵医嘱给予止痛药，但诊断未明确前禁用止痛药，以免掩盖病情。

3.健康教育

（1）饮食：术前、术后进食高蛋白质、热量、维生素和膳食纤维食物。

（2）休息：适当休息，保证睡眠。

（3）预防感染：预防上呼吸道感染；注意保暖，近期有呼吸道感染的家属避免或减少探视，防止交叉感染。

（4）预防术后并发症：术前训练有效咳嗽和床上排便；吸烟者术前2周戒烟。

第二节　手术室护理工作

浪里淘沙—核心考点

（一）物品准备和无菌处理

1.布类用品　手术衣前襟至腰部为双层，防止手术时血水浸透，袖口为松紧口；折叠时衣面向里，领子在最外侧，取用时不致污染无菌面。HBeAg阳性或恶性肿瘤病人用过的布类，需先放入污物池，用消毒剂浸泡30分钟后再洗涤。所有布类用品须经压力蒸汽灭菌合格后方可使用。

2.敷料类　采用吸水性强的脱脂纱布、脱脂棉花制作。

3.器械类　最常用的是刀、剪、钳、针、镊和拉钩等。

4.缝线和缝针

（1）缝线：包括不可吸收和可吸收两类，缝线的粗细以号码标明，有1~10号线。

（2）缝针：有三角针和圆针两类。

5.引流物　包括乳胶片引流条、烟卷式引流条、管状引流管和纱布引流条等。

（二）病人准备

手术病人须提前送到手术室。手术室护士仔细核对病人，确保手术部位准确无误，清点所带物品和药品。

协助病人摆好体位，**体位摆放要求**：①最大限度地保证病人安全与舒适；②充分暴露手术区域，减少不必要裸露；③肢体及关节托垫稳妥，不能悬空；④保证呼吸和血液循环通畅；⑤避免血管神经受压；⑥妥善固定，防止肌肉扭伤。安置好体位后，对已确定的手术切口包括周围**至少15~20cm以内的皮肤**进行消毒。

小试身手　5.手术区皮肤消毒范围应包括切口周围至少

A. 5cm　　　　　　　　B. 10cm　　　　　　　　C. 15cm

D. 20cm　　　　　　　E. 25cm

（三）手术中的无菌原则

1. 严格区分有菌、无菌　手术人员穿好无菌手术衣及戴好无菌手套后，**背部、腰部以下和肩部以上为有菌区，不能用手触摸**。双肘内收，靠近身体。手术台边缘以下的布单不可接触，超过手术台边缘以下的物品一概不可使用。无菌桌桌缘平面以上属无菌，手术人员不得扶持无菌桌的边缘。

小试身手　6.穿无菌手术衣和戴灭菌手套后，其无菌区为

A. 肩，背，前胸，手部　　　　B. 肩部及腰部以上

C. 前胸，手臂，腰部以上　　　D. 肩，背，腰部以上

E. 前胸，肩部以上

2. 保持无菌物品的无菌状态　无菌区内所有物品都是无菌的，若无菌包破损、潮湿、可疑污染应视为有菌。术中前臂或肘部受污染应立即更换手术衣或加套无菌袖套，若手套破损或接触有菌物品应立即更换。无菌区的布单如被水或血湿透，应加盖干的无菌巾或更换。

3. 保护皮肤切口　切开皮肤前先用无菌聚乙烯薄膜覆盖，再切开皮肤。切开皮肤和皮下脂肪层后，切口边缘以无菌大纱布垫或手术巾遮盖并固定，仅显露手术切口。凡与皮肤接触的刀片和器械不再使用，延长切口或缝合前需用75%乙醇消毒皮肤一次。

4. 正确传递物品和调换位置　器械应由器械护士从器械升降台侧正面方向传递，手术时不可在手术人员背后或头顶方向传递器械及物品。手术过程中，同侧手术人员如需调换位置应先退后一步，转过身背对背地转至另一位置，避免触及对方背部。

5. 沾染手术的隔离技术　行呼吸道、胃肠道、宫颈等沾染手术时，先用纱布垫保护周围组织，再切开空腔脏器，并随时吸净外流物。被污染的器械应放在专放污染器械的盘内，污染的缝针及持针器在等渗盐水中刷洗。当全部沾染步骤完成后，手术人员用无菌水冲洗或更换无菌手套，以减少污染。

6. 手术室门窗关闭，减少人员走动。手术过程保持安静，避免不必要谈话。口

罩若潮湿，应及时更换。尽量避免咳嗽、打喷嚏。<u>每个手术间参观人数不宜超过2人</u>，且不可太靠近手术人员或站得太高，不可在室内频繁走动。

第三节 手术后病人的护理

浪里淘沙—核心考点

（一）护理评估

1. 麻醉、手术方式和术中情况 了解麻醉、手术方式、术中出血量、补液量、引流管的放置等信息。

2. 病人状况

（1）心理状况：评估术后病人心理反应，对术后康复的认知和信心。

（2）身体状况：生命体征、意识、切口状况、引流情况等。

（3）辅助检查：血尿常规、血生化、血气分析，胸部X线摄片、B超检查等。

（二）护理措施

1. 心理护理 避免各种不良刺激，缓解不良心理反应，做好心理疏导。

2. 监测生命体征

（1）血压：大手术后或有内出血倾向者每15~30分钟测血压一次，病情稳定后改为每1~2小时一次；中小手术当日每小时测血压一次、监测6~8小时至生命体征平稳。

（2）体温：<u>术后体温略有升高，但一般低于38℃，1~2天后恢复正常体温。</u>

（3）脉搏：失血、失液引起循环容量不足时，脉搏增快、细弱、血压下降、脉压变小；若脉搏增快、呼吸急促为心力衰竭的表现。

（4）呼吸：随体温升高而加快。若术后病人出现呼吸困难或急促，应先检查胸腹带松紧度是否适当，同时警惕肺部感染和急性呼吸窘迫综合征的发生。

3. 体位 全麻未清醒者，取平卧位，头偏向一侧，避免呕吐物误吸，清醒后且血压平稳者取半卧位；蛛网膜下隙阻滞麻醉者去枕平卧6~8小时，以防因脑脊液外漏引起头痛。颅脑手术后无休克或昏迷，取15°~30°头高脚低斜坡卧位；颈胸部手术取高半坐卧位，利于呼吸和引流；脊柱或臀部手术后取俯卧或仰卧位；腹部手术后取低半坐卧位或斜坡卧位，可降低腹壁张力，减轻切口疼痛；腹腔内有感染者取半坐位或头高脚低位，促进有效引流。休克病人应取下肢抬高15°~20°，头部及躯干抬高20°~30°的特殊体位。

小试身手 7. 以下术后卧位错误的是

A. 全麻未清醒病人应去枕平卧，头偏向一侧

B. 椎管内麻醉病人应去枕平卧12小时

C. 颅脑手术后无休克取床头抬高15°~30°

D. 腹部手术后，取低半坐卧位

E. 颈、胸部手术后采用低斜坡卧位

小试身手（8~10题共用备选答案）

A. 平卧12小时　　　　　　B. 高半坐卧位

C. 平卧位，头偏向一侧　　　D. 低半坐卧位

E. 侧卧位

8. 颈胸部手术应采取的体位是

9. 全麻尚未清醒应采取的体位是

10. 椎管内麻醉者应采取的体位是

4. 引流管护理　妥善固定，观察引流管是否通畅，有无阻塞、扭曲、折叠和脱落，记录引流液的颜色、性状和量。病人翻身时注意保护引流管。乳胶引流片一般术后1~2天拔除；单腔或双腔橡皮引流管放置的时间依引流目的而定，大多1周内拔除。胃肠减压管一般在胃肠道功能恢复、肛门排气后拔除。

5. 饮食　根据手术方式、麻醉方法等决定开始饮食的时间和种类：①局麻手术全身反应较轻者，术后即可进食。②蛛网膜下腔阻滞和硬脊膜外腔阻滞者，术后3~6小时即可进食。③胃肠道手术待肠蠕动恢复、肛门排气后开始进水、少量流食，逐步过渡到半流食、普食。

小试身手　11. 胃肠道患者术后可进流质饮食的时间是

A. 术后即可进食　　　　　B. 术后6~8小时

C. 术后12小时　　　　　　D. 术后24小时

E. 待胃肠蠕动恢复，肛门排气后

6. 活动　早期床上活动，并尽早下床活动，但有休克、心衰、严重感染、出血、极度衰弱或须制动的病人不宜早期活动。早期活动有利于增加肺活量，减少肺部并发症，改善全身血液循环，促进切口愈合，减少下肢静脉血栓形成，有利于肠道和膀胱功能恢复，减少腹胀和尿潴留。

7. 常见不适的护理

（1）**恶心、呕吐**：常见原因为麻醉后的反应，待麻醉反应消失后自然消失；其次为颅内压升高、糖尿病酮症酸中毒、尿毒症、低钾、低钠等引起。腹部手术后病人急性胃扩张或肠梗阻时可出现恶心、呕吐。护理：观察恶心、呕吐出现的时间及呕吐物的色、量、性质；协助病人取合适体位，头偏向一侧，防止发生吸入性肺炎或窒息；遵医嘱使用止吐药物等。

小试身手　12. 术后病人早期呕吐的最常见原因是

A. 急性胃扩张　　　　　B. 水、电解质紊乱　　　　C. 麻醉反应

D. 急性肠梗阻　　　　　E. 胃蠕动抑制

（2）**腹胀**：若腹胀伴阵发性绞痛，肠鸣音亢进，有气过水声或金属音，警惕机械性肠梗阻。严重腹胀可使膈肌抬高，影响呼吸功能；也可使下腔静脉受压，影响

血液回流；还会影响胃肠吻合口和腹壁切口愈合。

预防：鼓励病人早期下床活动；开始不宜进食高糖食物和奶制品等。

处理：持续胃肠减压、肛管排气及高渗溶液低压性灌肠等；非胃肠道手术者可使用促进胃动力药物，直至肛门排气；已确诊为机械性肠梗阻者，经非手术治疗无效者，考虑再次手术治疗。

（3）呃逆：因神经中枢或膈肌受刺激所致。

处理：术后早期发生者，可压迫眶上缘、抽吸胃内积气和积液、短时间内吸入二氧化碳、给予镇静或解痉药物。如上腹部手术后出现顽固性呃逆，应警惕吻合口或十二指肠残端瘘引起膈下感染。

（4）**尿潴留**：麻醉后排尿反射抑制、切口疼痛，病人不习惯床上排尿等是常见原因。

处理：协助病人坐于床沿或站立排尿；听流水声、下腹部热敷、按摩；上述措施无效时在严格无菌条件下导尿，第一次导尿量超过500ml者，或有器质性病变者应留置导尿。

8.手术后并发症的预防及护理

（1）**发热**：是术后病人最常见的症状，术后病人体温略升高，一般不超过**38℃**，临床称之为外科手术热。**如术后3~6天仍持续发热，提示感染**。处理：加强观察和监测，如血常规、胸部X线摄片、伤口分泌物涂片和培养、血培养等，以明确诊断并对症处理；给予物理降温，必要时使用解热镇痛药；高热者补充充足的液体；及时更换潮湿衣服和床单。

小试身手 13.外科手术热一般不超过

A. 37.8℃　　　　　　B. 38℃　　　　　　C. 38.5℃

D. 39℃　　　　　　E. 39.5℃

小试身手 14.患者，男，46岁，患腹股沟斜疝后行疝修补术。术后第2天体温升至37.9℃，2天后恢复正常，其可能的原因是

A. 外科手术热　　　　B. 伤口感染　　　　C. 伤口裂开

D. 肺部感染　　　　　E. 肠道感染

（2）术后出血：因术中止血不完善，创面渗血，原痉挛的小动脉断端舒张，结扎线脱落、凝血障碍等。出血早期病人可出现休克症状或有大量呕血、黑便；或引流管中有大量血性液体流出，中心静脉压低于0.49kPa（5cmH_2O）、尿量少于25ml/h，补充充足液体和血液后，休克征象未改善、甚至加重提示术后出血。预防：手术时严格止血，结扎规范，关腹前确认手术野无活动性出血。处理：一旦诊断为术后出血，及时通知医师，迅速建立静脉通道，完善术前准备，准备手术止血。

（3）**切口感染**：常发生于术后3~4天。切口**红、肿、热、痛或波动感**，伴或不伴体温升高、白细胞计数升高。处理：已出现早期感染症状，勤换敷料、局部理疗、应用抗生素等；已形成脓肿者，及时切开引流，争取二期愈合。必要时拆除部

分缝线或置引流管引流脓液。

小试身手 15. 患者，男性，腹部手术4天后，病人体温再次升高，伤口波动性疼痛，首先考虑为

A. 肺部感染　　　　　B. 盆腔脓肿　　　　　C. 肠粘连

D. 切口感染　　　　　E. 腹腔脓肿

（4）切口裂开：多见于腹部及肢体邻近关节处。因营养不良、切口缝合缺陷及腹内压增高。处理：对切口完全裂开者禁食、胃肠减压、立即用无菌生理盐水纱布覆盖切口，腹带包扎；通知医师送病人入手术室重新缝合处理。

（5）肺不张、肺炎：多见于胸腹部大手术后，老年人、长期吸烟和患有急、慢性呼吸道感染疾病。预防：保持呼吸通畅。处理：协助病人翻身、拍背及体位引流，解除支气管阻塞，使肺重新膨胀；鼓励病人自行咳嗽、咳痰；摄入足够水分；抗生素治疗。

（6）**尿路感染**：常继发于尿潴留。感染可起自**膀胱炎，上行感染引起肾盂肾炎**。前者主要表现为**尿频、尿急、尿痛、排尿困难**，尿液中有较多红细胞和脓细胞；后者主要表现为**畏寒、发热、肾区疼痛，白细胞计数增高，中段尿镜检有大量白细胞和细菌**。预防：指导病人自主排尿，预防和及时处理尿潴留是预防尿路感染的主要措施。处理：使用有效抗生素、维持足够尿量和保持排尿通畅。

（7）深静脉血栓形成：术后长期卧床、老年人或肥胖者，以下肢深静脉血栓形成多见。小腿或腹股沟区疼痛和压痛，患肢凹陷性水肿，腓肠肌挤压试验或足背屈曲试验阳性。预防：**鼓励病人术后早期下床活动**；高危病人下肢缠弹力绷带或穿弹性袜以促进血液回流；避免久坐；血液高凝者给予抗凝药物。**一旦发生深静脉血栓形成，应采取下列措施**：①抬高患肢、制动，局部50%硫酸镁湿敷，配合理疗和全身性抗生素治疗。②禁忌经患肢静脉输液。③**严禁按摩患肢，以防血栓脱落**。④溶栓治疗和抗凝治疗；监测出凝血时间和凝血酶原时间。

参考答案

1.B　2.D　3.D　4.E　5.C　6.C　7.E　8.B　9.C　10.A　11.E　12.C　13.B　14.A　15.D

第九章 外科感染病人的护理

第一节 全身性感染

护理措施

1.一般护理

（1）严格执行无菌技术，避免并发感染。

（2）通过肠内外途径提供足够营养。

（3）提供安静舒适的环境，保证病人充分休息和睡眠。

2.严密观察病人神志和面色，监测生命体征。

3.监测体温变化，高热者给予物理或药物降温；**在病人寒战高热发作时做血液细菌或真菌培养，以确定致病菌**，为治疗提供可靠依据。

4.根据医嘱及时准确地进行静脉输液和药物治疗。

小试身手 1.关于脓毒症病人的护理，下列哪项是**错误**的

A.在体温上升前采血送细菌培养

B.未获得细菌培养结果前，联合应用足够剂量的抗生素

C.严格执行无菌技术

D.高热病人给予物理降温

E.进食高热量、易消化的食物

第二节 破伤风

护理措施

1.一般护理

（1）**环境要求**：**安置病人于隔离病室，保持安静，减少声光刺激**，说话、走路轻，各项护理操作尽量集中，可在使用镇静药30分钟内进行，以免刺激病人引起抽搐。准备好急救药品和物品，以便及时处理呼吸困难和窒息等。

（2）**保持输液通畅**：每次抽搐发作后检查静脉通路，防止静脉通路脱落而影响治疗。

（3）遵医嘱给予镇静解痉药物。

（4）**严格消毒隔离**：破伤风应实行接触隔离，器械使用后用**0.5%有效氯溶液浸泡30分钟**或用**1%的过氧乙酸浸泡10分钟**，清洗后高压蒸汽灭菌，**敷料应焚烧**，用过的大单布类等包好送环氧乙烷室灭菌后再送洗衣房清洗、消毒，病人的用品和排泄物应消毒。护士穿隔离衣，防止交叉感染。

2. 呼吸道管理

（1）**保持呼吸道通畅**：对频繁抽搐、药物不易控制的病人尽早行气管切开，以改善通气，及时清除呼吸道分泌物，必要时人工辅助呼吸。紧急状态下可行环甲膜粗针头穿刺通气，给氧。

（2）在痉挛发作控制后，协助病人翻身、叩背，促进排痰；必要时吸痰；给予雾化吸入，稀释痰液。气管切开病人给予气道湿化。

（3）病人进食时注意避免呛咳、误吸。

3. 加强营养　给予高热量、高蛋白、高维生素饮食；少量多次进食，以免引起呛咳、误吸；病情严重者提供肠内外营养。

4. **保护病人，防止受伤**

（1）防止病人坠床：使用带护栏的病床。

（2）采取保护措施：必要时使用约束带固定病人，防止痉挛发作时病人坠床和自我伤害；关节部位放置软垫，防止肌腱断裂和骨折；应用牙垫防止舌咬伤。

5. **严密观察病情变化**　设专人护理，每4小时测量生命体征1次。及时观察抽搐次数、时间、症状。及时应用抗痉挛药物，注意痉挛发作前的征兆，以便及时加大药量，控制发作。

6. 人工冬眠护理　做好各项监测，随时调整冬眠药物剂量，使病人处于浅睡状态。

7. 留置导尿管　持续导尿并给予会阴部护理，防止感染。

小试身手　2. 下述破伤风护理措施中**错误**的是

A. 执行接触隔离　　　　　B. 各项护理操作尽量集中

C. 床旁备气管切开包　　　D. 设专人护理

E. 病人用过的大单应先清洗再消毒、灭菌

参考答案

1.A　2.E

第十章 损伤病人的护理

第一节 概述

浪里淘沙—核心考点

护理措施

1. **现场急救** **优先抢救窒息、大出血、开放性气胸、休克、腹腔内脏脱出**等危重伤员。

（1）保持气道通畅：清理呼吸道保持气道通畅，使用口咽通气道，加压面罩等。

（2）控制外出血：用压迫法、加压包扎、止血带等迅速控制出血。

（3）**迅速补充血容量**：立即建立静脉通路快速补液，血压低于90mmHg者使用抗休克裤。

（4）**包扎、封闭体腔伤口**：颅脑、胸部、腹部伤应用无菌敷料或干净敷料包扎，封闭胸壁伤口，用敷料或器具保护腹腔内脱出的脏器。

（5）有效固定骨折、脱位：应用夹板、躯体或健肢以中立位固定伤肢。注意观察远端血运。已污染的开放性骨折给予受伤位包扎固定。

（6）严格监护：每5~15分钟测量生命体征1次。

2. **伤员转送**

（1）迅速：快速将伤员送至附近医院急救。

（2）安全：搬动和转运途中应防止二次损伤。

（3）平稳：在救护车内，**伤员足向车头，头向车尾平卧**。

3. **一般护理**

（1）体位和制动：**取平卧位**，用绷带、石膏、夹板等制动，以减轻肿胀和疼痛。

（2）**防治感染**：**伤后4~6小时内使用抗生素**。**开放性损伤使用破伤风抗毒素**。

（3）**镇静、止痛**：**诊断未明确前慎用**。使用麻醉镇痛药时防止呼吸抑制。

（4）禁食或胃管减压。

（5）营养支持：酌情选用肠内或肠外营养支持。

4. **软组织闭合性创伤的护理**

（1）观察病情：观察局部症状和体征。密切观察生命体征变化，注意有无深部组织损伤，对挤压伤病人观察尿量、尿色、尿比重，防止急性肾衰竭。

（2）**局部制动：抬高患肢15°~30°**。伤处先复位，再用夹板、绷带固定。

（3）局部治疗：**小范围软组织创伤后12小时内局部冷敷**，以减少渗血和肿胀。**24小时后可热敷和理疗**，以促进炎症消退。血肿较大者在无菌操作下穿刺抽吸，并加压包扎。

小试身手　1.患者，男，18岁，踢球时不慎扭伤踝关节，2小时后来医院就诊。可采取的处理措施是

A.局部按摩　　　　　　　B.热水泡脚

C.局部使用热水袋　　　　D.局部用冰袋

E.局部理疗

（4）促进功能恢复：病情稳定后理疗、按摩和功能锻炼。

5.软组织开放性创伤的护理

（1）术前准备：做好备皮、药敏试验、交叉配血、输液等。有活动性出血者在抗休克的同时积极准备手术。

（2）清创：对污染伤口进行清洁处理，防止感染，争取一期愈合。

（3）术后护理

1）密切观察病情：监测伤情变化，警惕活动性出血。观察伤口情况，如出现感染征象时，应早期处理。

2）支持疗法：遵医嘱输液、输血、防治水、电解质紊乱，纠正贫血。加强营养以促进创伤愈合。

3）**预防感染**：尽早使用抗生素。受伤后或清创后及时注射破伤风抗毒素。

4）功能锻炼：病情稳定后鼓励病人早期活动，指导病人进行肢体功能锻炼。

6.健康教育

（1）教育病人注意交通安全及劳动保护，遵守社会规范，避免意外伤害。

（2）向病人讲解创伤的病理、影响伤口修复的因素、各项治疗措施的必要性。

（3）指导病人加强营养，积极配合治疗。

（4）督促病人功能锻炼，防止关节僵硬、肌萎缩。

第二节　烧　伤

浪里淘沙—核心考点

护理措施

1.吸入性损伤的护理

（1）保持气道通畅：鼓励病人深呼吸，咳嗽、咳痰。及时清除口鼻分泌物，翻身拍背。对咳痰无力、气道分泌物多、有坏死组织脱落者，及时吸痰。必要时经气管插管或气管切开行机械辅助通气。

（2）吸氧：氧浓度一般不超过40%，雾化吸入，一氧化碳中毒者给纯氧吸入。

（3）观察并记录输液量及速度，少输库存血，防止急性肺水肿等发生。

（4）严格呼吸道管理及无菌技术。

（5）监测呼吸系统功能。

2. 休克期护理 严密观察病情，及时补液以尽早恢复体液平衡。

（1）严密观察病情：专人护理，每2小时测量生命体征1次。监测血氧饱和度、尿量、pH及有无肌红蛋白、血红蛋白尿。

（2）液体疗法：<u>监测每小时尿量</u>。一般婴儿应维持在10ml、小儿20ml、成人30ml以上；老年或有心血管疾病、吸入性烧伤或合并颅脑伤的病人，每小时尿量维持在20ml左右。

尽早实施补液方案，烧伤后1小时内开始补液。补液原则为**"先晶后胶，先盐后糖，先快后慢"，见尿补钾**。

液体疗法有效的评估标准是：①尿量成人为30~50ml/h，小儿不低于1ml（kg·h），CVP 5~12cmH₂O，血清电解质（如K⁺、Na⁺）正常。伤员无恶心、呕吐、腹胀、腹痛等症状。②伤员神志清醒。③成人脉率在120次/min以下，小儿脉率在140次/min以下。④收缩压在90mmHg以上，脉压在20mmHg以上。

尽量避免口服补液，若病情平稳，口渴较重，适量服用每升含氯化钠0.3g、碳酸氢钠0.15g的烧伤饮料，但要防止发生急性胃扩张、胃出血。

小试身手 2. 以下关于烧伤病人休克期的护理，**不正确的**是

A. 成人每小时尿量应维持在30ml以上

B. 婴儿每小时尿量应维持在20ml以上

C. 设专人护理

D. 尽早给予补液

E. 至少每2小时监测生命体征

3. 创面护理

（1）包扎疗法：<u>适用于小面积或肢体部位创面</u>，用生理盐水、1‰苯扎溴铵、0.5‰氯己定或碘伏等消毒后，涂以烧伤软膏，覆盖厚层纱布后包扎；包扎厚度为2~3cm，包扎范围超过创面边缘5cm。Ⅱ度烧伤者的水疱可保留或用空针抽出内液，破裂的水疱囊及异物予以清除，**创面用1%磺胺嘧啶银糊等涂布**。

护理措施：①使用吸水性强的敷料，包扎时用力均匀，达到要求的厚度和范围。②抬高肢体，保持关节各部位尤其是手部的功能位和髋关节外展位。③观察肢体末梢循环情况，如皮温和动脉搏动。④保持敷料干燥，若被渗液浸湿、污染或有异味，及时更换。⑤预防中暑。

（2）暴露疗法护理：**头、面、颈、会阴部不便包扎的创面可用暴露疗法或半暴露疗法**，趋于愈合或小片植皮的创面可半暴露。

护理重点：①室温保持在28~32℃，湿度70%左右。②随时用无菌吸水敷料或棉签吸净创面渗液，尤其是头面部创面。③适当约束肢体，防止无意抓伤。④焦痂可用2%碘酊涂擦2~4天，每日4~6次。⑤用翻身床或定时翻身，避免创面因受压而加深。⑥环形焦痂者，注意呼吸和肢体远端血运。⑦创面不覆盖任何敷料或被单。

（3）半暴露创面护理：用单层抗生素或薄油纱布紧密覆盖于创面，保持创面干燥、预防感染。

4.感染的护理

（1）严格执行消毒隔离制度，把病人安置在层流病房。

（2）严密观察病情，及时发现和处理烧伤创面感染灶和脓毒症。

（3）做好口腔及会阴部护理，防止创面污染。

（4）加强导管护理。

（5）定期做室内环境、创面、血液及排泄物、分泌液的细菌培养和药物敏感试验。合理选用抗生素。

（6）加强营养，提高免疫力。

5.疼痛护理　指导病人放松，引导病人转移注意力。一般性止痛药应选择多种剂型、多种途径给药。

6.康复期护理

（1）营养护理：保证营养摄入，增加维生素B、维生素C，蛋白质和能量供应，以加速创面修复。

（2）康复护理：指导和协助伤病人做功能锻炼。

7.心理护理　烧伤病人因担心容貌、身体形象改变，因此应做好心理疏导。

参考答案

1.D　2.B

第十一章　肿瘤病人的护理

护　理

（一）肿瘤病人的心理分期和护理

1. 震惊否认期　诊断明确后病人震惊，表现为不言不语，情感淡漠，眼神呆滞甚至晕厥。继之**极力否认，希望诊断有误，要求复查，甚至辗转多家医院就诊、咨询，企图否定诊断**。震惊期护士以非语言陪伴，协助病人满足其生理需要，给予病人安全感。

2. 愤怒期　当病人不得不承认自己患肿瘤后，随之**恐慌、哭泣、愤怒、悲哀、烦躁、不满**。部分病人为了发泄内心的痛苦而拒绝治疗或迁怒于家人和医护人员，甚至出现冲动性行为。此期护士在病人面前表现出严肃且关心的态度，切忌谈笑风生。做任何检查和治疗前解释说明。向家属说明病人愤怒的原因，争取家属理解。

3. 磋商期　此期病人求生欲最强，会祈求奇迹出现。病人易接受他人劝慰，有良好的遵医行为。此期护士应加强对病人及家属的健康教育，维护病人自尊、尊重病人隐私，增强病人的治疗信心。

4. 抑郁期　此期病人虽对周围的人、事、物不再关心，但对自己的病仍很关注。护士应用恰当的非语言沟通技巧表达对病人的关心，定时探望，加强交流，鼓励病人发泄情绪，减轻心理压力。鼓励家人陪伴，预防意外伤害发生。

5. 接受期　病人经过激烈的内心挣扎，认识到生命即将终结，**心境变得平和，通常不愿多说话**。此期护士应尊重其意愿，替病人限制访客，主动发现病人的需要并尽量满足。

（二）手术治疗病人的护理

1. 饮食护理　指导病人改善营养状况，**鼓励进食高蛋白、高热量、高维生素饮食，多吃鸡蛋、牛奶、蔬菜、水果**，必要时输血以纠正贫血，增强病人对手术的耐受性。

2. 术前准备　备皮时动作轻柔，忌用力擦洗。结直肠癌病人灌肠用较细的肛管，涂以较多的甘油，轻轻插过肿瘤部位，用大量低压灌肠，并缓缓拔出肛管，让病人用手纸按压肛门，以抑制排便反射而使溶液停留较长时间，提高效果。

3. 功能锻炼

（1）**乳腺癌根治术**：进行握拳、屈腕、屈肘、上举和肩关节活动锻炼，**术后2周达到术侧手臂能高举过头顶摸到对侧耳朵**，提高生活自理能力。

（2）**开胸手术**：加强患侧手臂上举及肩关节活动，纠正肩下垂。

（3）**颈淋巴结清扫术**：伤口愈合后开始肩关节及颈活动范围的锻炼，<u>随时保持术侧肩略高于健侧</u>。

（4）**截肢术**：术前学会用拐，并进行手臂拉力练习，以便术后尽早借拐下地活动。

（5）**全喉切除术**：术后需永久依赖气管造口呼吸，并失去发音能力。术后训练病人自行吸痰、清洗气管导管，更换喉垫，指导病人练习食管发音或使用人工喉。

（三）放射治疗病人的护理

1. 全身反应的护理 照射后数小时或1~2天病人出现虚弱、乏力、头晕、头痛、厌食、恶心、呕吐等。<u>上腹部照射较头颈、胸部和四肢照射全身反应大</u>；大面积照射，如<u>全肺、全腹照射全身反应大</u>。每次照射后静卧半小时对预防全身反应有效；加强营养，补充大量维生素。

骨髓抑制常见于大面积照射时，每周查1次白细胞和血小板，**如白细胞低于1.0×10^9/L；或血小板低于80×10^9/L时，应暂停放疗**，给予维生素B_4、利血生等生血药，严重时输鲜血，注意消毒隔离。

小试身手 1. 停用放疗的指征是

A. 白细胞低于1.0×10^9/L或血小板低于80×10^9/L

B. 白细胞降至30×10^9/L或血小板降至80×10^9/L

C. 白细胞降至4×10^9/L或血小板降至80×10^9/L

D. 白细胞降至3×10^9/L或血小板降至8×10^9/L

E. 白细胞降至5×10^9/L或血小板降至80×10^9/L

2. 局部反应的护理

（1）**皮肤反应**：分为3度。①**一度反应**：红斑、有烧灼和刺痒感，继续照射由鲜红渐变为暗红色，以后有脱屑，称为干反应。②**二度反应**：高度充血、水肿，有水疱形成，有渗出液、糜烂，称为湿反应。③**三度反应**：溃疡形成或坏死，侵犯到真皮造成放射性损伤，难以愈合。<u>放射治疗中允许一、二度反应出现，但不可出现三度反应</u>。**照射后局部皮肤保持清洁干燥，避免物理和化学刺激**。

锦囊妙记：一度反应主要为皮肤颜色由鲜红转为暗红，二度反应皮肤出现水疱，三度反应皮肤出现溃疡。

小试身手 2. 放射治疗病人的皮肤护理，错误的是

A. 嘱病人选择宽松、柔软、吸湿性强的内衣

B. 湿反应可涂2%甲紫

C. 避免日光直射照射野部位

D. 干反应可涂0.2%薄荷淀粉止痒

E. 照射部位可用肥皂清洗

（2）口腔黏膜：口腔照射10天左右，黏膜水肿，呈灰色、光泽消失；照射15天左右，黏膜充血、疼痛，唾液分泌减少，口干；照射20天左右，出现假膜，味觉消失，治疗后约需3周恢复正常。

护理措施：①保持口腔清洁，用软毛牙刷刷牙，睡前及3餐后用漱口水含漱，出现假膜时用1.5%过氧化氢（双氧水）；②避免进过热过冷食物；③口干用1%甘草水漱口；④鼻咽、上颌窦照射需行鼻咽或上颌窦冲洗，以保持局部清洁。

（3）食管：食管照射后出现黏膜充血、水肿及炎症反应，梗阻加重，造成吞咽困难、疼痛。保持口腔清洁，饭后饮水冲洗食管。对食管高度梗阻者行胃造瘘或胃肠外营养。中晚期食管癌可出现食管黏膜溃疡坏死，食管穿孔。中段食管癌可穿入主动脉引起大出血，应密切观察疼痛性质，有无呛咳及脉搏变化。

（4）小肠：全腹照射后期出现肠狭窄，黏膜溃疡、出血甚至坏死。密切观察病人有无腹痛、腹泻，出现肠痉挛及休克。

3. 健康教育

（1）定期检查：**每周1~2次检查血白细胞计数及重要脏器功能**，如白细胞、血小板计数下降应给予药物治疗；明显下降者暂停放疗。

（2）提高自我保护能力：放疗期间戒烟酒、多饮水，保护照射野的定位标记，衣着柔软、宽松，学会保护皮肤、黏膜。

（3）增强自我保护意识：少接触感染病人，外出时防寒保暖。适当锻炼，加强营养。

（四）化疗病人的护理

1. 常见毒性反应和护理

（1）组织坏死和栓塞性静脉炎：强刺激性药物如氮芥、阿霉素、长春新碱、丝裂霉素等，不慎注入皮下可引起组织坏死，甚至经久不愈。注射方法不当可引起静脉炎，导致血管变硬，血流不畅，甚至闭塞。

1）预防组织坏死：**如药液不慎溢出需立即**：①停止注药或输液，保留针头接注射器回抽后，注入解毒药再拔针；②皮下注入解毒药；③局部涂氢化可的松，冰敷24小时；④报告医师并记录。常用解毒药有**硫代硫酸钠用于氮芥、丝裂霉素和放线菌素D，碳酸氢钠用于阿霉素和长春新碱**。

2）保护静脉：药物应稀释，一般用20ml化疗药物以减轻对血管壁的刺激；长期治疗应制定静脉使用计划，左右臂交替使用。如出现静脉炎停止滴注，热敷，硫酸镁湿敷或理疗。

（2）胃肠道反应：**化疗病人常有恶心、呕吐、食欲减退等胃肠道反应**，抗代谢药大剂量使用时可出现腹痛、腹泻，甚至黏膜坏死脱落、穿孔。反应重者在晚饭后给药，并服镇静止吐药，避免影响病人进食。

（3）骨髓抑制：由于抗肿瘤药物抑制骨髓，病人出现白细胞下降，血小板减少。**每周查血常规1~2次，白细胞低于$1.0 \times 10^9/L$，血小板低于$80 \times 10^9/L$时，停**

<u>药，给补血药物</u>；对重度骨髓抑制者，置病人于无菌室或层流无菌室内。

小试身手 3. 患者，女，乳腺癌根治术后进行化疗，1周后发现白细胞降至 $4 \times 10^9/L$，血小板低于 $80 \times 10^9/L$ 时，首先需

A. 给补血药物   B. 暂停化疗   C. 增加营养

D. 采取保护性隔离   E. 置病人于无菌室

小试身手 4. 肿瘤化疗病人下列哪种情况需采取保护性隔离

A. 白细胞低于 $1 \times 10^9/L$ B. 白细胞降至 $4 \times 10^9/L$

C. 静脉炎   D. 血小板降至 $80 \times 10^9/L$

E. 严重的口腔炎

（4）口腔黏膜反应：大剂量使用抗代谢药时，可引起严重的口腔炎、口腔溃疡。保持口腔清洁，<u>如合并真菌感染，用3%苏打水漱口，并用制霉菌素10万U/ml含漱</u>。

（5）皮肤反应：甲氨蝶呤常引起皮肤反应，表现为皮肤干燥，色素沉着，全身瘙痒，可用炉甘石洗剂止痒。<u>如出现斑丘疹，涂甲紫防止溃疡破溃感染。全身剥脱性皮炎需保护隔离</u>。

（6）脱发：常见于阿霉素、甲氨蝶呤、环磷酰胺等药物。<u>用头皮降温法，于注药前5~10分钟，头部放置冰帽，注药后维持30~40分钟，可防止药物刺激毛囊</u>。

2. 护士自我防护 有条件的科室使用特制防毒层流柜配药，防止含毒微粒的气溶液或气雾外流。操作时穿长袖防护衣、戴好帽子、口罩和化疗手套、防护镜。长期从事化疗工作的护士应定期体检，发现骨髓抑制时及时治疗，严重者暂停化疗工作。

参考答案

1. A   2. E   3. B   4. A

第十二章　器官移植病人的护理

肾移植

一、护理评估

1. **健康史**　了解疾病发生、发展过程及治疗经过，有无合并其他慢性疾病。

2. **身体状况**

（1）症状和体征：评估生命体征，注意有无高血压、水肿、贫血及营养不良等。了解肾区疼痛性质、范围、程度及有无压痛。

（2）辅助检查：了解各脏器功能、凝血功能、血型、HLA配型等。

3. **心理和社会支持评估。**

二、护理措施

1. **术前护理**　①心理护理：鼓励病人树立战胜疾病的信心；②协助病人做好术前检查，血型和HLA配型等；③补充营养：给予优质蛋白、高碳水低合物、高糖、高维生素、低盐饮食；④术前准备：预防性使用抗生素以及免疫抑制剂；⑤术前1~2日将病人移至隔离病房，避免交叉感染；⑥术前晚用500ml温盐水灌肠1次，给镇静药保证病人休息；⑦术日晨置导尿管，测量体重、体温和血压。

2. **术后护理**

（1）一般护理

1）将病人安置在空气层流室，严格执行消毒隔离措施，预防感染。

2）监测生命体征：及早发现感染和排斥反应。

3）卧位：**病人取平卧位，肾移植侧下肢屈曲15°~25°**，以减少切口疼痛和血管吻合口张力。

（2）尿液的观察和护理

1）尿色及质的观察：观察有无血尿、蛋白尿。术后3~5天有血尿属正常现象。如尿色深并伴有血块或新鲜血，应密切观察病人全身状况。

2）多尿的观察和护理：部分尿毒症病人肾移植术后3~4天内多尿，每小时可达1000ml以上，每日达5000~6000ml，此期应密切观察尿量，根据尿量控制补液量，做到"量出为入"，以维持机体水、电解质平衡。

3）少尿的观察和护理：移植术后尿量小于100ml/h，要密切观察病人血压、脉搏，首先应排除血容量不足，如短时间内加大输液量，尿量增加，提示血容量不足；如尿量不增多应警惕发生肾后性梗阻、尿外渗、移植肾血管栓塞、急性肾小管坏死、急性排斥反应等。

（3）导管的护理：检查导管是否通畅，保持引流管在正确位置，保持负压吸引。

（4）饮食护理：肠蠕动恢复排气后进流质饮食，逐渐改为半流食、普食。给予高热量、低蛋白、富含维生素、低脂肪、低盐饮食。

（5）保持大便通畅：术后3天未排便者给予缓泻剂。

（6）排异反应的观察与处理：密切观察排异反应的征兆。**排异反应表现为**：①体温突然升高；②肾区胀痛；③尿量显著减少，体重增加；④血压升高；⑤B超发现移植肾明显肿大，血肌酐上升。

小试身手 1.肾移植术后发生急性排斥反应的临床表现**不包括**

A. 寒战   B. 体温不升

C. 移植区域局部胀痛   D. 尿量减少

E. 血肌酐、尿素氮升高

（7）肾移植并发症的预防及护理

1）**感染**：**是最常见的并发症**，也是造成病人死亡的主要原因。病人接受大量免疫抑制剂治疗后，机体抵抗能力大大降低，易引起感染，特别是肺部感染。

2）**出血或血肿**：**是早期最常见**的并发症之一，出血部位为皮下及肌层、血管吻合口、输尿管断端，多发生在术后72小时内。表现为伤口渗血，引流管引流出大量鲜红色血液，严重时出现肾区突然肿大及胀痛，继而血压下降，甚至休克。因此应严密监测引流液颜色、性状、量及生命体征的变化。

3）消化道出血：多发生在急性排斥反应、大剂量激素冲击治疗后。预防措施为移植术后应用保护胃黏膜及抗酸类药物。

4）尿瘘：表现为肾移植术后，病人尿量减少，腹壁伤口有尿液外渗。一旦出现尿瘘，行负压引流，保持伤口敷料干燥；留置导尿，保持导尿管通畅。尿瘘一般能自行愈合，如不愈合考虑手术处理。

3. 术后健康教育要点　①终身服用免疫抑制剂；②预防与治疗感染；③保护移植的肾脏免受外界伤害；④观察尿量、尿色，定期测定尿蛋白、尿比重、血红蛋白及肾功能，注意有无慢性排异的发生；⑤适当锻炼，提高机体抵抗力；⑥定期复诊。

参考答案

1.B

第十三章 颈部疾病病人的护理

第一节 甲状腺功能亢进症

浪里淘沙—核心考点

护理措施

1. 术前准备 **避免在基础代谢率过高的情况下手术**，充分而完善的术前准备是保证手术顺利进行和预防术后并发症的关键。

（1）心理护理：与病人交谈，消除病人的焦虑和恐惧心理。对精神过度紧张或失眠者，适当使用镇静药物。

（2）药物准备：**术前通过药物降低基础代谢率**是甲亢病人术前准备的重要环节。有两种方法：①开始即口服碘剂，2~3周后甲亢症状得到基本控制后（**病人情绪稳定，睡眠良好，体重增加，脉率每分钟90次以下，脉压恢复正常，基础代谢率在+20%以下**）进行手术。常用复方碘化钾溶液，每日3次，第1日每次3滴，第2日每次4滴，依此逐日每次增加1滴至每次16滴为止，然后维持此剂量。②先用硫脲类药物，**待甲亢症状得到基本控制后停药，改服2周碘剂**再手术。

凡**不准备手术治疗的甲亢病人不宜服用碘剂**。硫脲类药物能使甲状腺肿大充血，手术时易发生出血，因此服用硫脲类药物后必须加用碘剂。对不能耐受碘剂或合并应用硫脲类药物，主张与碘剂合用或单用普萘洛尔做术前准备。普萘洛尔能控制甲亢症状，缩短术前准备时间，且用药后不会引起腺体充血。服用方法为：每6小时服药1次，服药从60mg/d开始，4~7天后脉率即降至正常，便可开始手术。由于普萘洛尔的半衰期不到8小时，故最后一次服用须在术前1~2小时，术后继续口服4~7天。术前不用阿托品，以免引起心动过速。

小试身手 1. 下列关于碘剂的叙述中，哪项是**不正确**的

A. 可抑制甲状腺素的释放

B. 可减少甲状腺素的合成

C. 可使腺体缩小变硬

D. 不施行手术治疗的甲亢病人不能服用碘剂

E. 常用的碘剂是复方碘化钾溶液

（3）饮食护理：给予高热量、高蛋白和富维生素饮食，保证足够液体摄入。**禁用浓茶、咖啡等刺激性饮料，戒烟酒**。

（4）其他：**指导病人练习头颈过伸位**，使机体适应手术时的体位。指导突眼病

人保护眼睛，睡前涂抗生素眼膏，戴眼罩或以油纱布遮盖，以避免角膜过度暴露后干燥受损，发生溃疡。心率过快者口服利血平0.25mg或普萘洛尔10mg，每日3次；心力衰竭者使用洋地黄制剂。指导病人减少活动，适当休息。减少探视，避免外来刺激影响病人情绪。

小试身手 2.护士应指导甲状腺手术病人术前练习的体位是

A.仰卧位 　　　　 B.头颈过伸位 　　　　 C.侧卧位

D.膀胱截石位 　　 E.侧俯卧位

2.术后护理

（1）**病情观察**：监测生命体征，若脉率过快，遵医嘱肌内注射利血平。观察伤口渗血情况，注意引流液颜色和量，及时更换浸湿敷料，估计出血量。观察有无声音嘶哑或声调降低。了解病人进食后有无呛咳或误咽，早期判断有无神经损伤。

（2）**体位和引流**：血压平稳或全麻清醒后取半坐卧位，以利呼吸和口内积血排出。手术野常规放置橡皮片引流24~48小时，观察切口内出血情况并及时引流切口内积血，避免气管受压。

（3）活动和咳痰：指导病人在床上变换体位，活动时用手置于颈后以支撑头部。指导病人深呼吸、有效咳嗽，并用手固定颈部以减少震动；超声雾化吸入以利于排痰，保持呼吸道通畅，预防肺部并发症。

（4）饮食：先给少量温水，若无呛咳、误咽等不适，给予微温流质饮食，以后逐步过渡到半流食和软食。

（5）药物：术后继续服用复方碘化钾溶液，每日3次，从每次16滴开始，逐日每次减少1滴，直至病情平稳。

（6）主要并发症的预防与护理

1）**术后呼吸困难和窒息**：是最危急的并发症，多发生在术后48小时内。病人出现进行性呼吸困难、烦躁、发绀、甚至窒息。**常见原因为**：①切口内出血压迫气管。②喉头水肿，因手术创伤或气管插管引起。③气管塌陷，因切除甲状腺体的大部分后，软化的气管壁失去支撑。一旦发生，**须立即剪开缝线，敞开切口，迅速清除血肿，结扎出血血管**。术后床旁常规备气管切开包。

小试身手 3.患者，男性，31岁。甲状腺大部分切除术后4小时，突然烦躁不安、呼吸困难，颈部肿胀，口唇发绀，紧急处理首先应

A.拆线，敞开伤口 　　　　 B.吸痰、吸氧

C.注射呼吸兴奋剂 　　　　 D.请麻醉医师插管

E.气管切开

2）**喉返神经损伤**：手术处理甲状腺下极时将喉返神经切断、缝扎、钳夹或牵拉过度所致。切断、缝扎属永久性损伤；钳夹、牵拉或血肿压迫多为暂时性，经理疗等处理后，一般3~6个月内可逐渐恢复。**一侧喉返神经损伤，引起声音嘶哑**，可由健侧声带代偿性向患侧过度内收而恢复发音；**双侧喉返神经损伤**可导致两侧声带

麻痹，引起失声、呼吸困难，甚至窒息。

小试身手 4. 甲状腺手术后出现声音嘶哑，提示何种组织损伤

A. 喉返神经　　　　　　 B. 喉上神经内支　　　　　 C. 甲状旁腺

D. 喉上神经外支　　　　 E. 甲状旁腺误切

3）**喉上神经损伤**：手术处理甲状腺上极时，分离不仔细和将神经与周围组织一同结扎所致。**若外支损伤**，可使环甲肌瘫痪，引起声带松弛、**声调降低**。**若内支损伤**，则使喉部黏膜感觉丧失，病人丧失喉部的反射性咳嗽，在进食、特别是**饮水时出现误咽、呛咳**。经理疗后可自行恢复正常。

> **好礼相送　甲亢术后并发症（武哥总结，严禁转载，违者必究）**
>
> 　　单侧喉返损，病人声音嘶；双侧喉返损，病人声音失；
>
> 　　喉上外支损，病人声调降；喉上内支损，饮水易呛咳。

小试身手 5. 甲亢术后出现声调降低，进食呛咳，应考虑

A. 喉返神经损伤　　　　 B. 喉上神经损伤

C. 膈神经损伤　　　　　 D. 喉头水肿

E. 甲状旁腺损伤

4）**甲状腺功能减退**：手术时甲状旁腺误伤、切除或其血液供应受累引起。随着血钙浓度下降（降至2.0mmol/L以下，严重者达1.0~1.5mmol/L），神经肌肉应激性提高，手足抽搐多在术后1~3天出现。发生手足抽搐后，**应适当限制肉类、乳品和蛋类摄入**。抽搐发作时，**立即静脉注射10%葡萄糖酸钙或氯化钙10~20ml**。轻者口服葡萄糖酸钙或乳酸钙2~4g，每日3次；症状较重或长期不能恢复的病人加服维生素D₃，每日5万~10万U，以促进钙吸收。口服双氢速变固醇油剂是最有效的治疗，能提高血钙含量，降低神经肌肉的应激性。

小试身手 6. 患者，女性，36岁，甲状腺大部切除术后出现手足抽搐，应限制

A. 海味　　　　　　　　 B. 肉类　　　　　　　　　 C. 豆制品

D. 维生素D　　　　　　 E. 绿叶蔬菜

5）**甲状腺危象**：是术后的严重并发症，多发生在术后12~36小时。其发生多与术前准备不充分、甲亢症状未得到很好控制及手术应激有关。主要表现为：**高热（>39℃）、脉快（>120次/分）**、大汗、烦躁不安、谵妄，昏迷，常伴呕吐、腹泻。处理不当可迅速发展为虚脱、昏迷、休克，甚至死亡。

一旦发生危象，立即处理，包括：①口服复方碘化钾溶液，首次3~5ml或紧急时将10%碘化钠5~10ml加入10%葡萄糖溶液500ml中静脉滴注，以降低血液中甲状腺素水平。②**氢化可的松：每日200~400mg，分次静脉滴注**。③肾上腺素能阻滞药：利血平1~2mg肌内注射；或普萘洛尔5mg加入葡萄糖溶液100ml中静脉滴注，以降低周围组织对肾上腺素的反应。④镇静药：苯巴比妥钠100mg，或冬眠合剂Ⅱ

号半量肌内注射，6~8小时1次。⑤降温：用退热、冬眠药物和物理降温等，使体温降至37℃左右。⑥静脉输入大量葡萄糖溶液补充能量。⑦吸氧：减轻组织缺氧。⑧心力衰竭者加用洋地黄制剂。

小试身手（7~9题共用备选题干）

患者，女，40岁，诊断"甲状腺功能亢进"，行"甲状腺大部分切除术"，术后12小时出现高热39.2℃，心率140次/分，伴烦躁不安及呕吐等现象。

7. 考虑该病人发生何种情况

A. 甲状腺危象　　　　　　　B. 术后感染

C. 术后大出血　　　　　　　D. 甲状旁腺损伤

E. 休克

8. 发生该种情况的主要原因是

A. 切口感染　　　　　　　　B. 腺体切除不足

C. 术前甲亢未得到控制　　　D. 术前碘剂服用不足

E. 术后引流不畅

9. 下列抢救处理措施**不正确的**是

A. 给氧、降温　　　　　　　B. 口服复方碘化钾溶液

C. 肌内注射苯巴比妥钠　　　D. 静脉输入大量葡萄糖

E. 肌内注射肾上腺素

第二节　甲状腺肿瘤

浪里淘沙—核心考点

护理措施

1. **术前护理**　告知病人手术治疗的必要性、手术方法、术后注意事项，指导病人练习头颈过伸位。

2. **术后护理**

（1）病情观察：密切监测生命体征。观察伤口渗血情况，注意引流液的量和颜色，及时更换浸湿的敷料，估算并记录出血量。评估病人有无声音嘶哑或音调降低、误咽或呛咳。

（2）体位和引流：血压平稳或全麻清醒后取半坐卧位。术后观察切口内出血并及时引流切口内积血，预防气管受压。如有血肿形成并压迫气管，立即拆切口缝线、清除血肿。

（3）活动和咳痰：指导病人床上变换体位，起身活动时用手置于颈后以支撑头部。指导病人深呼吸、咳嗽时用手固定颈部以减少震动。雾化吸入促进排痰，保持呼吸道通畅，预防肺部并发症。

（4）饮食：**先给予少量温水，若无呛咳、误咽等不适，给予微温流质饮食。**以后逐步过渡到半流食和软食。

（5）功能锻炼：行颈淋巴结清扫术的病人，斜方肌受损，因此，切口愈合后应行肩关节和颈部功能锻炼，注意保持患肢高于健侧，以纠正肩下垂。

（6）药物：甲状腺全切除的病人早期给予足量甲状腺素制剂。

（7）其他：行颈淋巴结清扫术的病人，疼痛不适时给予镇静止痛。若癌肿较大、长期压迫气管，可造成气管软化，术后注意病人呼吸，床旁备气管切开包，**一旦发现病人窒息，立即做气管切开。**

参考答案

1.B　2.B　3.A　4.A　5.B　6.B　7.A　8.C　9.E

第十四章　乳房疾病病人的护理

乳腺癌

护理措施

1.术前护理

（1）**心理护理**：倾听病人想法，加强心理疏导，向病人和家属解释手术治疗的必要性，解除其思想顾虑。告知病人今后可重建乳房，鼓励其树立战胜疾病的信心。

（2）**饮食护理**：给予**高蛋白、高能量、富含维生素和膳食纤维饮食**。

2.术后护理

（1）病情观察：密切监测生命体征。扩大根治术后观察病人呼吸，及时发现有无气胸，鼓励病人深呼吸。注意不可在患肢测血压、注射和抽血。

（2）体位：术后血压平稳后取半卧位，有利于呼吸和引流。

（3）饮食：术后6小时无恶心、呕吐后可正常饮食，保证足够热量和维生素。

（4）切口护理和引流

1）**皮瓣**：观察皮瓣颜色及创面愈合情况。胸带加压包扎时，皮瓣与胸壁应贴合紧密，松紧适宜。观察患侧上肢远端血液循环，**若包扎过紧，皮肤呈青紫色伴皮温下降、脉搏不能扪及，提示腋窝血管受压，应及时调整胸带松紧度**；若胸带松脱应重新加压包扎。

小试身手 1.患者，女性，45岁，患乳腺癌。入院后接受乳腺癌改良根治术。术后患侧皮肤出现青紫、温度降低，脉搏不能扪及。提示

A.伤口内出血　　　　　B.伤口感染

C.胸带包扎过紧　　　　D.引流管阻塞

E.皮瓣坏死

2）引流管：留置引流管可引流皮瓣下积液和积气，使皮瓣与创面紧贴，避免坏死、感染。护理措施：①观察引流液色、质、量，注意有无出血。②妥善固定，病人卧床时固定于床旁，起床时固定于上衣。③保证引流通畅和有效负压吸引，定时挤压引流管或负压吸引器。④引流过程中如有局部积液、皮瓣不能紧贴胸壁且有波动感，应报告医师处理。术后3~5天，皮瓣下无积液、创面与皮肤紧贴即可拔管。若拔管后皮下仍有积液，严格消毒后抽液并局部加压包扎。

（5）潜在并发症的预防

1）**患侧上肢肿胀：平卧时用软枕抬高患侧上肢，下床活动时用吊带托扶；**需他人扶持时只能扶健侧，以防腋窝皮瓣移动而影响创面愈合；**按摩患侧上肢或进行握拳、屈、伸肘运动，促进淋巴回流；**肢体肿胀严重时戴弹力袖或使用弹力绷带促进回流；局部感染者使用抗生素治疗。

2）气胸：乳腺癌扩大根治术有损伤胸膜可能，术后应加强观察。病人如出现胸闷、呼吸困难，应尽早诊断和治疗。

（6）功能锻炼：**术后24小时内开始活动手指和腕部，术后3~5天活动肘部；术后1周时皮瓣基本愈合后开始肩部活动、手指爬墙运动**（逐渐递增幅度），直至患侧手指能高举过头、自行梳理头发。患肢负重不宜过大或过久。

小试身手 2.乳腺癌改良根治术后患侧上肢功能锻炼的理想目标是

A.手触及同侧耳廓

B.手触及头顶

C.手越过头顶触摸到对侧耳廓

D.肘能屈伸

E.手经胸前摸到对侧肩膀

（7）心理护理：给予病人及家属心理支持。取得病人配偶支持、理解与合作，鼓励夫妻双方坦诚相待，引导病人正视现实，鼓励病人表达手术创伤对自己今后角色的影响，提供改善自我形象的方法。注意保护病人隐私，操作时避免过度暴露。

3.健康教育

（1）活动：术后近期避免用患侧上肢搬运重物。

（2）避孕：**术后5年内避免妊娠**，以免乳腺癌复发。

小试身手 3.乳腺癌病人术后多长时间内应避免妊娠

A.1年　　　　　　　　　B.2年　　　　　　　　　C.3年

D.5年　　　　　　　　　E.7年

（3）化疗或放疗：化疗期间定期查血常规，**一旦出现骨髓抑制（血白细胞计数<3×10^9/L）应暂停**。放疗期间注意保护皮肤，出现放射性皮炎时及时就诊。

（4）义乳或假体：出院时佩戴无重量的义乳，有重量的义乳治愈后佩戴。**根治术后3个月行乳房再造术**，但有肿瘤转移或乳腺炎者严禁植入假体。

（5）自我检查：定期乳房自检有助于早期发现乳房病变。检查时间为月经后的2~3天。

自查方法：①站在镜前以各种姿势（两臂放松垂于身体两侧、双手撑腰、向前弯腰或双手高举过枕于头后），比较双侧乳房皮肤颜色、大小、形状、是否对称、乳头有无内陷。②于不同体位（平卧或侧卧），将手指平放于乳房，从外向乳头环形触摸，检查有无肿块。③检查两侧腋窝淋巴结有无肿大。④用拇指及示指轻轻挤压乳头查有无溢液。

小试身手 4.乳房自我检查时间，最好是在

A. 月经开始前7天　　　　B. 月经期间

C. 月经结束后2~3天　　　D. 月经开始前3天

E. 月经结束后3天

参考答案

1.C　2.C　3.D　4.C

第十五章　腹外疝病人的护理

护　理

（一）护理评估

1. 术前评估

（1）健康史：评估病人有无慢性便秘、咳嗽、排尿困难、腹水等病史；有无切口感染史。

（2）身体状况：①疝块大小、位置、质地、有无压痛、能否回纳。②有无肠梗阻或肠绞窄征象。

（3）心理状况：评估病人有无因担心疾病而焦虑不安。

2. 术后评估

（1）手术情况：评估麻醉方式、手术类型和术中情况。

（2）康复情况：局部切口的愈合情况，有无并发症等。

（二）护理措施

1. **术前护理**　减轻病人恐惧心理，<u>消除导致腹内压升高的因素</u>。离床活动时用疝带压住疝环口，避免腹内容物脱出引起嵌顿。<u>术前晚灌肠，清除肠道积粪</u>，防止术后腹胀及排便困难。病人进手术室前嘱其排空膀胱或留置尿管，以免术中误伤。

2. **术后护理**

（1）**病情观察**：监测病人生命体征。观察伤口渗血情况，及时更换敷料。

（2）**体位**：<u>取平卧位，膝下垫软枕，使髋关节微屈</u>，以降低腹股沟切口张力，促进切口愈合。

小试身手 1. 腹股沟直疝修补术后病人的体位要求是

A. 平卧位，髋关节微屈　　　B. 头高脚低位，髋关节伸直

C. 侧卧位，髋关节微屈　　　D. 高半坐卧位，髋关节微屈

E. 低半坐卧位，髋关节伸

（3）**饮食与活动**：<u>术后6~12小时病人如无恶心、呕吐进水及流食，次日进半流食、软食或普食</u>。传统疝修补术后早期避免下床活动，无张力疝修补术可早期离床活动。

（4）**预防阴囊水肿**：为避免阴囊积血、积液和促进淋巴回流，<u>术后用丁字带将阴囊托起</u>，并密切观察阴囊肿胀情况。

小试身手 2.斜疝修补术后，预防阴囊血肿的措施是

A. 平卧位，膝下垫软枕

B. 预防便秘、尿潴留

C. 切口处用砂袋压迫并托起阴囊

D. 咳嗽时用手按压伤口

E. 不宜过早下床活动

（5）**预防切口感染**：切口感染是疝复发的主要原因之一。

参考答案

1.A　2.C

第十六章　急性化脓性腹膜炎病人的护理

护　理

浪里淘沙—核心考点

一、护理评估

1. 健康史　了解既往病史，近期有无呼吸道、泌尿道感染病史等。

2. 身体状况　了解腹痛的部位、时间、程度、性质、范围及其伴随症状；有无腹部压痛、反跳痛、肌紧张；有无肠鸣音减弱或消失，有无移动性浊音。了解血常规、腹部X线及腹腔穿刺结果。

3. 心理和社会支持状况　了解病人患病后的心理反应。

4. 康复状况　了解麻醉方式、手术类型、原发病变类型、腹腔内炎症情况以及术后腹腔引流管放置的部位、引流及切口愈合情况等。

二、护理措施

1. 术前护理

（1）心理支持：做好病人及其家属的安慰解释工作，稳定病人情绪。

（2）**体位**：**半卧位**可使腹内渗出液积聚于盆腔，以减少吸收、减轻中毒症状，同时膈肌下移，腹肌松弛，减轻腹胀。鼓励病人经常活动双腿，防止下肢静脉血栓形成。休克病人平卧位或头、躯干和下肢均抬高20°。

小试身手 1. 急性化脓性腹膜炎患者宜采取的卧位是

A. 左侧卧位　　　　　　B. 平卧位　　　　　　C. 半卧位

D. 头高脚低位　　　　　E. 俯卧位

（3）**禁食胃肠减压**：**胃肠道穿孔须禁食，胃肠减压**。胃肠减压可吸出胃肠道内容物和气体，减轻积气，改善胃肠壁血液循环，促使炎症局限。

（4）纠正水、电解质紊乱：根据病人出入量和生理需要量计算补液总量。**病情严重者输血浆、白蛋白或全血，以纠正低蛋白血症和贫血**。监测血压、脉搏、尿量、CVP、心电图、血细胞比容、血清电解质以及血气分析等，及时调整输液成分和速度，维持每小时尿量30~50ml。

（5）抗生素治疗：根据细菌培养及药敏试验选择抗生素。

（6）补充热量和营养支持：长期禁食者经肠外途径补充营养。

（7）**镇静、止痛**：已确诊和手术后病人，使用哌替啶类止痛药。**诊断不明或病情观察期间禁用止痛药物**，以免掩盖病情。

小试身手（2~3题共用题干）

患者，男，35岁，餐后突发右上腹及剑突下疼痛，并放射到右肩及后背部，1小时后疼痛加剧，伴恶心呕吐，呕吐物为食物，急诊就医。数年"胃病"史，查体：痛苦病容，体温37.2℃，呼吸28次/分，心率100次/分钟，血压13.3/9.3kPa（100/70mmHg）。全腹胀，上腹肌紧张，压痛及反跳痛（＋），移动性浊音（±），白细胞$15×10^9$/L，血红蛋白125g/L，尿淀粉酶400U。

2.首先可排除以下哪种情况

A.胃、十二指肠溃疡穿孔　　　B.急性胆囊炎

C.急性肠梗阻　　　　　　　　D.急性胰腺炎

E.急性胃肠炎

3.早期处理中**错误**的是

A.给予半卧位　　　　　　　　B.禁食

C.放置胃肠引流管　　　　　　D.肌内注射哌替啶50mg

E.静脉输液，纠正水、电解质紊乱

2.术后护理

（1）病情观察：密切监测生命体征，观察腹部体征、有无膈下或盆腔脓肿表现等。危重病人监测循环、呼吸、肾功能。

（2）**体位**：全麻未清醒者取平卧位，头偏向一侧，防止呕吐引起窒息或吸入性肺炎。全麻清醒后或硬膜外麻醉病人平卧6小时后且血压、脉搏平稳改为半卧位，鼓励病人翻身、早期活动，防止肠粘连。

（3）**饮食**：术后禁食、胃肠减压，肠蠕动恢复后拔除胃管，给予水及流质饮食，逐渐过渡到正常饮食。胃肠减压期间做好口腔护理。

（4）补液和营养支持：补充水电解质和维生素，必要时输新鲜血、血浆并给予肠内外营养。使用抗生素控制腹腔内感染。

（5）**引流管护理**：正确连接各引流装置，有多根腹腔引流管时贴上标签标明各管位置。妥善固定，防止脱出或受压；观察并记录引流液的颜色、量、性状；对负压引流者保证有效负压；经常挤捏引流管以防血块或脓痂堵塞，保持引流通畅。

3.健康教育

（1）知识：向病人说明非手术期间禁食、胃肠减压、半卧位的重要性，教病人观察腹部症状和体征的变化。

（2）饮食：术后进食循序渐进，少量多餐，进食高蛋白质、高能量和高维生素饮食，以促进切口愈合。

（3）活动：术后早期活动，鼓励病人卧床期间床上活动，体力恢复后尽早下床活动，促进肠蠕动，防止肠粘连。

（4）复诊：出现伤口红肿热痛、发热、腹痛、肛门停止排气排便等症状及时就诊。

参考答案

1.C　2.E　3.D

第十七章 腹部损伤病人的护理

概 述

护理措施

1.非手术治疗及术前护理

（1）**病情观察**：①每15~30分钟测量生命体征1次。②每30分钟做1次腹部体检，观察腹膜刺激征的范围和程度，有无移动性浊音，肝浊音界有无缩小或消失等。③疑有腹腔内出血者，每30~60分钟检查1次血常规，动态了解红细胞计数、白细胞计数、血红蛋白和血细胞比容的变化。④必要时行腹腔穿刺术或灌洗术。

（2）**绝对卧床休息**。

（3）**补液和饮食**：禁食期间补充足量液体，使用广谱抗生素防治腹腔感染。待肠功能恢复后开始进流质饮食。

（4）常规术前准备。

2.术后护理 见急性腹膜炎术后护理措施。

3.健康教育

（1）宣传劳动保护、安全生产、遵守交通规则等知识，避免或减少损伤发生。

（2）普及各种急救知识，发生意外损伤时能进行简单的急救。

（3）无论腹部损伤轻重，都应经医务人员检查，以免延误诊治。

（4）出院后适当休息，加强锻炼，增加营养，促进康复。若有腹痛、腹胀、肛门停止排气排便、伤口红肿热痛等不适，及时就诊。

第十八章 胃、十二指肠疾病病人的护理

第一节 胃、十二指肠溃疡的外科治疗

浪里淘沙—核心考点

护理措施

1. 术前护理

（1）心理护理：增强病人治疗的信心，使病人能积极配合治疗和护理。

（2）饮食和营养：择期手术病人<u>少量多餐，给予高蛋白、高热量、高维生素易消化无刺激性食物</u>。

（3）用药护理：遵医嘱使用抑酸、解痉及抗酸药物。

（4）急性穿孔的护理：及时补充血容量，使用抗生素，严密观察病情，做好急诊手术准备。

（5）合并出血的护理：经输血输液，使用止血药物等后出血仍在继续，应急诊手术。

（6）<u>合并幽门梗阻病人的护理</u>：非完全性梗阻者进无渣半流质，输液输血，纠正营养不良及低氯低钾性碱中毒。<u>术前3天每晚用300~500ml温等渗盐水洗胃，以减轻胃壁水肿，有利于术后吻合口愈合</u>。

（7）迷走神经切断术病人的护理：手术前测定胃酸，包括夜间12小时分泌量、最大分泌量及胰岛素试验分泌量，便于手术前后对比。

2. 术后护理

（1）一般护理：严密观察生命体征，<u>血压平稳后取低半卧位，禁食、胃肠减压、输液及使用抗生素</u>。观察<u>胃肠减压和引流管吸出液的量和性质</u>。肠蠕动恢复后拔除胃管，当日少量饮水或米汤，第2天进半量流质饮食，<u>鼓励病人早期活动</u>。

（2）并发症的观察和护理

1）<u>术后胃出血</u>：<u>短期内从胃管引流出大量鲜红色血液</u>，甚至呕血和黑便。多采用非手术治疗，必要时紧急手术止血。

2）十二指肠残端破裂：是毕Ⅱ式胃大部切除术后近期的严重并发症。因缝合处愈合不良或因胃肠吻合口输入段梗阻，使十二指肠腔内压力升高致残端破裂。多发生在术后1~2天，表现为<u>右上腹突发剧痛和局部明显压痛、腹肌紧张</u>等急性弥漫性腹膜炎症状。<u>一旦发生应立即手术处理</u>，于十二指肠内和腹腔置管，术后持续减压引流，同时纠正水、电解质紊乱；给予肠外营养或术中行空肠造瘘，术后给予肠

内营养；使用抗生素控制感染。

3）**胃肠吻合口破裂或瘘**：多发生在术后5~7天，多因吻合口张力大、低蛋白血症、组织水肿等致组织愈合不良。**早期发生者有明显的腹膜炎症状和体征，须立即手术处理**。后期发生者可形成局限性脓肿或向外穿破而发生腹外瘘。若已形成脓肿或外瘘，则行局部引流、胃肠减压和支持治疗。一般数周后吻合口瘘常自行愈合。

4）残胃蠕动无力或称胃排空延迟：发生在术后4~10天，病人进半流质饮食或不易消化食物后突然发生上腹饱胀、钝痛，继而呕吐带有食物的胃液和胆汁。处理措施包括禁食、胃肠减压、肠外营养，纠正低蛋白血症，维持水、电解质和酸碱平衡，应用促胃动力药，如甲氧氯普胺、多潘立酮。轻者3~4天自愈，重者可持续20~30天，一般经非手术治疗治愈。

5）**术后梗阻**：根据梗阻部位分为输入袢梗阻、吻合口梗阻和输出袢梗阻。

A. **输入袢梗阻**：多见于毕Ⅱ式胃大部切除术后，分为两类：**急性完全性输入袢梗阻**，属闭袢性肠梗阻。典型症状是病人突发上腹部剧痛、频繁呕吐，量少，**不含胆汁**，呕吐后症状不缓解。上腹偏右有压痛，甚至扪及包块。血清淀粉酶升高，可出现黄疸和休克症状。应紧急手术治疗。**慢性不完全性梗阻**：多由于输入袢太长扭曲，或输入袢太短在吻合口处形成锐角使输入段内胆汁、胰液和十二指肠液排空不畅而滞留。进食后消化液分泌增加，累积到一定量时，潴留液为克服梗阻，涌入残胃而致呕吐。临床表现为**进食后15~30分钟，上腹突然胀痛或绞痛，呈喷射状呕吐大量含胆汁液体，呕吐后症状消失**。若症状在数周或数月内不能缓解，需手术治疗。

小试身手　1. 下述哪项与 Billroth Ⅱ 式术后完全性输入袢梗阻的典型症状不相符

A. 呕吐物为食物和胆汁　　　　B. 突发上腹部剧痛

C. 频繁呕吐　　　　　　　　　D. 呕吐量少

E. 呕吐后症状不缓解

B. **吻合口梗阻**：由吻合口过小或毕Ⅱ式切除胃空肠吻合术后、输出袢逆行套叠堵塞吻合口引起。**表现为进食后上腹饱胀，呕吐；呕吐物为食物，不含胆汁**。X线检查可见造影剂完全停留在胃内，须再次手术解除梗阻。

C. **输出袢梗阻**：多因粘连、大网膜水肿或炎性肿块压迫等所致。**表现为上腹饱胀，呕吐食物和胆汁**。若不能自行缓解应手术解除梗阻。

6）倾倒综合征

A. **早期倾倒综合征**：**多发生在餐后30分钟内**，因胃容积减少，大量高渗食物快速进入十二指肠或空肠，细胞外液转移至肠腔，循环血量减少。同时肠遭受刺激后释放多种消化道激素，如5-羟色胺、血管活性肽、神经紧张素、血管活性肠肽等，引起血管舒缩功能紊乱。表现为上腹饱胀不适，恶心呕吐、肠鸣音亢进，可有绞痛、腹泻；全身无力、头晕、晕厥、面色潮红或苍白、大汗淋漓、心悸、心动过速等。症状持续60~90分钟后自行缓解。病人应少量多餐，避免过甜、过咸、过浓流质饮食，进食低糖、高蛋白饮食，进餐后平卧10~20分钟，症状可减轻或消失。多数病人术后半年到1年内能自愈。

B. **晚期倾倒综合征：又称低血糖综合征**，为高渗食物迅速进入小肠、快速吸收后血糖升高、胰岛素大量分泌，继而发生反应性低血糖。表现为餐后2~4小时，病人出现心慌、乏力、眩晕、出汗、手颤、嗜睡，甚至虚脱。**出现症状时稍进食，尤其是糖类即可缓解。**饮食中减少糖类含量，增加蛋白质比例，少量多餐可预防发生。

小试身手 2.某患者胃大部毕Ⅱ式术后5天，突发右上腹剧痛，伴有腹膜刺激征，应考虑

A.十二指肠残端破裂　　　　B.术后胃出血

C.吻合口梗阻　　　　　　　D.输入段梗阻

E.输出段梗阻

小试身手 3.患者，女，40岁。毕Ⅱ式胃大部切除手术后2周，餐后2小时出现心慌、乏力、眩晕、出汗。可能的诊断是

A.术后胃出血　　　　　　　B.十二指肠残端破裂

C.倾倒综合征　　　　　　　D.低血糖综合征

E.胃潴留

小试身手 4.胃大部切除术的术后护理下列**错误**的是

A.血压平稳后取低半卧位

B.术后禁食，待肠功能恢复后改为普食

C.严密观察生命体征

D.早期下床活动

E.妥善固定引流管

第二节　胃　癌

浪里淘沙—核心考点

护理措施

术前消除病人顾虑，增强治疗信心，加强营养。手术前后按胃大部切除术护理，手术前、术中、术后遵医嘱进行化疗，以延长病人生存期。

参考答案

1.A　2.A　3.D　4.B

第十九章 肠疾病病人的护理

第一节 急性阑尾炎

浪里淘沙—核心考点

一、护理措施

1. 术前护理 急性发作时卧床休息、**取半卧位、禁食**、静脉输液、使用抗生素控制感染。**禁用吗啡或哌替啶，禁服泻药及灌肠**。

2. 术后护理 监测生命体征，观察腹部症状和体征，及时发现有无腹腔内出血、切口感染、粘连性肠梗阻、腹腔脓肿、肠瘘等并发症。

3. 健康指导 指导病人摄入营养丰富易消化饮食，**鼓励病人术后早期下床活动，防止肠粘连**。阑尾周围脓肿病人出院后**3个月**行阑尾切除。

小试身手 1. 患者，女性，28岁，诊断为阑尾周围脓肿，病人行阑尾切除的时间应在体温正常后

　　A. 1个月　　　　　　　　B. 2个月　　　　　　　　C. 3个月

　　D. 4个月　　　　　　　　E. 6个月

小试身手 2. 为预防阑尾炎患者术后发生肠粘连，最关键的护理措施是

　　A. 取半坐卧位　　　　　B. 观察腹部情况　　　　　C. 深呼吸

　　D. 早期下床活动　　　　E. 增加营养

二、特殊类型阑尾炎特点

1. 小儿急性阑尾炎 为儿童常见急腹症，常无转移性右下腹疼痛病史；右下腹体征不典型、穿孔率高，病情发展快，并发症和死亡率高，**应及早手术治疗**。

2. 老年急性阑尾炎 少见，<u>症状与病理改变不一致</u>，<u>病人腹痛轻、体征不典型、体温和白细胞升高不明显</u>，而炎症很重，容易延误诊断和治疗。一旦诊断应及时手术，同时注意处理伴发的高血压、冠心病。

小试身手 3. 老年人急性阑尾炎的临床特点是

　　A. 容易出现休克　　　　　B. 常出现高热

　　C. 胃肠道症状明显　　　　D. 症状与病理改变不一致

　　E. 腹膜刺激征多为阳性

3. 妊娠期急性阑尾炎 较常见，**多见于妊娠前6个月**。随子宫增大腹痛和压痛部位上移，压痛、肌紧张和反跳痛不明显；炎症不易局限，易诱发流产或早产。<u>治</u>

疗以早期切除阑尾为主，围手术期加用黄体酮。

第二节　肠梗阻

浪里淘沙—核心考点

护理措施

1.非手术治疗和术前护理

（1）一般护理：生命体征稳定者取**半卧位，禁食禁饮、胃肠减压，静脉输液维持体液平衡**，病情好转、梗阻解除后12小时进少量流质饮食。使用抗生素控制感染，**禁用吗啡、哌替啶等止痛药**，以免掩盖病情。做好呕吐护理和术前常规准备。

（2）病情观察：**若出现下列表现，考虑为绞窄性肠梗阻，做好急症手术准备。**

1）腹痛发作急骤，起始为持续性剧痛，或在阵发性加重之间仍有持续性疼痛，呕吐出现早、频繁而剧烈。

2）**病情发展迅速，早期出现休克，抗休克治疗后症状无明显改善。**

3）腹胀不对称，腹部有局限性隆起或触及胀大肠袢。

4）**腹膜刺激征明显**，体温上升、脉率增快、白细胞计数增高。

5）**呕吐物、胃肠减压吸出液、肛门排出物为血性，或腹腔穿刺抽出血性液体。**

6）经非手术治疗症状无明显改善。

7）腹部X线检查见孤立、胀大肠袢，且不因体位时间而改变。

小试身手（4~7题共用题干）

患者，男，45岁。阑尾切除术后2年，3日来腹痛、腹胀、无排气排便。查体：右下腹压痛，肠鸣音亢进。

4.此时，最有意义的检查是

A.立位腹部平片　　　　　B.腹腔穿刺

C.血常规检查　　　　　　D.腹部B超

E.血气分析

5.此时，对病人的饮食要求是

A.流质饮食　　　　　　　B.少渣饮食

C.低钠饮食　　　　　　　D.禁食禁饮

E.普食

6.如出现休克症状，应考虑发生何种情况

A.绞窄性肠梗阻　　　　　B.粘连性肠梗阻

C.麻痹性肠梗阻　　　　　D.阑尾周围脓肿

E.吻合口瘘

7. 如出现休克症状，此时处理原则是

A. 快速输液、输血，抗休克

B. 抗休克的同时立即手术

C. 大剂量静脉滴注抗生素

D. 安置胃肠引流管，持续引流

E. 立即剖腹探查

2. 术后护理　麻醉清醒、血压平稳后**取半卧位，禁食，胃肠减压，静脉补充营养，鼓励病人早期活动**。严密观察生命体征、腹部症状与体征、伤口敷料及引流情况，及时发现术后腹腔感染、肠粘连、肠瘘等并发症。

3. 健康指导　**术后早期下床活动，防止肠粘连**。养成良好饮食习惯，忌暴饮暴食，忌食生硬及刺激性食物，避免腹部受凉和餐后剧烈活动。

锦囊妙记：空腔脏器术后的病人，如阑尾炎、肠梗阻、疝气等，宜早期下床活动，防止肠粘连；实质性脏器部分切除术后如肝癌术后、肾部分切除等，宜卧床休息，防止断面出血。

第三节　肠　瘘

浪里淘沙—核心考点

护理措施

1. 非手术治疗护理

（1）一般护理：做好心理护理，病人取低半卧位，加强肠外和肠内营养支持。

（2）**负压引流护理**：在瘘口内放置负压吸引管和滴液管，充分稀释、引流溢出的肠液，减少肠液对瘘口周围组织的腐蚀，促进炎症消退和瘘口愈合。正确安置引流管和滴液管的位置，调节负压10~20mmHg，每天等渗盐水冲洗液量2000~4000ml，若肠液稠厚、刺激性强时，应加快冲洗速度；分别记录冲洗瓶和引流瓶内液量。保持引流通畅，如双套管堵塞，取出内管清洗或转动外管。

（3）**堵瘘的护理**：外堵法适用于已形成完整、管径直的瘘管，用医用黏合胶、盲端橡胶管将瘘管堵塞，达到肠液不外漏，瘘口自行愈合的目的。护理时注意外堵物是否合适，如肠液外漏，应调整外堵方法。及时清除溢出的肠液及时更换敷料，瘘口周围涂氧化锌软膏保护皮肤。

2. 手术治疗的护理

（1）术前护理：禁食4~6天，口服肠道不吸收抗生素，术晨从肛门和瘘口两个通路清洁灌肠。清除瘘口周围油膏，保持皮肤清洁干燥。

（2）术后护理

1）观察生命体征、伤口渗血、腹腔引流管引流量和性质，有无腹腔内感染或再次发生瘘。

2）**营养支持**：**TPN直至肠功能恢复**。开始时给予低脂、适量蛋白质、高糖类、低渣饮食，肠功能恢复后，逐步增加蛋白质和脂肪。

3）做好引流管的护理：如肠排列管、肠造口管、腹腔负压引流管、胃肠减压管、导尿管等。

4）术后并发症的预防与护理

A.胃肠道或瘘口出血：因消化液腐蚀瘘附近组织和血管、肠黏膜糜烂、应激性溃疡。一旦发生局部使用血管收缩药。预防措施是充分引流漏出的肠液、有效控制感染。

B.肝肾功能障碍：因体液失衡、循环血量减少、腹腔内感染所致。定期复查肝肾功能、记出入量、合理输液、有效控制感染。

3.指导病人早期活动 瘘口封闭后进行活动。先进行肢体被动活动、深呼吸；随着体质增强，指导病人自行床上活动，当瘘口愈合，指导病人早期离床活动。

第四节 大肠癌

浪里淘沙—核心考点

护理措施

1.术前护理

（1）一般护理：给予高蛋白、高热量、高维生素易消化少渣饮食。不全肠梗阻者给予流质饮食，静脉补液，纠正体液失衡。必要时输新鲜血，增强病人的耐受力。

（2）**肠道准备**：控制饮食、口服肠道抗生素和清洁肠道，目的是避免术中污染腹腔，减少切口感染和吻合口瘘。常用方法：①控制饮食，术前3天至术前12小时口服全营养制剂，既可满足机体的营养需求，又可减少肠腔粪渣形成。②术前3天口服肠道抗生素，同时口服维生素K；③术前3天，每晚用番泻叶泡饮，或口服泻剂硫酸镁，加速康复治疗方案中不常规行术前肠道清洁，应视病人有无长期便秘史及肠道梗阻等进行适当调整。

肠道清洁采用全肠道灌洗法：术前12~14小时服用37℃等渗平衡电解质溶液，产生容量性腹泻，达到清洁肠道的目的，总灌洗量不少于6000ml。也可口服5%~10%甘露醇1500ml清洁肠道，因甘露醇在肠道内被细菌酵解后产生易爆气体，因此术中禁用电刀。

小试身手 8.患者，男，45岁。以"升结肠癌"收住入院。拟行手术切除，术前2~3天肠道准备的措施是

A.流质饮食，口服肠道抗生素和泻剂

B. 禁食，输液，口服肠道抗生素

C. 不限饮食，口服肠道抗生素和泻剂

D. 不限饮食，术前一日禁食

E. 不限饮食，术前一日禁食和灌肠

（3）术日晨放置胃管，留置导尿管，如癌肿侵犯阴道后壁，术前3日每晚冲洗阴道。

（4）心理护理：关心安慰病人，向病人介绍成功病例，增强病人战胜疾病的信心。

2. 术后护理

（1）一般护理：病人麻醉清醒、生命体征平稳后取半卧位。禁饮食，静脉补充营养。**2~3天后肛门排气或造口开放后**，拔除胃管，开始进流质饮食，1周后改为少渣半流质饮食，2周左右进普食。

（2）病情观察：密切观察生命体征，观察腹腔引流液的性状和量，观察伤口敷料有无渗液、渗血；观察造瘘口处肠黏膜的血运情况。

（3）引流管和切口护理：保持腹腔及骶前引流管通畅，防止引流管堵塞，观察引流液的量和性状。骶前引流管术后1周逐渐拔除，拔管后填塞纱条，防止伤口封闭形成无效腔。

（4）留置导尿管的护理：导尿管放置2周，每日尿道口护理2次，术后5~7天起夹闭导尿管，每4~6小时开放1次，训练膀胱收缩功能。

（5）**结肠造口护理**

1）观察造口情况：<u>开放造口前用凡士林或生理盐水纱布外敷造口，敷料浸湿后及时更换</u>。观察造口肠段血液循环和张力情况，若发现出血、坏死和回缩等，及时报告医师处理。

2）**保护腹部切口**：术后2~3天肠蠕动后开放结肠造口，为防止稀薄粪便污染腹部切口，**取左侧卧位**，并用塑料薄膜将腹部切口与造瘘口隔开。

小试身手 9. 人工肛门术后为防止粪便污染腹部切口，病人宜取

A. 右侧卧位   B. 左侧卧位   C. 平卧位

D. 低半坐位   E. 屈膝仰卧位

3）**保护造口周围皮肤**：经常清洗消毒造口周围皮肤，用复方氧化锌软膏涂抹周围皮肤，以免浸渍糜烂。每次排便后用凡士林纱布覆盖外翻的肠黏膜，外盖厚敷料保护。

4）**正确使用造口袋**：根据造口大小选择合适造口袋3~4个，**造口袋内充满1/3~1/2排泄物时应及时倾倒**。造口袋不宜长期持续使用，以防造瘘口黏膜及周围皮肤糜烂。

5）并发症预防：①造口狭窄：为预防造口狭窄，造口处拆线后**每日扩张肛门**1次，观察病人有无恶心、呕吐、腹痛、腹胀、停止排气排便等症状。②切口感染：保持切口周围清洁干燥，及时使用抗生素，<u>会阴部切口于术后4~7天开始给予1：5000的高锰酸钾溶液坐浴</u>，每天2次，以促进局部伤口愈合。③吻合口瘘：注

意观察有无吻合口瘘的表现，术后7~10天不可灌肠，以免影响吻合口愈合。

小试身手　10.对结肠造口的护理措施，**错误的**是

A. 术后2~3天，取左侧卧位

B. 保护腹部切口不受污染

C. 用氧化锌软膏涂抹造瘘口周围皮肤

D. 造口袋可以长期持续使用

E. 经常清洗消毒造口周围皮肤

3.健康指导

（1）预防大肠癌：摄入低脂、适量蛋白及高纤维素饮食；不吃发霉变食物，少吃腌、熏、烧烤和油煎炸食物，多吃新鲜蔬菜；防治慢性肠道疾病，如肠息肉、慢性结肠炎等；高危人群定期进行内镜检查。

（2）教会病人自我护理人工肛门：介绍造口护理方法和护理用品。**指导病人每1~2周扩张造口1次，持续3个月，以防造口狭窄**。每日定时结肠灌洗，训练定时排便。

（3）术后1~3个月勿参加重体力劳动。

（4）术后坚持化疗，3~6个月门诊复查一次。

参考答案

1.C　2.D　3.D　4.A　5.D　6.A　7.B　8.A　9.B　10.D

第二十章　直肠肛管疾病病人的护理

常见直肠肛管疾病

浪里淘沙—核心考点

直肠肛管疾病的护理

（一）护理评估

1.术前评估

（1）健康史：了解有无酗酒、喜食辛辣刺激性食物的习惯；有无长时间站立或腹内压增高等因素。

（2）身体状况：评估疾病的症状和体征，了解病人对疾病和治疗方法的认识。

2.术后评估　生命体征及出血情况、是否出现尿潴留以及肛门失禁等。

（二）护理措施

1.术前护理

（1）调节饮食：多吃蔬菜水果、多饮水，戒酒，少吃辛辣刺激性食物。

（2）保持大便通畅：养成每日定时排便的习惯。便秘者服液状石蜡润滑肠道。

（3）肛门坐浴：坐浴可改善局部血液循环、促进炎症吸收，缓解括约肌痉挛、减轻疼痛。坐浴盆事先消毒，<u>水温43~46℃，持续坐浴20~30分钟</u>。术后病人用0.02%高锰酸钾溶液坐浴，每日2~3次。

小试身手　1.直肠肛管疾病患者肛门坐浴的水温为

A. 28~32℃　　　　　　　B. 38~40℃　　　　　　　C. 43~46℃

D. 45~50℃　　　　　　　E. 50~60℃

（4）肠道准备：<u>术前3天进少渣饮食，口服缓泻药或肠道抗生素，术前1天进流质饮食。手术前1天晚上清洁灌肠。</u>

（5）皮肤准备：做好手术区皮肤准备，已婚女性术前冲洗阴道。

2.术后护理

（1）病情观察：观察伤口敷料有无渗血，定时测量血压、脉搏，警惕内出血。

（2）疼痛护理：术后1~2天内给予止痛药，必要时放松肛管，内填塞敷料。

（3）饮食和排便：术后3天内进食流食，逐步改为少渣饮食。48小时内服用阿片酊以减少肠蠕动，控制排便，<u>避免术后3天内解大便，促进切口愈合。3天后便秘者口服液状石蜡通便，禁忌灌肠。</u>

（4）伤口护理：术后取仰卧位时臀部垫气圈，以免伤口受压。排便时伤口被粪便污染，立即用0.02%高锰酸钾溶液坐浴，然后换药。

（5）尿潴留：因手术和麻醉刺激、切口疼痛或不习惯床上排尿可引起尿潴留。经止痛、热敷按摩、诱导排尿等处理，多能自行排尿。若因肛管内填塞敷料刺激引起尿潴留者，应及时松解敷料。

（6）预防并发症：观察有无排便困难、大便变细或肛门失禁现象。**为防止肛门狭窄，术后5~10天内用示指扩肛，每日1次**。肛门括约肌松弛者术后3天开始做肛门收缩舒张运动。

3.健康指导

（1）多饮水、多吃水果及适量粗纤维食物，戒饮酒，避免辛辣刺激性食物，保持大便通畅。养成每日定时排便的习惯，每天坚持适量运动。

（2）出院后若伤口未愈合，每次排便后坐浴。

（3）有肛门狭窄者继续行肛门扩张。若出现排便困难应及时复诊。

参考答案

1.C

第二十一章　门静脉高压症病人的护理

门静脉高压症

护理措施

1.术前护理

（1）保护肝脏，改善营养状况：①**给予适量蛋白、高热量、高维生素、低脂饮食，肝功能严重受损者限制蛋白质摄入**，补充支链氨基酸，限制芳香族氨基酸摄入；②**贫血及凝血功能差者输新鲜血、肌内注射维生素K**；③适当使用肌苷、辅酶A、葡醛内酯（肝泰乐）等保肝药物，避免使用红霉素、巴比妥类、盐酸氯丙嗪等药物。

（2）**防止食管胃底曲张静脉破裂出血**：术前卧床休息。避免劳累及恶心、呕吐、咳嗽、便秘、负重等因素；避免干硬或刺激性食物；饮食不宜过热；口服药片应研碎冲服。**术前一般不放置胃管**，必要时选细软胃管以轻巧手法插入。

> 锦囊妙记：门静脉高压症出现食管胃底静脉曲张时，术前插胃管有可能戳破食管胃底静脉引起上消化道大出血，因此术前一般不放置胃管。

（3）分流术前准备：除以上护理措施外，术前2~3天口服肠道不吸收抗生素，减少肠道氨的产生，防止术后肝性脑病的发生；手术前1天晚清洁灌肠，避免手术后肠胀气压迫血管吻合口；脾-肾静脉分流术前检查肾功能。

小试身手 1.门静脉高压症行分流术的术前护理措施中，下列正确的是

A.术前3日口服肠道抗生素

B.肝功能受损严重者限制蛋白质摄入和支链氨基酸

C.可使用巴比妥类、红霉素药物

D.术前1日晚用肥皂水灌肠

E.术前常规放置胃管

小试身手 2.门-腔静脉分流术的术前准备，**不妥**的是

A.肌内注射维生素K_1　　　　B.不进干硬食物

C.术前插胃管　　　　D.使用抗生素

E.术前1天清洁灌肠

2.术后护理

（1）观察病情变化，继续保肝治疗。

（2）**饮食护理**：胃肠蠕动后给予流质饮食，逐渐过渡到正常饮食；**分流术后限制蛋白质饮食**；忌食粗糙和过热食物；禁烟酒。

（3）**防止分流术后血管吻合口破裂出血**：取平卧位或15°低坡半卧位；翻身时动作轻柔；**鼓励早期下床活动**；保持大小便通畅。

小试身手 3.门静脉高压手术后几日可逐步下床活动

A. 3天　　　　　　　　B. 5天　　　　　　　　C. 鼓励早期下床活动

D. 10天　　　　　　　E. 14天

（4）**观察和预防并发症**：①防止脾切除术后静脉血栓形成。**术后2周内每天或隔天复查1次血小板计数**，如超过600×10^9/L时，考虑抗凝治疗，注意用药前后凝血时间变化。脾切除术后不用维生素K及其他止血药物。②**分流术后易诱发肝性脑病**，应限制蛋白质摄入，减少血氨产生，**忌用肥皂水灌肠，减少氨的吸收**，遵医嘱测定血氨浓度。若病人出现神志淡漠、嗜睡、谵妄等症状考虑为肝性脑病。

> 锦囊妙记：脾脏可以破坏血细胞，特别是血小板。脾切除以后，血小板破坏减少，计数升高，会导致血栓形成，因此脾切除以后应定期查血小板计数。

小试身手 4.门静脉高压症行脾切除及分流术后的护理，**错误**的是

A. 限制蛋白质饮食

B. 肠蠕动恢复后可给予流质饮食

C. 术后48小时内取平卧位或低半卧位

D. 定期复查血小板计数

E. 术后3天早期下床活动

（5）健康指导：保护肝功能，防止食管–胃底曲张静脉再次破裂出血。①保持心情舒畅；②合理休息，避免劳累和重体力劳动；③做好饮食指导，禁烟酒和粗糙、过热、刺激性食物；④遵医嘱使用保肝药物，定期到医院复查。

参考答案

1.A　2.C　3.C　4.E

第二十二章　肝脏疾病病人的护理

第一节　原发性肝癌

护理措施

1. 术前护理

（1）心理护理：与病人交流，鼓励病人表达内心想法和担忧。鼓励家属与病人共同面对，帮病人树立战胜疾病的信心。

（2）术前常规护理：加强营养，保护肝功能；合理休息，避免腹内压增高。

2. 术后护理

（1）一般护理：**术后1~2天内卧床休息，避免剧烈咳嗽。为防止术后出血，一般不鼓励病人早期活动。**接受半肝以上切除者，间歇给氧3~4天。**给予高蛋白、高热量、高维生素和膳食纤维丰富的饮食，**必要时提供肠内外营养支持。

（2）做好腹腔双腔引流管的护理，警惕术后腹腔内出血。

（3）维持体液平衡：对肝功能不良伴腹水者，积极保肝治疗，严格控制摄入量，准确记录24小时出入量。

小试身手 1. 关于肝癌切除术后的护理措施，**错误**的是

A. 半肝以上切除者术后间歇给氧3~4天

B. 饮食以高蛋白、高热量、高维生素和膳食纤维为原则

C. 鼓励病人早期下床活动

D. 腹水者，严格控制水和钠盐的摄入

E. 记录24小时出入水量

（4）肝动脉插管化疗病人的护理

1）向病人解释肝动脉插管化疗的目的及注意事项。

2）**做好导管护理：**①妥善固定和维护导管；②严格执行无菌技术，防止细菌逆行性感染；③为防止导管堵塞，注药后用肝素稀释液（25U/ml）2~3ml冲洗导管；④治疗期间病人可出现消化道反应和血白细胞数减少，当**血白细胞计数<4.0×10^9/L，暂停化疗**；若系胃、胆、胰、脾动脉栓塞而出现上消化道出血及胆囊坏死等并发症时，须密切观察生命体征和腹部体征，及时通知医生处理。

3）**拔管后，压迫穿刺点15分钟**，沙袋压迫6~8小时，病人取平卧位，穿刺侧肢体伸直制动6小时，绝对卧床24小时，防止形成局部血肿。

小试身手 2.肝动脉插管化疗病人的护理措施**不正确的是**

A. 妥善固定和维护导管

B. 注意观察生命体征和腹部体征

C. 注药后用肝素稀释液50U/ml冲洗导管

D. 拔管后需卧床休息24小时

E. 拔管后加压压迫穿刺点15分钟

3. 并发症的预防和护理

（1）**肿瘤破裂出血**：**是原发性肝癌常见并发症**，指导病人尽量避免腹内压增高，以防肿瘤破裂；若**病人突然主诉腹痛，伴腹膜刺激征，应考虑肿瘤破裂出血**，及时通知医生处理。

（2）**上消化道出血：是晚期肝癌、肝硬化伴食管–胃底静脉曲张者的并发症**。指导病人少吃粗纤维食物，忌浓茶、咖啡、辛辣刺激性食物，以免诱发出血；加强肝功能监测，及时纠正出凝血功能异常。一旦发生上消化道大出血，在补充血容量的同时使用双气囊三腔管压迫止血、经内镜或手术止血。

（3）**肝性脑病**：常发生于肝功能失代偿者。严密观察生命体征和意识状态，如病人出现性格、行为改变，如欣快感、表情淡漠或扑翼样震颤等，考虑为肝性脑病。

小试身手 3.患者，男性，50岁，行肝癌切除术后7天，出现精神错乱、幻觉、扑翼样震颤，伴有脑电图异常等。此时病人可能发生何种情况

A. 肝性脑病　　　　　　　　B. 昏迷

C. 脑血管意外　　　　　　　D. 失血性休克

E. 癫痫发作

第二节　肝脓肿

浪里淘沙—核心考点

一、细菌性肝脓肿

护理措施

1. 病情观察　严密观察生命体征和腹部体征。如继发脓毒血症、急性化脓性胆管炎或出现中毒性休克时应立即抢救。

2. 营养支持　提供肠内外营养支持。

3. 高热和疼痛的护理。

4. 引流管护理　妥善固定引流管，**病人取半卧位**，每天更换引流瓶，严格遵守无菌原则；**每天用生理盐水多次或持续冲洗脓腔**，观察和记录脓腔引流液的量、性质；当脓腔引流液少于10ml/d时拔除引流管，改为凡士林纱条引流，经常换药，直

至脓腔闭合。

二、阿米巴性肝脓肿

阿米巴性肝脓肿是肠道阿米巴感染后的并发症，阿米巴滋养体经溃疡面侵入门静脉分支后进入肝脏。阿米巴性肝脓肿多为单发，**好发于肝右叶，尤以右肝顶部多见**。临床上表现为发热、肝区疼痛和肝大。**治疗以抗阿米巴药物（甲硝唑、氯喹等）治疗为主**，必要时反复穿刺抽脓以及加强支持治疗。

经皮肝穿刺置管闭式引流术、手术切开引流术后采用闭式引流。

参考答案

1.C　2.C　3.A

第二十三章 胆道疾病病人的护理

第一节 胆道疾病的特殊检查及护理

护理措施

1.**B超检查** 是胆道疾病首选的检查。适用于胆道结石、肿瘤及囊性病变的诊断和阻塞性黄疸的鉴别诊断。**检查前禁食12小时、禁饮4小时**。

> 锦囊妙记：B超是胆道疾病、早期妊娠、前置胎盘、子宫肌瘤、葡萄胎等疾病首选的辅助检查方法。

2.X线检查

（1）腹部平片：X线腹部平片可显示15%的胆囊结石，胆肠内瘘时可见胆道内积气，气肿性胆囊炎时可见含气肿大胆囊影等。

（2）经皮肝穿刺胆管造影（PTC）：可了解胆管内病变部位、程度和范围。

小试身手 1.患者，女性，45岁，出现明显黄疸，粪便白陶土色。B超检查示胆总管及肝内胆管均扩张。进一步检查时首选

　A.腹部X线平片　　　　　B.口服胆囊造影

　C.静脉胆道造影　　　　　D.经皮肝穿刺胆道造影

　E.内镜逆行胰胆管造影

（3）经皮肝穿刺置管引流（PTCD）：为择期性手术做好术前准备。

（4）内镜逆行胰胆管造影（ERCP）：可了解十二指肠乳头情况。

（5）术中和术后胆管造影：可确定是否需要胆总管探查。

（6）CT：对胆道系统和肝胰等脏器的占位性病变做出准确判断。

3.核素显像扫描 可动态观察肝内外胆管和肝病变。

第二节 胆石症和胆道感染

护理措施

1.术前护理

（1）病情观察：密切观察病情变化，如出现寒战、高热、腹痛加重、腹痛范围

扩大等，应及时通知医生处理。

1）生命体征及神志变化：每4小时测量并记录生命体征。如血压下降、神志改变提示可能并发休克。

2）腹部症状和体征的变化：观察腹痛部位、性质、有无诱因及持续时间，注意黄疸及腹膜刺激征变化，观察有无胰腺炎、腹膜炎、急性重症胆管炎的发生。

3）了解实验室检查结果，准确记录24小时出入液量。

（2）缓解疼痛

1）评估疼痛部位、性质、程度、诱因、缓解和加重因素，采取措施缓解疼痛。

2）指导病人卧床休息，取舒适体位。

（3）改善营养状态

1）入院后准备手术者**禁食**，积极补充液体和电解质，以维持水、电解质和酸碱平衡。非手术治疗者根据病情决定饮食种类。

2）给予高蛋白、高碳水化合物、高维生素、低脂普通饮食或半流质饮食。不能经口进食或进食不足者，经肠外途径补充营养。

（4）对症护理

1）**黄疸病人皮肤瘙痒时外用炉甘石洗剂止痒，温水擦浴**。

2）高热时物理降温。

3）**胆绞痛发作时**给予解痉、镇静和止痛药，常用哌替啶50mg、阿托品0.5mg肌内注射，但**禁用吗啡**，以免引起括约肌痉挛，使胆道梗阻加重。

4）重症胆管炎者应加强休克护理。

小试身手 2.胆石症的病人出现胆绞痛禁用

A.阿托品　　　　　　　B.哌替啶　　　　　　　C.吗啡

D.654-2　　　　　　　E.33%硫酸镁

（5）并发症的预防

1）拟行胆肠吻合者术前3天口服甲硝唑等，术前1天晚清洁灌肠。

2）**肌内注射维生素K$_1$10mg**，每日2次，以纠正凝血功能障碍。

（6）心理护理：鼓励病人表达内心想法，消除焦虑、恐惧及紧张情绪。

2. 术后护理

（1）病情观察

1）生命体征：观察心率和心律的变化。术后注意有无意识障碍。

2）观察有无出血和胆汁渗出：包括量、速度、有无休克征象。胆道手术后易发生出血，量少表现为柏油样便或隐血试验阳性；量多时出现休克。如出现发热和严重腹痛，可能为胆汁渗漏引起胆汁性腹膜炎。

3）黄疸程度、消退情况：观察和记录大便颜色，监测胆红素含量，了解胆汁是否流入十二指肠。

（2）**T形引流管护理**：主要目的：①**引流胆汁**：胆总管切开后胆道水肿，胆汁排出受阻，胆总管内压力增高，胆汁外漏引起胆汁性腹膜炎、膈下脓肿。②**引流残余结石**：将胆囊管及胆囊内残余结石排出体外。③**支撑胆道**：避免术后胆总管切口瘢痕狭窄、管腔变小、粘连狭窄等。

小试身手 3.T管引流的目的**不包括**

A. 减轻胆道压力　　　　　　B. 减轻胆总管缝合处压力

C. 促进胃肠蠕动　　　　　　D. 防止胆汁性腹膜炎

E. 促进胆道炎症消退

1）**妥善固定，保持通畅**：引流管高度不能超过腹部切口高度，以免引流液反流。如胆汁引流量突然减少，应注意是否有胆红素沉淀阻塞或蛔虫堵塞，管道是否扭曲、受压。**如有阻塞，可用手由近向远挤压引流管或用少量无菌生理盐水缓慢冲洗，切勿用力推注。**

2）**观察胆汁的量及性状**：胆汁每天分泌300~700ml。量过少可能是T形管阻塞或肝功能衰竭所致；**量多提示胆总管下段不通**。正常胆汁呈深绿色或棕黄色，清晰无沉淀。颜色过淡、过于稀薄（肝功能不佳），浑浊（感染）或有泥沙样沉淀（结石）均属异常。

小试身手 4.胆总管下端有阻塞时，T形引流管引出的胆汁为

A. 量过多　　　　　　　　　B. 浑浊

C. 量少而色深　　　　　　　D. 棕色、稠厚

E. 量少而色淡

3）保持清洁：每日更换外接的连接管和引流瓶（袋）。

4）拔管：**术后12~14天无特殊情况，考虑拔除。**

小试身手 5.胆道手术后，T形管一般留置的时间为

A. 1~3天　　　　　　　　B. 3~5天　　　　　　　C. 6~8天

D. 8~10天　　　　　　　E. 12~14天

拔管指征：黄疸消退，无腹痛、发热，大便颜色正常；胆汁引流量逐渐减少，颜色呈透明金黄色，无脓液、结石，无沉渣及絮状物。

拔管前先在饭前、饭后各夹管1小时，拔管前1~2天全天夹管，如无腹胀、腹痛、发热及黄疸等症状，说明胆总管通畅，可以拔管。拔管前还须在X线下经T形管做胆道造影，造影后须立即接好引流管继续引流2~3天，以促进造影剂排出。如无异常，造影后再次夹闭T型管24~48小时，病人无不适即可拔管。

小试身手 6.T形引流管拔除前须

A. 无菌冲洗　　　　　　　　B. 更换引流袋

C. 应用抗生素　　　　　　　D. 检查血胆红素

E. 试验性夹管1~2天

5）拔管后局部伤口用凡士林纱布堵塞，1~2天自行封闭。

6）拔管后1周内警惕有无胆汁外漏引起腹膜炎等情况，观察病人体温、有无黄

疝或腹痛。

小试身手 7.关于T形管的护理措施，**错误**的是

A．妥善固定，保持通畅

B．T形管阻塞时可用无菌盐水冲洗

C．观察24小时胆汁引流量

D．拔管前试行夹管1~2天

E．颜色变浅、量减少可直接拔管

（3）健康指导

1）胆道手术后病人应进低脂易消化饮食，少量多餐，多饮水。

2）带T形管出院者应学会自我护理，定期复查。

3）对非手术疗法缓解的胆道疾病，如病情变化应及时就诊。

第三节　胆道肿瘤

浪里淘沙—核心考点

护理措施

1．术前准备　做好各种相关检查，了解重要脏器的功能，特别是肝功能、凝血酶原时间等。术前行护肝治疗，补充维生素K_1。进行胃肠道准备，术前1天进流质饮食，前1晚冲服番泻叶导泻。术前常规留置胃管和尿管。

2．管道护理　管道标志清楚，妥善固定，避免脱落、折叠、扭曲、受压、堵塞，保持引流通畅。

（1）观察引流量、性质，一般进食后2天如无异常可拔除。

（2）胃肠减压管　保持通畅，观察并记录引流量、性状和颜色，如有堵塞可用生理盐水冲洗，保持有效的胃肠减压，防止呕吐或吻合口瘘。减压管在术后2~3天，肛门排气后可拔出。

（3）导尿管　接无菌集尿袋，置于耻骨联合水平以下，防止集尿管扭曲，保持尿液引流通畅；一般术后麻醉完全清醒，生命体征平稳后24小时内拔除导尿管。

（4）留置T形管。护理措施见胆石症护理。

（5）胃肠功能恢复拔出胃管后，给予清淡、易消化、低脂流质或半流质饮食。

3．皮肤护理　遵医嘱使用药物或用温水擦洗缓解症状，切忌用手挠抓皮肤，以防感染。向病人解释随病情好转症状会逐渐减轻，最后消失。

4．预防并发症

（1）术后麻醉未清醒取平卧位，头偏向一侧，以免呕吐误吸；麻醉清醒、生命体征平稳后改为半卧位，促进引流。

（2）鼓励并协助病人早期下床活动。

（3）胆瘘是胆道手术后一种严重并发症。术后注意观察腹腔引流管引出液性质及测定其胆红素含量是发现胆瘘的关键。

（4）肝胆疾病术后易发生出血、切口感染。因此注意观察切口渗血、渗液情况，加强全身支持疗法，补充维生素类，尤其是补充维生素K_1，输入复方氨基酸及人血白蛋白，促进切口、吻合口愈合。

参考答案

1.D　2.C　3.E　4.A　5.E　6.E　7.E

第二十四章　胰腺疾病病人的护理

第一节　急性胰腺炎

护理措施

1. **禁食、胃肠减压**　留置胃肠减压管抽出胃液，同时可减少胃内容物刺激胰液分泌。给予抗胰酶药物，协助病人变换体位。

2. **防治休克，维持水、电解质平衡**。

3. 病情**轻者进清淡流质饮食，重者禁食**，给予TPN支持。

4. 引流管护理　分别标记每根引流管的部位及作用，保持引流通畅。腹腔双套管灌洗引流的病人，应持续腹腔灌洗，引流管负压吸引，有效控制腹腔感染。

5. 严密观察并及时处理并发症　常见并发症有急性肾衰竭、术后出血、**胰腺或腹腔脓肿、胰瘘、肠瘘**。

6. 健康教育

（1）因胰腺内分泌功能不足而出现糖尿病的病人，遵医嘱服用降糖药物。行胰腺全切者需终身注射胰岛素。定时监测血糖和尿糖。

（2）有胰腺外分泌功能不足的病人，戒酒戒烟，避免暴饮暴食，少进食脂肪，多进食蛋白质、糖类和蔬菜、水果，少食多餐，必要时加用胰酶制剂。

（3）定期随访。如病人腹部肿块不断增大，出现腹痛、腹胀、呕血、呕吐等症状，需及时就诊。

第二节　胰腺癌和壶腹周围癌

护理措施

1. 改善病人全身情况

（1）**加强营养、纠正低蛋白血症**：给予高蛋白、高糖、高维生素、低脂饮食，辅以胰酶等助消化药物。

（2）维持水、电解质平衡。

（3）**补充维生素K**　从入院起即注射维生素K，直到手术，同时进行保肝治疗。

小试身手 1.胰腺癌有明显黄疸的患者，术前需补充的维生素是

A.维生素A　　　　　　　B.维生素C　　　　　　　C.维生素D

D.维生素E　　　　　　　E.维生素K

（4）**控制糖尿病**：使用胰岛素控制血糖在7.2~8.9mmol/L，尿糖在（＋）~（－）范围内。

2.减轻黄疸　全身状态差，胆红素高于342μmol/L，粪胆原阴性，黄疸出现时间超过2周且越来越重，并有先兆肾功能不全者考虑减轻黄疸。具体方法为胆囊造瘘、PTCD、经十二指肠镜安放鼻胆引流管或胆肠引流管。

3.预防手术后并发症

（1）预防性使用抗生素：术前30分钟静脉一次性给予足量广谱抗生素。

（2）呼吸道准备：严格戒烟，最好2周以上。教病人进行深胸式呼吸锻炼。

4.术后处理

（1）**继续使用抗生素**。

（2）防止胰瘘，加强胰管引流和腹腔引流管的护理，用生长抑素八肽抑制胰液分泌。

（3）营养支持。

（4）密切观察胃管、胆道、胰管引流和腹腔引流情况，保持引流通畅，准确记录引流量并注意其性状变化。

参考答案

1.E

第二十五章 外科急腹症病人的护理

护 理

一、护理评估

1.健康史 评估腹痛的病因、诱因、发生时间、与饮食和活动的关系；腹痛发生部位、性质和程度，以及缓解或加重因素；有无消化道或全身伴随症状。

2.身体状况 腹部形态、腹痛部位、腹膜刺激征、肠鸣音和肝浊音界的改变、有无肿块，以及有无脓毒症和休克表现。

3.辅助检查 血、尿、便常规检查，肝酶谱和胆红素水平有无升高，重要脏器功能的检测，影像学有无异常发现。

4.心理和社会支持状况 病人及家属对疾病的认识和心理反应。

二、护理措施

1.**严密观察病情**

（1）观察生命体征变化，注意有无脱水或休克表现。

（2）**定时观察腹部症状和体征的变化**，如腹痛部位、范围、性质和程度，有无牵涉性痛。腹部检查**见腹膜刺激征出现或加重，提示病情恶化**。同时注意观察并分析有关伴随症状（呕吐、腹胀、发热、大小便改变、黄疸）。

小试身手 1.急腹症护理的观察过程中，哪项腹部体征最重要

A.肠鸣音的变化 　　　　B.腹壁静脉的曲张

C.腹膜刺激征的产生 　　D.腹式呼吸运动的大小

E.腹腔移动浊音的变化

（3）动态观察检查结果变化，如三大常规、血电解质、肝肾功能等，协助做好X线、CT、B超、腹腔穿刺、直肠指检等特殊检查。

2.**体位** 一般取半卧位；有大出血休克者给予平卧位。

3.**禁食、胃肠减压** 一般病人入院后暂禁食，保持胃肠减压有效的负压吸引。

4.输液或输血 建立静脉输液通路，遵医嘱给予抗生素及甲硝唑。

5.**疼痛护理** 对诊断明确的急腹症可给予解痉药和镇痛药；对已决定手术的病人，可适当使用镇痛药，以减轻其痛苦。**凡诊断不明或治疗方案未确定者禁用吗啡类镇痛药，以免掩盖病情**；外科急腹症在没有明确诊断前，应**严格执行四禁**，即：

<u>禁食、禁用止痛药、禁服泻药、禁止灌肠</u>。

6. 协助医师做好疾病治疗、常规术前准备。

7. 心理护理　安慰病人。适当地向病人说明病情变化以及有关治疗护理的意义，使病人能更好地配合。

参考答案

1. C

第二十六章　周围血管疾病病人的护理

第一节　深静脉血栓形成

浪里淘沙—核心考点

护理措施

1. 预防血栓形成　①**手术、分娩、长期卧床是引起深静脉血栓形成的重要诱因**。长期卧床病人应定时翻身。②对术后、产后妇女应指导和鼓励其早期床上活动，深呼吸，下肢被动及主动活动，如膝、踝、趾关节的伸屈、举腿活动。如病情允许鼓励病人尽早下床活动。

2. 避免血液淤滞　避免膝下垫硬枕、过度屈髋，以免影响静脉回流；避免用过紧的腰带、丝袜和紧身衣。

3. 预防静脉管壁受损　长期输液者注意保护静脉，避免在同一静脉同一部位反复穿刺；输注刺激性药物时避免药液外渗。

4. 早期发现　术后或产后病人如站立后出现下肢沉重、胀痛，应警惕下肢深静脉血栓形成。

小试身手 1. 深静脉血栓形成病人的护理措施中**不正确**的是

A. 协助长期卧床病人定时翻身

B. 患肢抬高离床面15cm

C. 避免在膝下垫硬枕、过度屈髋

D. 下床活动时穿弹力袜或应用弹力绷带

E. 长期输液者，避免在同一静脉同一部位穿刺

第二节　血栓闭塞性脉管炎

浪里淘沙—核心考点

护理措施

1. 适当保暖　保暖可使血管扩张，促进血液循环。室内温度宜保持在21℃以上。寒冷环境中避免暴露肢体。**不可使用热水袋、热水泡脚**，以免加重局部缺血缺氧。如需要四肢保暖，可将热水袋放在腹部，使血流增加，反射性扩张四肢血管。

2. 适当休息、运动和改变姿势　休息和运动适度。避免长时间处于同一姿势，

以免静脉淤血。**指导病人做勃格（Buerger）练习和行走锻炼，以促进侧支循环建立，**溃疡或坏疽病人禁用。**当腿部出现溃疡或坏疽时禁止运动。**

小试身手 2.勃格运动的主要目的是

A. 减轻下肢水肿 　　　　B. 提高肌张力

C. 促进侧支循环 　　　　D. 使患者舒适

E. 促进静脉回流

3. 预防组织损伤和感染。

4. **戒烟** 尼古丁可使血管收缩及动脉痉挛，造成坏疽。

5. **止痛** 先试用吲哚美辛、安乃近等。无效使用吗啡止痛。

6. 指导病人避免情绪激动，鼓励病人身心放松。

7. 健康教育 嘱病人戒烟，以消除烟碱对血管的毒性作用。指导病人进行肢体运动，以促进侧支循环建立。方法是：病人平卧，抬高患肢45°，坚持2~3分钟，然后双足下垂2~5分钟，再将患肢平放5分钟，同时进行踝部和足趾运动，如此反复锻炼5次，每日3~4次。

小试身手 3.关于血栓闭塞性脉管炎的护理，**错误的**是

A. 在寒冷环境中避免暴露肢体

B. 热水泡脚

C. 避免长时间处于同一姿势

D. 指导患者做勃格练习

E. 指导患者戒烟

参考答案

1.B　2.C　3.B

第二十七章 颅内压增高病人的护理

第一节 颅内压增高

护理措施

1. 一般护理

（1）**体位**：抬高**床头30°**，促进颅内静脉回流，减轻脑水肿。**昏迷病人取侧卧位**，以促进呼吸道分泌物排出。

（2）**饮食与补液**：成年人不能进食者每日静脉输液1500~2000ml，其中等渗盐水不超过500ml，保持每日尿量不少于600ml，输液时控制输液速度，防止大量输液加重脑水肿。神志清醒者给予普通饮食，限制钠盐摄入。

（3）**吸氧**：持续或间断吸氧可降低$PaCO_2$，使脑血管收缩，减少脑血流量，降低颅内压。

（4）加强生活护理，注意保护病人，避免意外损伤。**昏迷躁动不安者切忌强行约束**，以免病人挣扎导致颅内压增高。

2. **防止颅内压骤升**

（1）**卧床休息**：病房保持安静，清醒病人不要用力坐起或提重物。指导病人避免情绪激动，以免血压骤升而加重颅内高压。

（2）**保持呼吸道通畅**：呼吸道梗阻时病人用力呼吸、咳嗽，导致胸腔内压增大，颅内压增高。呼吸道梗阻时$PaCO_2$增高，脑血管扩张，脑血流量增多，加重颅内压。**昏迷病人或排痰困难者，及早行气管切开术。**

（3）**避免剧烈咳嗽和用力排便**：预防和及时治疗感冒，避免咳嗽。能进食者给予高纤维素饮食，促进肠蠕动。发生便秘者勿用力排便，遵医嘱使用缓泻剂或低压小量灌肠，避免高压大量不保留灌肠。

（4）**控制癫痫发作**：癫痫发作可加重脑缺氧和脑水肿。

3. **脱水治疗的护理**　最常用的是使用高渗性脱水剂，如**20%甘露醇250ml，在30分钟内快速静脉滴注**，每日2~4次，静脉注射后10~20分钟颅内压开始下降，维持4~6小时，可重复使用。

1. 临床上常用20%的甘露醇溶液降低颅内压，正确的输液方法是

A. 快速静脉注射

B. 缓慢静脉注射，防止高渗液产生静脉炎

C. 30分钟内滴完250ml

D. 1小时内滴完250ml

E. 1.5小时内滴完250ml

4. 应用肾上腺皮质激素　通过**改善血-脑脊液屏障通透性**，预防和治疗脑水肿，使颅内压下降。常用地塞米松5~10mg，每日1~2次静脉注射；注意**防止高血糖**、感染和应激性溃疡。

5. 冬眠低温疗法的护理　应用药物和物理方法降温，使病人处于亚低温状态，从而降低脑耗氧量和脑代谢率，减轻脑水肿。冬眠低温疗法前观察病人生命体征、意识、瞳孔和神经系统体征，作为治疗后观察对比的依据。**先按医嘱静脉滴注冬眠药物**，通过调节滴速来控制冬眠深度，**待病人进入冬眠状态后开始物理降温。降温速度以每小时下降1℃为宜，体温降至肛温33~35℃为宜**，体温过低易诱发心律失常。在冬眠降温期间要预防肺炎、冻伤及压疮等，严密观察生命体征变化，**若脉搏超过100次/分**，收缩压低于100mmHg，呼吸慢而不规则，应及时停药。冬眠低温疗法时间**一般为3~5天，停止治疗时先停物理降温，再停冬眠药物**，同时为病人加盖被子或毛毯，任其自然复温。

小试身手　2. 关于冬眠低温疗法的护理，**错误**的是

A. 先用冬眠药物后物理降温

B. 重点是头部降温

C. 每小时降温1℃为宜

D. 降温至肛温33~35℃

E. 先停用冬眠药物后停物理降温

小试身手　3. 颅内压增高患者的护理，以下正确的是

A. 昏迷患者床头抬高30°，利于减轻脑水肿

B. 昏迷患者出现躁动予以约束，避免意外受伤

C. 长期卧床病人应定时翻身拍背，鼓励咳嗽咳痰，防止呼吸道感染

D. 冬眠治疗时，先物理降温再滴注冬眠药物，降至肛温31~34℃为宜

E. 复温时先停物理降温再停冬眠药物，任其自然复温

6. 健康教育

（1）原因不明且进行性加重的头痛，经一般治疗无效；或头部外伤后出现剧烈头痛并伴呕吐者，及时到医院就诊。

（2）颅内压增高者避免剧烈咳嗽、便秘、提重物等，以免颅内压骤升引起脑疝。

（3）指导病人学习康复知识和技能，对有神经系统后遗症的病人，给予针对性的心理护理，鼓励其积极参加各项治疗和功能训练，如膀胱功能训练，以最大限度地恢复生活自理能力。

第二节　急性脑疝

浪里淘沙—核心考点

急救护理

1. **紧急处理**　保持呼吸道通畅并给氧，立即**静脉快速输入甘露醇、地塞米松、呋塞米等**，以暂时降低颅内压；同时紧急做好术前准备，密切观察生命体征、瞳孔变化。呼吸功能障碍者立即气管插管行辅助呼吸。

2. **病情观察**　观察意识、生命体征、瞳孔和肢体活动。意识可反映大脑皮质和脑干功能状态，评估意识障碍的程度、持续时间和演变过程，是分析病情进展的重要指标；急性颅内压增高早期病人生命体征常有"二慢一高"现象；瞳孔的观察对判断病变部位具有重要的意义，注意双侧瞳孔大小，是否等大、等圆及对光反射的灵敏度；颅内压增高病人出现**病侧瞳孔先小后大，对光反射迟钝或消失，应警惕小脑幕切迹疝**。

参考答案

1.C　2.E　3.E

第二十八章　颅脑损伤病人的护理

第一节　颅骨骨折

护理措施

1.脑脊液漏的护理

（1）预防逆行感染：①每日2次清洁、消毒鼻前庭或外耳道，避免棉球过湿导致液体逆流入颅内；②外耳道口或鼻前庭放置干棉球，随时更换渗湿棉球，记录24小时浸湿的棉球数，以此估算漏出液量；③**禁忌堵塞鼻腔、耳道，冲洗和滴药，脑脊液鼻漏者严禁经鼻腔插胃管、吸痰或鼻导管给氧**；④避免用力咳嗽、打喷嚏、擤鼻涕及用力排便，以免颅内压骤升导致气颅；⑤**禁忌腰椎穿刺**；⑥遵医嘱使用抗生素和破伤风抗毒素，预防颅内感染。

（2）促进脑脊液外漏通道闭合：**神志清醒者取半坐卧位，昏迷者抬高床头30°，患侧卧位**。维持半坐卧位至脑脊液漏停止3~5天，目的是借助重力作用使脑组织移向颅底，使脑膜逐渐粘连而封闭脑膜破口。

2.病情观察

注意有无颅内感染或颅内压增高症状，若脑脊液外漏多，颅内压过低引起颅内血管扩张，出现颅内低压综合征，表现为剧烈头痛、眩晕、呕吐、厌食、反应迟钝、脉搏细弱、血压偏低。注意观察脑脊液外漏量，可静脉输液缓解症状。

小试身手（1~4题共用题干）

患者，男性，38岁，13小时前骑摩托车撞在砖头上摔倒，右侧头部着地，当时神志恍惚片刻，无昏迷、头痛、呕吐。查体：BP 120/70mmHg，P 80次/分，R 20次/分。神志清，痛苦面容，对答切题。右耳流血，右耳听力下降。

1.此患者最有可能的诊断为

A.颅内压增高　　　　　　B.颅盖骨折

C.颅前窝骨折　　　　　　D.颅中窝骨折

E.颅后窝骨折

2.对该病人实施护理，以下**不正确**的是

A.保持外耳道清洁，每日清洁、消毒两次，注意棉球不可过湿

B.在外耳道口松松地放置干棉球，随湿随换，记录24小时浸湿的棉球数

C.可鼻导管给氧，但严禁经鼻置胃管，吸痰

D. 不可经耳部滴药、冲洗，禁止做腰穿

E. 避免用力咳嗽、打喷嚏、擤鼻涕及用力排便

3. 若患者出现头痛、呕吐，并有进行性意识障碍，则最有可能的诊断是

A. 脑震荡　　　　　　　　B. 脑挫裂伤

C. 硬脑膜外血肿　　　　　D. 急性硬脑膜下血肿

E. 慢性硬脑膜下血肿

4. 此时治疗护理措施首选

A. 严密观察病情　　　　　B. 保持呼吸道通畅

C. 给予适当的营养支持　　D. 减轻脑水肿，降低颅内压

E. 预防压疮及躁动时意外损伤

第二节　脑损伤

浪里淘沙—核心考点

（一）护理评估

1. **健康史**　了解受伤经过、意识状态、伤后有无颅内压增高、脑脊液漏。

2. **身体状况**　评估伤后生命体征、意识、瞳孔及神经系统体征的变化。

3. **心理和社会支持情况**　了解病人和家属对颅脑损伤及其预后的心理反应。

（二）护理措施

1. **现场急救**　首先抢救心脏骤停、窒息、开放性气胸、大出血等危及生命的情况，保持气道通畅，**禁用吗啡止痛**。大出血者补充血容量，无外出血表现而有休克症状者，应判断是否合并腹腔内脏破裂等。**开放性损伤有脑组织从伤口膨出时，在外露的脑组织周围用消毒纱布卷保护，再用纱布架空包扎**，避免脑组织受压，尽早**使用抗生素和破伤风抗毒素（TAT）**。记录受伤经过和阳性体征。

2. 一般护理

（1）**体位**：意识清醒者取斜坡卧位，促进颅内静脉回流。**昏迷病人或吞咽功能障碍者取侧卧位或侧俯卧位**，以免误吸。

（2）**营养支持**：**昏迷病人禁食**，早期肠外营养。每天静脉输液1500~2000ml，其中含钠电解质500ml，输液速度不可过快。伤后3天仍不能进食者经鼻胃管补充营养，控制盐和水的摄入。病人意识好转出现吞咽反射时可经口试喂蒸蛋、藕粉等。

（3）降温：高热时降低室温、物理降温，遵医嘱给予解热药。

（4）**躁动的护理**：查明躁动的原因，勿轻易使用镇静药，以免影响病情观察。对躁动病人不可强行约束，以免病人挣扎使颅内压进一步升高。

3. **保持气道通畅**　及时清除咽部血块和呕吐物，吸痰，舌根后坠者放置口咽通

气道，必要时气管插管或气管切开。给氧，换气量明显下降者行机械辅助通气。

4. 严密观察病情

（1）意识状态：判断意识障碍**通用的是格拉斯哥昏迷量表**（Glasgow coma scale, **GCS**），对病人的**睁眼、言语、运动**三方面的**反应分别计分**，再累计得分，用量化的方法评估意识障碍程度，最高15分，**总分低于8分表示昏迷**，分数越低提示意识障碍越严重（表2-28-1）。

表2-28-1　格拉斯哥昏迷量表（GCS）

睁眼反应	计分	语言反应	计分	运动反应	计分
自动睁眼	4	回答正确	5	按吩咐动作	6
呼唤睁眼	3	回答错误	4	刺痛能定位	5
刺痛睁眼	2	吐字不清	3	刺痛时回缩	4
不能睁眼	1	有音无语	2	刺痛屈曲	3
—	—	不能发声	1	刺痛时过伸	2
—	—	—	—	无动作	1

小试身手 5. 根据Glasgow昏迷量表，昏迷的标准为

A. <15分　　　　　　B. <13分　　　　　　C. <10分

D. <8分　　　　　　E. <3分

小试身手 6. 患者，男性，32岁，因车祸致脑外伤，护理评估时见其有音无语、疼痛刺激方能睁眼及出现肢体退缩活动，Glasgow昏迷评分为

A. 4分　　　　　　B. 6分　　　　　　C. 8分

D. 10分　　　　　　E. 12分

小试身手 7. 患者，女性，47岁，被汽车撞伤头部，唤之能睁眼，回答问题错误，检查时躲避刺激，Glasgow昏迷评分为

A. 15分　　　　　　B. 12分　　　　　　C. 11分

D. 8分　　　　　　E. 5分

（2）生命体征：**先测呼吸，再测脉搏，最后测血压**。伤后生命体征出现"两慢一高"，同时有进行性意识障碍，是颅内压增高引起的代偿性生命体征改变；下丘脑或脑干损伤出现中枢性高热；伤后数日出现高热提示继发感染。

（3）**瞳孔**：观察瞳孔形状、大小和对光反射。伤后立即出现一侧瞳孔散大，提示原发性动眼神经损伤；**伤后瞳孔正常，以后一侧瞳孔先缩小后散大**，且对光反射减弱或消失，提示**小脑幕切迹疝**；如双侧瞳孔时大时小、变化不定、对光反射消失，伴眼球运动障碍（如眼球分离、同向凝视），提示中脑损伤；双侧瞳孔散大，

对光反应消失，眼球固定伴深昏迷或去皮质强直，多为临终前的表现。伤后使用某些药物如阿托品、麻黄碱会使瞳孔散大，吗啡、氯丙嗪使瞳孔缩小。

（4）**锥体束征**：原发性脑损伤引起偏瘫等局灶症状，受伤当时已出现，且不再继续加重；伤后一段时间出现或继续加重的肢体偏瘫，同时伴意识障碍和瞳孔变化，多是小脑幕切迹疝压迫中脑的大脑脚，损害锥体束纤维引起。

5. 减轻脑水肿，降低颅内压　**使用高渗脱水药、利尿药、肾上腺皮质激素减轻脑水肿、降低颅内压**。避免颅内压升高的诱因。

6. 预防并发症　如压疮、关节僵硬、肌肉挛缩、呼吸道和泌尿系感染。

7. 手术护理　紧急做好术前准备，术前2小时内剃净头发，洗净头皮，待术中再次消毒。术后搬动病人前后观察呼吸、脉搏和血压的变化。小脑幕上开颅术后取健侧或仰卧位，避免切口受压；小脑幕下开颅术后取侧卧或侧俯卧位。手术中常放置引流管，护理时严格无菌操作。严密观察并及时发现术后颅内出血、感染、癫痫以及应激性溃疡等并发症。

8. 健康指导

（1）对失语、肢体功能障碍或生活不能自理的病人，病情稳定后即开始康复锻炼。

（2）对外伤性癫痫病人，按时服药控制症状发作，逐渐减量直至停药。

（3）对脑损伤后的各种后遗症适当治疗，指导病人部分生活自理；指导家属生活护理方法及注意事项。

参考答案

1.D　2.C　3.C　4.D　5.D　6.C　7.C

第二十九章　常见颅脑疾病病人的护理

护　理

一、护理评估

1. 术前评估

（1）健康史：询问病史，了解发病原因。脑卒中病人有长期高血压及脑动脉硬化病史，脑出血常与剧烈活动、情绪激动、饮酒、用力排便等有关。

（2）身体状况：评估生命体征、意识、瞳孔、肌力、肌张力、感觉功能及深浅反射和病理反射。注意有无颅内压增高和脑疝症状。

（3）心理社会状况。

2. 术后评估　评估手术方式、麻醉方式和术中经过，了解引流管放置位置及引流情况。

二、护理措施

1. 术前护理

（1）心理护理：耐心倾听病人诉说，帮助病人树立战胜疾病的信心。

（2）术前常规准备：备皮，经口鼻蝶窦入路手术病人术前一天剃胡须、剪除鼻毛，加强口腔和鼻腔护理。

（3）昏迷病人加强口腔和皮肤护理。

2. 术后护理

（1）体位：**麻醉未清醒取侧卧位**，防止呕吐误吸。**意识清醒后抬高床头15°~30°，促进颅内静脉回流**。术后避免压迫减压窗。**搬动病人或为病人翻身时，专人扶持头部使头颈部成一直线**，防止头颈部过度扭曲或震动。

（2）严密观察病情：观察生命体征、意识、瞳孔和肢体活动情况等，使用**Glasgow昏迷量表进行评分和记录**。观察切口敷料和引流情况，保持切口敷料清洁干燥，避免切口感染。观察有无脑脊液漏。头部使用无菌绷带包扎，枕上垫无菌治疗巾并经常更换，定时观察有无渗血和渗液。术后2~4天是脑水肿高峰期，遵医嘱使用脱水剂，注意观察颅内压增高症状。定期监测电解质、血气分析，准确记录24小时出入量。

（3）营养和补液：术后24小时，病人意识清醒，吞咽、咳嗽反射恢复进流质饮食，第2~3天给半流质饮食，以后逐渐过渡到普通饮食。颅后窝手术易发生舌咽、迷走神经功能障碍而出现吞咽困难、饮水呛咳，术后应严格禁食禁饮，通过鼻饲提供营养，待吞咽功能恢复后逐渐进食。术后长期昏迷者经鼻饲提供营养，热量不足者经静脉补充，鼻饲后勿立即搬动病人以免引起呕吐和误吸。

（4）呼吸道护理：昏迷病人或后组脑神经（第Ⅸ~Ⅻ对）麻痹者，吞咽、咳嗽反射差，呼吸道分泌物不易排出，易发生坠积性肺炎，及时清除呼吸道分泌物，保持气道通畅。密切观察病人有无呼吸困难、烦躁不安等呼吸道梗阻情况。

（5）脑室引流的护理：经颅骨钻孔放置引流管，引流脑脊液，以降低颅内压，并通过脑室外引流采集脑脊液标本进行化验，必要时向脑室内注药治疗。开颅手术后脑脊液持续外引流，目的是暂时降低颅内压及监测颅内压变化。护理措施：

1）妥善固定：将引流管及引流袋妥善固定在床头，引流管开口高于侧脑室平面10~15cm，以维持正常颅内压。

2）控制引流速度和量：引流量每日不超过500ml，避免颅内压骤降。

3）保持引流通畅：引流管内不断有脑脊液流出，管内液面随病人呼吸上下波动提示引流通畅。

若引流管无脑脊液流出，可能原因有：①颅内压低于10~15cmH$_2$O，此时将引流瓶降低到有脑脊液流出；②引流管放入脑室过长而盘曲成角，请医师将引流管缓慢向外抽出至有脑脊液流出的水平，重新固定；③管口吸附于脑室壁，将引流管轻轻旋转，使管口离开脑室壁；④引流管被小血块阻塞，可挤压引流管或在严格无菌操作下用注射器抽吸，切不可用盐水冲洗，以免管内阻塞物被冲入脑室系统，造成脑脊液通路受阻。

4）观察引流量和性质：若引流出大量血性脑脊液提示脑室内出血，脑脊液浑浊提示感染。

5）严格无菌操作：预防逆行感染，每天更换引流袋，更换时先夹住引流管，防止空气进入或脑脊液逆流入颅内。

6）拔管指征：引流时间为1~2周，开颅术后脑室引流不超过5~7天；拔管前做头颅CT检查，并夹管24小时，夹管期间观察神志、瞳孔及生命体征变化。若无颅内压增高症状可拔管，拔管时先夹闭引流管，以免管内液体逆流入颅内引起感染。拔管后注意观察有无脑脊液漏出。

小试身手 1.颅脑术后患者的脑室外引流护理，**错误**的是

A. 引流管开口应高于侧脑室平面10~15cm

B. 控制引流速度和量，每日引流量不超过500ml为宜

C. 若因颅内压太低无引流液流出时，可缓慢降低引流瓶至有脑脊液流出

D. 引流管被小血块阻塞时，可用少量生理盐水轻轻冲洗

E. 更换引流袋时，应先夹住引流袋，防止逆行感染

（6）创腔引流的护理：颅内肿瘤切除后，放置创腔引流管，引流血性渗液和气体。手术后创腔引流瓶放置于头旁枕上或枕边，高度与头部创腔保持一致。术后48小时，将引流瓶略放低，以较快地引流出创腔内液体，使脑组织膨出，以减少局部残腔。引流3~4天后，当血性脑脊液转清，即可拔除引流管。

（7）硬脑膜下引流：慢性硬脑膜下积液或血肿如已经形成完整包膜，可采用颅骨钻孔放置引流管，以排空积液，使脑组织膨出消灭无效腔。术后病人取平卧位或头低足高患侧卧位。引流瓶低于创腔30cm，术后不用强力脱水药，不严格限制水分摄入，避免颅内压过低影响脑膨出。

（8）术后并发症的观察和护理

1）出血：多发生在术后24~48小时内。病人意识清楚后又出现嗜睡甚至昏迷或意识障碍进行性加重、伴有颅内压增高和脑疝症状。术后严密观察意识、瞳孔、生命体征、肢体活动及引流情况，避免颅内压增高，一旦发现有颅内出血征象，及时报告医师，做好再次手术止血的准备。

2）感染：手术后常见的是切口感染、脑膜炎及肺部感染。

3）尿崩症：垂体腺瘤切除手术累及下丘脑影响血管升压素分泌，病人出现多尿、多饮、口渴，每日尿量大于4000ml，尿比重低于1.005。给予垂体后叶素治疗时应准确记录出入量，根据尿量和血清电解质水平调节用药剂量。

4）应激性溃疡：丘脑下部及脑干受损后可引起应激性胃溃疡。病人呕吐大量血性或咖啡色胃内容物，伴有呃逆、腹胀及黑便等。术后使用雷尼替丁等药物预防，一旦发生胃出血，立即放置胃管，抽净胃内容物后用小量冰水洗胃、经胃管或全身使用止血药物，并静脉补液、输血预防休克。

5）癫痫：多发生在术后2~4天脑水肿高峰期，因术后脑组织缺氧及皮层运动区受激惹引起。癫痫发作时给予抗癫痫药物，病人卧床休息，吸氧，保证睡眠，避免情绪激动，注意保护病人，记录发作经过。

（9）健康指导

1）功能锻炼：病情稳定后早期开始康复训练，瘫痪肢体坚持被动及主动锻炼；对失语、智力减退的病人，进行语言和智力训练。

2）术后出现癫痫的病人，遵医嘱长期服用抗癫痫药物，并定期检查白细胞和肝功能。

3）出院后继续鼻饲者，教会家属鼻饲的方法和注意事项。

4）脑卒中病人有再次脑出血、脑栓塞的危险，高血压病人应规律服药，将血压控制在适当水平。脑肿瘤术后病人一旦出现颅内压增高和神经定位症状，应及时就诊。

5）去骨板减压的病人外出时戴安全帽，防止意外事故挤压减压窗。

参考答案

1.D

第三十章　胸部损伤病人的护理

护　理

浪里淘沙—核心考点

一、护理评估

1. 健康史　询问受伤时间、经过，伤后病情，有无昏迷、咯血等。询问病人有无心肺疾病病史。

2. 身体状况　观察生命体征是否平稳，有无意识障碍、呼吸循环功能状况。胸部闭合性损伤应观察有无内脏损伤，有无活动性出血；开放性损伤应注意损伤部位、胸壁缺损情况，是否有胸腹腔器官损伤等。

3. 心理-社会状况　了解病人有无焦虑或恐惧。了解病人和家属对损伤及其预后的认知程度等。

二、护理措施

1. **现场急救**　当胸部损伤病人病情危及生命时，应立即急救。

（1）**连枷胸**：用厚棉垫加压包扎患处胸壁，消除反常呼吸。

（2）**开放性气胸**：立即用敷料（最好为凡士林纱布）封闭胸壁伤口，变开放性气胸为闭合性气胸，阻止气体继续进入胸膜腔。

（3）积气量多的闭合性气胸或**张力性气胸**：立即**穿刺抽气**或胸膜腔闭式引流。

> 锦囊妙记：胸部损伤病人的现场处理可记为：多根多处肋骨骨折—加压包扎；开放性气胸—封闭伤口；张力性气胸—穿刺放气。

2. 维持呼吸功能

（1）保持呼吸道通畅，预防窒息。鼓励病人有效咳嗽、咳痰，及时清除呼吸道内血液、痰液及呕吐物。

（2）痰液黏稠不易咳出者使用祛痰药及雾化吸入，以稀释痰液促使其排出。必要时吸痰。吸氧，必要时气管切开，使用呼吸机辅助呼吸。

（3）病情稳定后取半坐卧位。每小时协助病人咳嗽，深呼吸。协助病人翻身、拍背，以避免肺不张。

3. 病情观察

（1）严密观察生命体征、神志、瞳孔和肢体活动情况；观察有无气管移位、皮下气肿。

（2）观察有无气促、发绀、呼吸困难等，注意呼吸频率、节律、幅度及缺氧症状。

（3）必要时监测CVP和尿量等，观察有无心脏压塞征象。如出现心脏压塞立即通知医生处理。

4.补充血容量，维持正常心排出量

（1）迅速建立静脉输液通路，在监测CVP的前提下，补充液体，维持水、电解质和酸碱平衡。

（2）**剖胸探查指征**：经补充血容量，病情无明显好转且出现**胸腔内活动性出血者，需做好剖胸止血的准备。**

5.减轻疼痛与不适　肋骨骨折的病人使用胸带固定，或用1%普鲁卡因做肋间神经封闭。当病人咳嗽或咳痰时，指导病人用双手按压患侧胸壁，以减轻疼痛。

6.预防感染　①密切观察体温变化，每4小时测体温1次。②及时清创、缝合、包扎伤口，注意无菌操作。③鼓励病人深呼吸、咳嗽、排痰以促进肺扩张。④保持胸腔闭式引流管通畅，及时引流出积血、积气，预防胸腔内感染。⑤遵医嘱使用抗生素。⑥有开放性伤口者注射破伤风抗毒素。

7.床旁急救　疑有心脏压塞者，迅速行剑突下心包穿刺或心包开窗探查术，以解除急性心脏压塞，并尽快做好剖胸探查的准备。术前以快速输血为主，其他抗休克措施为辅。**若发生心脏骤停，立即行床旁开胸挤压心脏，解除心脏压塞，指压控制出血，并迅速送手术室抢救。**

8.**胸腔闭式引流病人的护理**

（1）目的与适应证

1）目的：①引流胸膜腔内渗血、渗液及气体；②重建胸膜腔负压，维持纵隔在正常位置；③促进肺膨胀。

2）适应证：中量、大量气胸、开放性气胸、张力性气胸、血胸、脓胸及心胸手术后引流等。

（2）胸腔引流管的放置部位：**引流积液一般在腋中线和腋后线间第6或7肋间插管引流；引流积气在锁骨中线第2肋间；脓胸常选在脓液积聚的最低部位。**

> 锦囊妙记：气体向上走，所以穿刺放气的位置较高，在锁骨中线第2肋间；液体、脓液向低处积聚，所以穿刺排液的位置较低，在腋中线的第6~8肋间。

小试身手 1.气胸患者行胸膜腔闭式引流，插管位置常在
A.第2肋间锁骨中线　　B.第4肋间锁骨中线　　C.第8肋间腋前线
D.第6肋间腋中线　　E.第7肋间腋后线

（3）**护理措施**

1）**保持管道密闭**：①检查引流装置是否密闭及引流管有无脱落；②**水封瓶长**

玻璃管没入水中3~4cm，并始终保持直立；③引流管周围用油纱布严密包盖；④**搬动病人或更换引流瓶时须双向夹闭引流管**，以防空气进入；⑤**引流管连接处脱落或引流瓶损坏，立即用双钳夹闭胸壁引流导管**，并更换引流装置；⑥**如引流管从胸腔脱出，立即用手捏闭伤口处皮肤**，消毒处理后用凡士林纱布封闭伤口。

小试身手 2. 胸腔引流管若从患者胸壁伤口脱出，护士应立即

A. 用手捏紧引流管

B. 将引流管立即插回皮肤

C. 用手捏紧放置引流管处的皮肤

D. 更换引流管

E. 嘱病人暂停呼吸

2）**严格无菌操作，防止逆行感染**：①引流装置保持无菌；②保持胸壁引流口处敷料清洁干燥，及时更换渗湿敷料；③引流瓶应低于胸壁引流口平面**60~100cm**，防止瓶内液体逆流进入胸膜腔；④定时更换引流瓶，更换时严格执行无菌操作。

3）**保持引流管通畅**：①病人取半坐卧位；②定时挤压胸膜腔引流管，防止引流管阻塞、扭曲、受压；③鼓励病人咳嗽、深呼吸及变换体位，促进胸腔内液体、气体排出。

4）**观察和记录**：①观察长玻璃管中的水柱波动。一般情况下水柱上下波动4~6cm。如水柱波动过高，提示有肺不张；**如无波动，提示引流管不畅或肺已完全扩张**；如病人出现胸闷气促、气管向健侧偏移等，疑为引流管被血块堵塞，须捏挤或使用负压间断抽吸引流瓶的短玻璃管，使其恢复通畅。②观察引流液体的量、性质、颜色，并准确记录。

5）**拔管**：置管48~72小时后，观察无气体逸出，或引流量明显减少且颜色变浅，**24小时引流液<300ml，脓液<10ml**，X线胸片提示肺膨胀良好无漏气，无呼吸困难，即可拔管。在拔管时嘱病人先深吸一口气，**在深吸气末屏气迅速拔管**，并迅速用凡士林纱布和厚敷料封闭胸壁伤口，外加压包扎固定。拔管后24小时观察病人有无胸闷、呼吸困难、切口漏气、渗液、出血、皮下气肿等。

小试身手 （3~5题共用题干）

患者，男，45岁，胸部外伤导致左侧血气胸，现已安置胸腔闭式引流管。

3. 以下哪项不是胸腔闭式引流的目的

A. 引流胸膜腔内渗液、渗血和气体

B. 重建胸膜腔内负压

C. 维持纵隔正常位置

D. 减轻胸部疼痛

E. 促进肺膨胀

4. 若患者发生闭式引流管脱出，现场处理首先是

A. 报告医生　　　　　　B. 用手捏闭伤口处皮肤

C. 将脱出引流管重新插入　　D. 给氧

E. 送手术室

5. 下列哪种状况是最佳的拔管指征

A. 水封瓶内无气泡逸出或一日引流量<300ml，X线证实左肺完全膨胀

B. 胸腔闭式引流长管内水柱停止波动

C. 胸腔闭式引流长管内水柱波动<1cm

D. 胸腔闭式引流量连续两天<50ml，夹管后患者无呼吸困难

E. 胸透证实左肺完全复张

参考答案

1.A　2.C　3.D　4.B　5.A

第三十一章　脓胸病人的护理

护　理

一、护理评估

1. 健康史　发病经过、诊治措施和效果。

2. 身体状况　评估发热、胸痛、气促、咳嗽咳痰、发绀及杵状指等症状。胸部有无塌陷、畸形、肋间隙饱满或变窄，气管是否居中，呼吸音改变、叩诊呈浊音等。

3. 辅助检查　血常规、影像学检查及脓液细菌培养结果。

4. 心理社会支持状况　评估病人的应对能力，家属的关心和支持程度。

二、护理措施

1. 改善呼吸功能

（1）体位：取半坐卧位，以利呼吸和引流，有支气管胸膜瘘者取患侧卧位，以免脓液流向健侧引起窒息。

（2）保持呼吸道通畅：协助痰多者排痰或体位引流，遵医嘱使用抗生素。

（3）给氧，氧流量2~4L/min。

（4）协助医师完成治疗：①急性脓胸应尽早行胸腔穿刺抽脓。抽脓后胸腔内注入抗生素。脓液多时分次抽吸，每次抽脓量不超过1000ml，穿刺过程中及穿刺后注意观察病人有无不良反应。脓液黏稠、抽吸困难或伴支气管胸膜瘘者行胸腔闭式引流。②慢性脓胸，胸廓成形术后，病人取术侧向下卧位，用厚棉垫、胸带加压包扎，根据肋骨切除范围，在胸廓下垫一硬枕或加沙袋1~3kg压迫，以控制反常呼吸。如病人行胸膜纤维板剥脱术，术后应严密观察生命体征及引流液性状和量。若血压下降、脉搏细速、尿量减少、烦躁不安，或胸腔闭式引流术后2~3小时内每小时引流量大于100ml且呈鲜红色，应立即快速输血，遵医嘱使用止血药，必要时二次开胸止血。

> 锦囊妙记：尿潴留一次放尿，胸腔积气一次放气，胸腔积脓一次抽液均不超过1000ml；羊水过多一次放羊水不超过1500ml；心包积液一次抽液不超过200ml。

小试身手 1.急性脓胸时，每次抽脓量不超过

A. 500ml   B. 800ml   C. 1000ml

D. 1500ml   E. 2000ml

（5）呼吸功能训练：鼓励病人有效咳嗽、咳痰、吹气球及深呼吸功能训练，使肺膨胀，增加通气量。

（6）保证引流通畅：急性脓胸病人如能及时彻底排尽脓液，使肺膨胀、脓腔闭合，一般可痊愈。慢性脓胸病人引流管不宜过细，引流位置适当，勿插入过深，以免影响脓液排出。若脓腔明显缩小，脓液不多，纵隔已固定，可将闭式引流改为开放引流。开放式引流应保持局部清洁，及时更换敷料，妥善固定引流管，防止滑脱。引流口周围皮肤涂氧化锌软膏。

2. 减轻疼痛 指导病人腹式呼吸，减少胸廓运动，减轻疼痛，必要时镇静、镇痛。

3. 降温 高热者物理降温，鼓励病人多饮水，必要时药物降温。

4. 加强营养 鼓励病人进食高蛋白、高热量和高维生素饮食。合理搭配饮食，保证营养供应。必要时给予少量多次输血或肠内外营养支持，以纠正贫血、低蛋白血症和营养不良。

5. 保持皮肤清洁 协助病人定时翻身，活动肢体，按摩背部及骶尾部皮肤，以改善局部血液循环、增加机体抵抗力。及时更换衣被，保持床单清洁干燥，预防压疮发生。

6. 心理护理 经常与病人交谈，关心体贴病人，坦诚回答病人问题，鼓励病人树立战胜疾病的信心。

参考答案

1.C

第三十二章 肺部疾病外科治疗病人的护理

第一节 肺结核

浪里淘沙—核心考点

护理措施

1. 休息　缓解病人紧张、焦虑情绪，保证病人休息。
2. 营养　保证营养供给，给予高蛋白质、高热量和高维生素饮食。
3. 维持出入量平衡　如病人大量盗汗，应记录出入量，补充充足液体。
4. 保持个人清洁卫生

（1）保持口腔清洁，鼓励病人咳痰。咯血后用生理盐水漱口，去除口腔血腥味。

（2）保持皮肤清洁干燥，对出汗多的病人，及时更衣。长时间卧床者按时翻身，按摩背部，以促进血液循环，预防压疮。

5. 保持呼吸道通畅

（1）指导病人深呼吸，有效咳嗽、咳痰。

（2）痰液黏稠者雾化吸入，促进痰液排出。痰液多者采取体位引流。

（3）鼓励病人**患侧卧位**，减少患侧肺活动以促进愈合。

（4）病人咯血时，应绝对卧床休息，在患侧胸部敷冰袋，观察咯血量和生命体征，预防窒息。

小试身手 1. 肺结核患者的呼吸道护理中，以下哪项**不正确**

A. 指导深呼吸，有效咳嗽、咳痰

B. 痰液黏稠者，予以雾化吸入

C. 痰液多者，采用体位引流

D. 鼓励健侧卧位，促进愈合

E. 出现咯血时，应绝对卧床休息，并预防窒息

6. **预防感染**　对开放性病人**实行隔离**。

（1）接触病人前后须彻底洗手，保持室内良好通风。

（2）实施呼吸道隔离，嘱病人咳嗽或打喷嚏时用卫生纸掩住口鼻；若接触传染期病人应戴口罩。

（3）痰吐在卫生纸或泡有消毒液的广口瓶中，**用过的卫生纸集中焚烧处理**。收集在广口瓶中的痰液消毒处理。

（4）限制探视者，探视者应保持适当距离，以防飞沫传染。

（5）打扫病室时应湿扫，更换床单时避免扬起床单。

（6）病人出院后彻底消毒、灭菌。

小试身手 2.开放性肺结核患者须进行隔离，以下措施错误的是

A.接触患者前、后必须彻底洗手

B.嘱患者咳嗽或打喷嚏时以卫生纸掩住口鼻

C.集中消毒处理痰液、尿液及粪便

D.探视者须保持适当距离

E.湿扫病室，更换床单时避免扬起床单

小试身手 3.肺结核病人行胸廓成形术后加压包扎胸部的目的是

A.减轻局部疼痛　　　　　　B.利于病人术后活动

C.减少局部出血　　　　　　D.减少胸廓震动

E.避免反常呼吸

第二节　肺　癌

浪里淘沙—核心考点

护理措施

1.术前护理

（1）减轻焦虑：耐心回答病人所提出的问题，减轻其焦虑不安的情绪。

（2）纠正营养和水分不足：保持口腔清洁，改善食欲。营养不良者给予肠内外营养。

（3）改善肺功能，预防术后感染

1）戒烟：术前劝告病人戒烟。

2）呼吸功能失常病人：应用IPPB治疗。

3）保持呼吸道通畅：若支气管有大量分泌物行体位引流。若痰液黏稠不易咳出，给予超声雾化，必要时吸痰。观察痰液的量、颜色、黏稠度及气味；遵医嘱给予支气管扩张药、祛痰药。

4）注意口腔卫生，若有龋齿或上呼吸道感染应先治疗，以免术后并发肺部感染。

5）遵医嘱使用抗生素。

（4）手术前指导

1）指导病人练习腹式呼吸、有效咳嗽和翻身，促进肺扩张。

2）指导病人练习使用深呼吸训练器，预防肺部并发症。

3）指导病人床上练习腿部运动，避免下肢静脉血栓形成。

4）手术侧手臂及肩膀运动练习，维持关节全范围运动及正常姿势。

5）告诉病人术后放置引流管（或胸管）的目的及注意事项。

2. 术后护理

（1）保持气道通畅：①鼓励病人深呼吸，咳嗽、咳痰，必要时吸痰。②观察病人呼吸频率、节律，双肺呼吸音；病人有无气促、发绀等征象。③给氧。④稀释痰液：如呼吸道分泌物黏稠，可用糜蛋白酶、地塞米松、氨茶碱、抗生素等雾化吸入，达到稀释痰液、抗炎、解痉、抗感染的目的。

（2）维持生命体征平稳：①术后每15分钟测量生命体征1次；脉搏和血压平稳后改为半小时至1小时1次；②注意有无呼吸窘迫；③如血压持续下降，应考虑为心脏疾病、出血、疼痛、组织缺氧或循环血量不足引起。

（3）安置合适体位

1）麻醉未清醒前取平卧位，头偏向一侧，防止呕吐物误吸引起窒息或并发吸入性肺炎。

2）血压稳定后取**半坐卧位**。

3）肺叶切除者取平卧位或左右侧卧位。

4）**肺段切除术或楔形切除术者避免手术侧卧位**，最好取健侧卧位，以促进患侧肺扩张。

5）**全肺切除术者**应避免过度侧卧，取1/4患侧卧位，以预防纵隔移位和压迫健侧肺引起呼吸循环功能障碍。

小试身手 4. 有关肺部手术后卧位的叙述，以下**不正确**的是

A. 意识未恢复时取平卧位，头偏向一侧

B. 血压稳定后，采取半坐卧位

C. 肺叶切除者，采取平卧或左右侧卧位

D. 肺段切除术者，采取手术侧卧位

E. 全肺切除术者，采取1/4侧卧位

小试身手 5. 行一侧全肺切除的肺癌病人，术后应取

A. 平卧位　　　　　　　B. 右侧卧位　　　　　　C. 左侧卧位

D. 1/4侧卧位　　　　　　E. 患侧卧位

6）如有血痰或支气管瘘者取患侧卧位。

7）避免采用垂头仰卧式，以防横膈上升而妨碍通气。

8）若有休克征象，抬高下肢或穿弹力袜，促进下肢静脉血液回流。

（4）减轻疼痛，增进舒适

1）遵医嘱给予镇痛药。注意观察病人呼吸频率，是否有呼吸抑制现象。

2）取舒适体位，半卧位时在病人头颈下置枕头，以增加病人舒适度。

3）如病情允许，协助或指导病人翻身，以增加病人舒适度，预防并发症。

（5）维持体液平衡和补充营养

1）严格掌握输液量和速度，防止循环负荷过重引起肺水肿。全肺切除术后应控制钠盐摄入量，**24小时补液量控制在2000ml内，速度以20~30滴/分为宜**。

小试身手 6. 全肺切除术后禁食病人24小时补液量**不宜**超过

A. 1000ml　　　　　　　　B. 1500ml　　　　　　　　C. 2000ml

D. 2500ml　　　　　　　　E. 3000ml

小试身手 7. 肺癌患者术后的输液速度为

A. 20~30滴/分　　　　　　　　B. 30~40滴/分

C. 40~50滴/分　　　　　　　　D. 50~60滴/分

E. 60~70滴/分

2）记录出入量，维持体液平衡。

3）当病人意识恢复且无恶心，拔除气管插管后即可开始饮水。

4）肠蠕动恢复后即可开始进食清淡流质、半流质饮食；若进食后无任何不适可改为普食，给予高蛋白、高热量、高维生素、易消化饮食。

（6）活动与休息

1）鼓励病人早期下床活动，预防肺不张。术后第1天，生命体征平稳，鼓励及协助病人下床或在床旁站立移动；严密观察病人病情变化，如出现头晕、气促、心动过速、心悸和出汗等症状应立即停止活动。术后第2天起，扶病人围绕病床在室内行走3~5分钟，以后逐渐增加活动量。

2）促进手臂和肩膀运动，预防术侧肩关节僵直及失用性萎缩。病人清醒后，护士可协助病人进行臂部、躯干和四肢活动，每4小时1次；术后第1天开始做肩臂的主动运动。全肺切除术后的病人，鼓励取直立功能位，以恢复正常姿势。

（7）伤口护理：检查敷料是否干燥、有无渗血。

（8）维持胸腔引流通畅

1）执行胸腔闭式引流常规护理。

2）密切观察引流液颜色、性质和量，当引流出大量鲜红色血液时（每小时>200ml），考虑有活动性出血。

3）全肺切除术后胸腔引流管一般呈钳闭状态，为保证术后患侧胸腔内有一定的渗液，避免纵隔移位。可酌情放出适量气体或引流液，以维持气管、纵隔居于中间位置，每次放液量不宜超过100ml，速度宜慢，避免快速大量放液引起纵隔移位，导致心脏骤停。

拔管：术后24~72小时病人病情平稳，无气体及液体流出后，考虑拔除胸腔引流管。

小试身手 8. 全肺切除术后，以下护理措施**错误**的是

A. 密切观察病人气管位置、呼吸情况

B. 鼓励深呼吸，有效咳嗽、咳痰

C. 严格控制补液速度，20~30滴/分为宜

D. 早期下床活动，鼓励取直立的功能位

E. 胸腔闭式引流管开放，保持引流通畅

（9）出院前指导：①告诉病人出院后数周内进行呼吸运动及有效咳嗽；②保持口腔清洁，避免出入公共场所或与上呼吸道感染者接触，避免居住或工作在布满烟雾、灰尘及化学性刺激的环境中，戒烟；③维持良好的营养状况，充分休息；④如有伤口疼痛、剧烈咳嗽及咯血等症状应复诊；⑤化疗过程中监测血常规变化，定期复查血常规和肝功能等。

参考答案

1.D　2.C　3.E　4.D　5.D　6.C　7.A　8.E

第三十三章　食管癌病人的护理

食管癌

护理措施

1. 术前护理

（1）心理护理：讲解各种治疗方法的意义、配合要点与注意事项。动员家属在心理和经济方面给予病人支持。

（2）**营养支持**：①口服：能口服者，指导病人进食高热量、高蛋白、高维生素的流质或半流质饮食。②如病人仅能进食流质饮食或长期不能进食者，可静脉补充营养或提供肠内外营养。

（3）保持口腔卫生。

（4）呼吸道准备：吸烟者术前劝其戒烟。训练病人有效咳痰和腹式呼吸，以利于术后减轻伤口疼痛，主动排痰，达到增加通气量、改善缺氧、预防术后肺炎和肺不张的目的。

（5）胃肠道准备

1）术前1周分次口服抗生素达到局部消炎和抗感染的目的。

2）术前3天改流质饮食，术前12小时禁食，8小时禁饮。

3）对进食后有滞留或反流者，术前1天晚用生理盐水100ml加抗生素经鼻胃管冲洗食管及胃，减轻局部黏膜充血水肿，减少术中污染，防止吻合口瘘。

4）结肠代食管的病人，术前3~5天口服抗生素，如甲硝唑、庆大霉素或新霉素等；术前2天进食无渣流质饮食，术前晚清洁灌肠或全肠道灌洗后禁食。

5）手术日晨常规置胃管，通过梗阻部位时不能强行插入，以免戳破食管。

2. 术后护理

（1）每30分钟监测并记录生命体征1次，病情稳定后1~2小时1次。

（2）呼吸道管理：术后密切观察呼吸状态、频率和节律，听诊双肺呼吸音，有无缺氧。气管插管拔除前随时吸痰，保持气道通畅。术后第1天鼓励病人深呼吸、吸深呼吸训练器，促使肺膨胀。痰多、咳痰无力者如出现呼吸浅快、发绀、呼吸音减弱等**痰阻塞现象应立即用鼻导管深部吸痰**，必要时用纤维支气管镜吸痰或气管切开吸痰。

（3）维持胸腔闭式引流通畅，观察引流液的量、性状：**如术后2~3小时内胸腔**

<u>闭式引流量为每小时100ml</u>，鲜红色并有血凝块，**病人烦躁不安、血压下降、脉搏细速、尿少等表现，应考虑为活动性出血**；若引流液中有食物残渣，考虑为食管吻合口瘘；若<u>引流液量多，由清亮转浑浊，提示乳糜胸</u>。术后2~3天，引流液呈暗红色，量逐渐减少，24小时量<50ml，病人无呼吸困难，听诊呼吸音正常，X线检查肺膨胀良好，可拔除引流管。拔管后注意伤口有无渗出，有无胸闷、气促、胸腔内是否有残留积液，若有异常应拍X线胸片，证实后行胸腔穿刺排液。

（4）饮食护理

1）禁饮禁食：①术后3~4天禁食禁饮；②禁食期间不可下咽唾液，以免感染造成食管吻合口瘘；③禁食期间持续胃肠减压，通过静脉补充营养；④术后3~4天肛门排气、胃肠减压引流量减少后拔除胃管。

2）饮食护理：①停止胃肠减压24小时后若无吻合口瘘开始进食。<u>先饮少量水，术后5~6天给予全量清流质</u>，每2小时100ml，每日6次。术后3周病人如无特殊不适可进普食，但应少食多餐，细嚼慢咽，防止进食量过多、速度过快。②避免进食生、冷、硬食物，以免引起吻合口瘘。③进食量过多、过快或因吻合口水肿可导致呕吐，严重者应禁食，给予肠外营养，待3~4天水肿消退后继续进食。④术后3~4周出现吞咽困难，应考虑为吻合口狭窄，行食管扩张术。⑤食管胃吻合术后出现胸闷、进食后呼吸困难，是由于胃拉入胸腔，肺受压暂时不能适应引起。<u>指导病人少食多餐</u>，1~2个月后多可缓解。⑥食管癌、贲门癌切除术后可发生胃液反流至食管，出现反酸、呕吐等症状，平卧时加重，嘱<u>病人餐后2小时内勿平卧</u>，睡眠时垫高枕头。

（5）**胃肠减压的护理**：①术后3~4天行胃肠减压，妥善固定，保持胃管通畅。②严密观察引流液的量、性状和颜色。③术后6~12小时内从胃管内抽吸少量血性液或咖啡色液，以后引流液逐渐变浅。若<u>引流出大量鲜血</u>，病人烦躁、**血压下降、脉搏细速、尿量减少等**，应考虑为吻合口出血，须立即通知医生处理。④经常挤压胃管，避免管腔堵塞。胃管不通畅时用少量生理盐水冲洗并回抽，避免胃扩张增加吻合口张力而引发吻合口瘘。⑤<u>胃管脱出后不能再盲目插入，以免戳穿吻合口，导致吻合口瘘</u>。

小试身手 1.关于食管癌根治术后胃肠减压的护理措施，**错误的是**

A. 妥善固定，防止脱出

B. 经常挤压胃管，防止堵塞

C. 胃管不畅时，可用少量生理盐水冲洗

D. 胃管脱出后应立即插入

E. 术后胃管放置3~4天，待肛门排气后拔除

（6）**胃造瘘术后护理**：观察造瘘口周围有无渗液。胃液对皮肤刺激大，及时更换渗湿敷料并在瘘口周围涂氧化锌软膏或置凡士林纱布保护皮肤。

（7）**结肠代食管术后护理**：保持置于结肠祥内的减压管通畅。注意观察腹部体

征，如从减压管内吸出大量血性液体或呕吐大量咖啡样液并伴全身中毒症状，考虑代食管的结肠襻坏死，立即通知医生处理。

（8）放化疗护理：有恶心、呕吐者，给予对症处理。放化疗病人易并发感染，应减少探视，注意口腔卫生，预防上呼吸道感染。放疗病人注意保持照射部位皮肤清洁。

（9）并发症的护理

1）吻合口瘘：多发生在术后5~10天，**是术后最严重的并发症**。发生原因包括：①食管无浆膜覆盖、肌纤维呈纵向排列，易发生撕裂；②食管血供呈节段性，易造成吻合口缺血；③吻合口张力太大；④感染、营养不良、贫血、低蛋白血症等。**吻合口瘘**主要表现为：**呼吸困难、胸腔积液、全身中毒症状**，包括**高热、白细胞计数升高，休克甚至脓毒血症**。

小试身手 2.患者，男性，50岁，行食管癌根治术后第11天，进少量流食后出现高热、胸痛，最可能是

A. 脓胸　　　　　　　　　　B. 乳糜胸

C. 吻合口狭窄　　　　　　　D. 吻合口瘘

E. 气胸

护理措施：①**立即禁食**，直至吻合口瘘愈合；②胸腔闭式引流；③抗感染治疗及肠外营养；④严密观察生命体征及有无休克症状；⑤需再次手术者完善术前准备。

2）乳糜胸：多发生在术后2~10天，因**伤及胸导管所致**，病人表现为胸闷、气急、心悸，血压下降。一旦发生置胸腔闭式引流，及时引流胸腔内乳糜液，促进肺膨胀。同时用18.75 mmHg（2.5 kPa）低负压持续吸引，促进胸膜粘连；同时可行胸导管结扎并给予肠外营养。

小试身手 3.患者，女，62岁。食管癌切除术后10日，进少量食物后出现胸痛，呼吸困难。最可能发生的并发症是

A. 乳糜胸　　　　　　B. 吻合口狭窄　　　　　　C. 食物反流

D. 伤口裂开　　　　　　E. 吻合口瘘

参考答案

1.D　2.D　3.E

第三十四章　心脏疾病病人的护理

体外循环围手术期护理

一、概述

体外循环是将回心的静脉血从上下腔静脉或右心房引出体外，在人工心肺机内进行氧合和排出二氧化碳，气体交换后，再由血泵输回体内动脉继续血循环。在心肺转流状态下，可阻断心脏血流，在直视下进行心内操作。

二、护理评估

1. 术前评估

（1）健康史：了解病人发病情况及诊治经过，家族中有无心脏疾病史。

1）一般资料：年龄、身高、体重、发育、饮食习惯及营养状况。

2）既往史、药物史：有无颅脑外伤史及其他伴随疾病。

（2）身体状况：了解疾病特征、类型、重要脏器功能等。

1）心脏和全身症状：如生命体征、皮肤色泽、有无发绀及杵状指（趾）、心功能、活动耐力等。

2）辅助检查结果。

（3）心理和社会支持状况　评估病人对疾病的认知程度和心理承受力。

2. 术后评估

（1）手术中情况：麻醉方式、术中转流、阻断循环时间及术中各器官功能状况。

（2）术后病情

1）麻醉是否清醒，对疼痛的耐受程度。

2）监测心脏、呼吸功能：术后心功能状况及心电监护的变化；有无缺氧征象，气管插管位置，呼吸状态，双肺呼吸音情况。

3）**血液供应与微循环情况**：皮肤色泽、温度、湿度，人造动脉血管移植术后病人肢端脉搏能否扪及，大隐静脉–冠状动脉旁路术后病人趾端颜色、皮温及血管充盈情况。

（3）引流情况：尿量、颜色和比重；各引流管引流液颜色、性质和量；伤口敷料是否渗血、渗液等。

三、护理措施

1. 术前护理

（1）心理护理：根据病人的心理特点给予心理疏导。

（2）**预防和控制感染**：口腔黏膜、皮肤及呼吸道感染是导致病人发生感染性心内膜炎的潜在因素，术前指导病人戒烟；冬季保暖，防止感冒和呼吸道感染；注意口腔、皮肤卫生，避免黏膜和皮肤损害，积极治疗感染灶。

（3）营养支持：术前进食高热量、高维生素、低脂、低胆固醇饮食；心功能不全者，限制钠盐摄入；进食少者经静脉补充营养；心源性恶病质者术前输清蛋白、新鲜血浆、全血等，以纠正低蛋白血症和贫血。

（4）控制病情，预防并发症：①冠心病或主动脉瘤病人术前卧床休息，严密观察胸痛情况，遵医嘱使用硝酸甘油，冠心病病人**术前3~5天停服抗凝药**、洋地黄、奎尼丁、利尿药等，口服氯化钾，防止术中出血不止或发生洋地黄毒性反应以及心律失常。②对伴有高血压、高血脂、糖尿病者，应控制血压、血脂或血糖。③发绀型先心病者术前1周间断吸氧，注意休息，防止腹泻、感冒等引起脱水，警惕缺氧性晕厥发作。④术前避免头颅外伤。

（5）做好心导管及造影检查的护理：检查过程中严密观察病人伤口出血情况及血压、心率、心律、神志等。检查后观察伤口有无渗血，导管拔除后穿刺部位压迫止血15~30分钟，沙袋压迫24小时，观察肢体肤色，预防血栓形成。

小试身手 1. 心导管检查术后，穿刺部位需按压止血

A. 5~10分钟　　　　　　　B. 10~15分钟

C. 15~30分钟　　　　　　D. 30~60分钟

E. 60~120分钟

（6）备皮、交叉配血、药物过敏试验，测量身高、体重、计算体表面积等。

2. 术后护理

（1）循环系统护理

1）监测血压：动脉测压可连续观察动脉收缩压、舒张压和平均压。动脉测压常选桡动脉插管测量。术后宜控制平均动脉压为70~90mmHg（9.3~12kPa）并保持稳定。收缩压低于**80mmHg（10.67kPa）**或降至原先值的2/3即属低血压，应结合意识、尿量、末梢循环的情况给予处理。动脉测压时：①严格执行无菌操作，防止感染；②测压前调好零点；③严防空气进入造成空气栓塞；④观察穿刺部位有无肿胀、出血，导管有无脱落，远端皮肤颜色、温度等；⑤拔管后压迫局部止血。

小试身手 2. 体外循环术后有关动脉测压的护理中，**不正确**的是

A. 控制平均动脉压为70~90mmHg（9.3~12kPa）

B. 收缩压低于90mmHg（10.67kPa）或降至原先值的2/3时属低血压

C. 严格执行无菌操作

D. 测压前须调试好零点

E. 在测压、取血等操作中严防气栓形成

2）**监测心功能**：术后48小时内连续监测生命体征，每15分钟1次，平稳后改为每30分钟1次；观察左房压、右房压、肺动脉和肺动脉楔压。测压时应：①严格无菌操作；②保持管道通畅；③测压前调好零点；④预防导管折断或导管接头脱落、出血；⑤咳嗽、呕吐、躁动、抽搐及用力时均影响结果，安静10~15分钟后再测；⑥拔管后局部压迫止血，监测心律、心率变化。

3）监测体温：术后体温低于35℃时应复温；体温逐渐回升至常温时，及时撤除保暖措施并防止体温反跳。若体温升至39℃以上，可能是因致热原或多肽物质引起。术后体温升至38℃，应立即使用冰枕、冰敷或乙醇擦浴降温；若高达39℃以上，应给予药物降温，如阿司匹林0.5~1g加冰盐水50~100ml保留灌肠，或冰盐水加甘露醇灌肠。

4）**观察肤色、皮温**：密切观察病人皮肤颜色、温度、湿度、动脉搏动以及唇、甲床、毛细血管和静脉充盈情况。若指（趾）甲床由苍白变红润，提示组织灌注良好；发绀提示灌注不足、氧合不全。

（2）呼吸系统护理：心脏术后病人常规**机械通气**。

1）妥善固定气管插管，定时测量气管插管长度，防止气管移位或脱出。

2）密切观察呼吸频率、节律、深浅度，每15~30分钟听诊1次呼吸音。

3）监测呼吸功能：密切观察病人有无发绀、鼻翼扇动、点头或张口呼吸及神志情况。观察呼吸机是否与病人呼吸同步，监测动脉血气分析，根据结果调整呼吸机参数，潮气量为10~15ml/kg体重，氧浓度为50%，呼吸频率为11次/分。

4）保持呼吸道通畅，预防并发症：及时清除呼吸道分泌物、呕吐物。对坠积性肺炎者吸痰前将氧浓度调至70%以上。呼吸道分泌物多且黏稠者气管内滴入糜蛋白酶稀释痰液。吸痰动作轻柔，每次吸痰时间不超过15秒，以防机体缺氧；如心电图异常，血氧饱和度持续下降应停止吸痰。

5）气管导管气囊每4~6小时放气1次，防止长时间压迫引起黏膜糜烂、出血。

6）拔除气管插管后雾化吸入，减轻喉头水肿，指导病人深呼吸、有效咳嗽。

（3）**肾功能监护**：术后病人可出现少尿、无尿、高血钾、尿素氮及血肌酐升高等。术后应加强监护，护理措施为：①术后留置导尿管，每小时记录1次尿量，每4小时测尿pH值及比重；②维持尿量1ml/（kg·h），注意尿液颜色，有无血红蛋白尿等；③发生血红蛋白尿时静脉滴注5%碳酸氢钠以碱化尿液；④尿量减少时及时处理；⑤疑为肾衰竭者限制水和电解质摄入，严格记录出入量；控制橘子、香蕉、红枣等高钾食物摄入；⑥停止使用肾毒性药物，如发生急性肾衰竭，考虑做人工肾或透析治疗。

（4）心包、纵隔引流管的护理：①保持引流通畅，每2小时挤压1次；②每小时记录引流量、色与性质的变化；③术后3~4小时内，若10岁以下小儿血性引流液>50ml/h，成年人>100ml/h，引流液呈鲜红色，有较多血凝块，伴血压下降、脉搏细速、躁动、出冷汗等，考虑为**活动性出血**，应立即处理；④密切观察病情，监测有无心包压塞，一旦确诊为心包压塞、心包或胸腔内有活动性出血，应立即做好二次开胸止血的准备。

（5）**体位、活动与功能锻炼**：麻醉未清醒取平卧位、头偏向一侧。麻醉清醒后，生命体征平稳取半坐卧位。

小试身手 3.为了保持心包纵隔引流管的通畅，患者生命体征平稳，宜取

A. 平卧位   B. 半坐位

C. 头高脚低位   D. 侧卧位

E. 端坐位

根据病人心功能情况制定活动计划，术后第1天，鼓励病人坐起在床上活动；术后2~3天，视病情下床活动；拔除引流管后，可增加下床活动次数。大隐静脉-冠状动脉旁路移植术后2小时即可开始活动，抬高双下肢5~10次，做患侧下肢、脚掌、趾功能锻炼。

（6）**并发症的观察与护理**：常见并发症有出血、心律失常、心力衰竭、低心排综合征、感染、急性肾衰竭。一旦发生应积极处理。遵医嘱使用抗生素预防感染。

（7）神经系统监护：术后严密观察意识、瞳孔、运动及感觉功能。①对呼唤有反应且能遵指令做面部动作或活动肢体者，考虑无严重中枢神经系统损害；②神志不清、烦躁者考虑脑损害。

（8）出院指导

1）消化道护理：指导病人养成规律排便的习惯，防止便秘。

2）**活动与休息**：根据心功能情况逐渐增加活动量，术后1年内避免重体力劳动和剧烈运动。

3）自我监测：①有无气促、呼吸困难、发绀、胸痛、水肿、尿量减少；②定期检查血压、血糖和血脂；③注意体温变化；④防寒保暖，避免呼吸道感染，避免在湿热或寒冷的地方活动。

4）药物指导：①遵医嘱使用强心药物；②**长期服用抗凝药物者注意监测凝血酶原时间，根据监测结果调整药物剂量**；③**如需做其他外科手术，应暂停抗凝药物**；④**除非有大出血危险，一般不用维生素K**；⑤**不使用阿司匹林类解热镇痛药**；⑥注意观察有无出血倾向。

小试身手 4.风湿性瓣膜病患者行机械瓣膜置换后，需长期服用的药物是

A. 肝素   B. 华法林   C. 维生素K

D. 利多卡因   E. 阿司匹林

5）加强功能锻炼，定期复查。

参考答案

1.C   2.B   3.B   4.B

第三十五章　泌尿系统损伤病人的护理

第一节　肾损伤

浪里淘沙—核心考点

护理措施

1. 休息　绝对卧床休息2~4周，过多过早离床活动有可能致再度出血。

小试身手　1. 肾损伤患者须绝对卧床休息的时间为

A.1~2周　　　　　　　　　B.2~4周　　　　　　　　　C.5~6周

D.休克纠正后　　　　　　E.血尿消失后

2. **严密监测血压、脉搏、呼吸、神志及全身症状**　肾为实质性脏器，质地脆弱，血流丰富，故开放性肾损伤约85%合并休克，闭合性肾损伤约40%合并休克。

3. 病情观察

（1）**动态观察血尿颜色，若颜色逐渐加深提示出血加重**。

（2）准确测量并记录腰腹部肿块大小、观察腹膜刺激征，以判断渗血渗尿情况。

（3）动态监测血红蛋白和血细胞比容，以了解出血情况。

（4）定时观察体温和血白细胞计数，判断有无继发感染。

4. 观察疼痛部位和程度　患侧躯体或上腹部出现钝痛，由肾被膜张力增加或软组织损伤所致。**尿液、血液渗入腹腔或同时有腹内脏器损伤，可出现腹部疼痛及腹膜刺激征**。

5. 维持水、电解质平衡　及时输液，维持足够尿量，如病情许可鼓励病人经口摄入；使用止血药物，控制出血。根据病情及时补充血容量，预防休克。

6. 有手术指征者在抗休克的同时积极进行术前准备。危重病人尽量少搬动，以免加重损伤和休克。

7. 健康教育

（1）大部分肾挫裂伤病人经非手术治疗可治愈。肾组织脆弱，损伤后4~6周挫裂伤才趋于愈合，因此病人须绝对卧床休息，**过早活动易使血管内凝血块脱落，发生继发性出血**。恢复后3个月不宜干重体力劳动，不宜做剧烈运动。

（2）多饮水，保持尿路通畅，减少尿液对损伤创面的刺激。

（3）观察尿液颜色、排尿通畅程度及患侧肾有无胀痛。

（4）血尿停止，肿块消失，**5年内定期复查**。

（5）**严重损伤致肾脏切除后，嘱病人应注意保护对侧肾脏**。

第二节　膀胱损伤

浪里淘沙—核心考点

护理措施

1. 对膀胱挫伤的病人做好尿液观察及导尿管护理。

2. 对膀胱破裂的病人做好抗休克治疗，术后做好造瘘管护理。

第三节　尿道损伤

浪里淘沙—核心考点

护理措施

1. 密切观察生命体征，预防休克。

2. **术后留置导尿管2~4周**，促进尿道修复。留置导尿管期间做好导尿管护理。

小试身手 2. 尿道损伤患者术后应留置导尿管

A. 5~7天　　　　　　　　B. 7~10天　　　　　　　　C. 1~2周

D. 2~4周　　　　　　　　E. 3~4周

3. 因病人卧床时间长，为保持大便通畅，术后第3天服用缓泻剂。

4. **病人拔除导尿管后，根据需要定期做尿道扩张术**。先每周1次，持续1个月后逐渐延长间隔时间。

小试身手 3. 防止尿道狭窄最好的办法是

A. 理疗　　　　　　　　　B. 多饮水

C. 使用抗生素　　　　　　D. 多使用肾上腺皮质激素

E. 定期尿道扩张

参考答案

1. B　2. D　3. E

第三十六章　泌尿系统结石病人的护理

护　理

一、护理评估

1. 术前评估

（1）健康史

1）一般资料：评估流行病学资料。

2）既往史：有无泌尿系梗阻、感染和异物史，有无甲亢、痛风、肾小管性酸中毒、长期卧床病史。

（2）身体状况

1）局部状况：疼痛性质、部位，有无血尿、膀胱刺激症状和尿路感染。

2）全身状况：肾功能及营养状况。

3）辅助检查情况：实验室、影像学检查结果。

（3）心理和社会支持状况：病人对疾病相关知识的认知程度和心理承受能力。

2. 术后评估

（1）康复状况：结石排出和尿液引流情况，切口情况，有无尿路感染。

（2）肾功能状态：尿路梗阻解除程度，肾积水和肾功能恢复情况，残余结石对泌尿系的影响。

（3）心理和认知状况：病人对术后护理的配合及有关知识的掌握情况。

（4）预后判断：评估尿石症的预后和复发的可能性。

二、护理措施

1. 非手术治疗

（1）**大量饮水**，**每日饮水量2500~3000ml**，维持尿量2000ml以上，稀释尿液可延缓结石形成并防止结石复发。合并感染时尿量多可促进引流，有利于感染控制。

（2）当结石合并感染时，观察体温及全身情况，遵医嘱使用抗生素。

（3）肾绞痛者卧床休息，深呼吸，放松肌肉以减轻疼痛。**遵医嘱给予解痉止痛药**。

（4）体外冲击波碎石治疗后，注意观察排尿情况及尿液性状，**注意碎石排出情况，宜用过滤网过滤尿液**。对于巨大肾结石体外冲击波碎石后嘱病人向患侧躺48~72小时，以后逐渐间断起立，以防碎石屑快速排出形成石街。

小试身手 1. 巨大肾结石体外冲击波碎石后应

A. 平卧位24小时

B. 患侧卧位24~48小时

C. 健侧卧位24~48小时

D. 患侧卧位48~72小时

E. 健侧卧位48~72小时

（5）根据结石成分指导病人合理饮食。

2. 手术治疗

（1）术前护理：遵医嘱使用抗生素控制感染。了解疼痛部位、性质，观察血尿情况及有无结石排出。输尿管切开取石的病人，术前1小时摄腹平片定位结石。拍摄后保持定位时体位。

（2）术后护理：注意伤口及引流管护理，肾盂造瘘者不常规冲洗，以免引起感染。勿压迫、冲洗、折叠。肾实质切开取石及肾部分切除的病人，**绝对卧床2周**，以减轻肾损伤，防止复发出血。耻骨上膀胱切开取石术后保持切口清洁干燥，及时更换敷料。

小试身手 2. 肾实质切开取石及肾部分切除的患者，应绝对卧床

A. 1周

B. 2周

C. 3周

D. 4周

E. 5周

参考答案

1. D　2. B

第三十七章　泌尿、男性生殖系统结核病人的护理

肾结核

护理措施

1. 术前护理

（1）一般护理：鼓励病人进食营养丰富、富含维生素饮食，多饮水以减轻结核性脓尿对膀胱的刺激，保证休息，改善全身营养状况。

（2）药物护理：**术前进行2~4周的抗结核治疗**，如病情较重应先进行3~4个月的抗结核治疗。

小试身手 1. 肾结核患者术前护理措施中最重要的是

A. 多饮水　　　　　　　　B. 心理护理

C. 留置导尿管引流尿液　　D. 进行2~4周抗结核治疗

E. 给予营养充分、富含维生素饮食

（3）观察膀胱刺激症状、血尿或脓尿的变化，如夜尿次数明显增多，影响病人睡眠时可保留尿管引流尿液。

2. 术后护理

（1）病情观察：观察病人血压、脉搏及有无术后出血迹象。

（2）**体位**：肾切除病人血压平稳后取**半卧位**。鼓励早期活动，以减轻腹胀、利于引流。**保留肾组织的病人，卧床7~14天，减少活动，以避免继发性出血或肾下垂**。

（3）饮食：待肛门排气后开始进食易消化、营养丰富食物。

（4）引流管护理：观察并记录引流液颜色、性质和量。

（5）**观察健肾功能**：一侧肾切除，另一侧肾能否完成代谢需要，**是肾手术后护理观察最关键点**。准确记录24小时尿量，观察第一次排尿时间、尿量、颜色。若术后6小时仍无排尿或24小时尿量较少，提示健肾功能障碍，应积极处理。

（6）预防感染：术后观察体温及血白细胞计数变化，合理使用抗生素预防感染，及时更换切口敷料，充分引流，适时拔管减少异物刺激及分泌物增加。

3. 健康教育

（1）康复指导：加强营养、注意休息、适当活动、避免劳累。肾造瘘者加强自身护理，防止继发感染。

（2）**用药指导**：①**术后继续抗结核治疗6~9个月以上**，防止结核复发。②**坚持联**

合、规律、全程，不可随意间断或减量、减药。③用药期间定期复查肝、肾功能，测听力、视力等。若出现恶心、呕吐、耳鸣、听力下降等及时就诊。④勿用和慎用对肾有害的药物。

（3）定期复查：术后每月检查尿常规和尿结核杆菌，连续半年尿中无结核杆菌称为稳定阴转。5年不复发可认为治愈。

（4）预后：早期正规治疗肾结核，防止膀胱产生严重结核病变及肾积水。

参考答案

1.D

第三十八章　泌尿系统梗阻病人的护理

良性前列腺增生

1. 术前护理

（1）饮食：指导病人食用粗纤维、易消化饮食，防止便秘；忌饮酒及辛辣食物；鼓励病人多饮水，严禁憋尿，以免诱发急性尿潴留。

（2）**引流尿液**：残余尿多或有尿潴留致肾功能不全者行**留置导尿持续引流**，改善膀胱逼尿肌和肾功能。

2. 术后护理

（1）病情观察：严密观察病人意识状态及生命体征。

（2）**防止固定或牵拉气囊尿管移位，而失去气囊压迫膀胱颈口的作用，导致出血。**

小试身手 1. 前列腺摘除术后留置气囊尿管的主要目的是

A. 膀胱引流
B. 膀胱冲洗

C. 压迫前列腺窝，防止出血
D. 防治感染

E. 观察引流量

（3）饮食：术后6小时无恶心、呕吐，可进流食，鼓励病人多饮水，1~2天后无腹胀即可恢复正常饮食。

（4）膀胱冲洗：术后常规用**生理盐水持续冲洗膀胱3~5天**。①冲洗速度根据尿色而定，**色深则快、色浅则慢**。前列腺切除术后会出现肉眼血尿，随时间延长血尿颜色变浅，若尿色深红或逐渐加深，提示活动性出血，应及时处理。②确保冲洗管道通畅，若引流不畅应及时施行高压冲洗抽吸血块，以免造成膀胱充盈、膀胱痉挛而加重出血。③准确记录冲洗量和排出量，尿量＝排出量－冲洗量。

> 锦囊妙记：尿液颜色深提示膀胱内出血量多，因此应加快冲洗速度，防止出血多形成血凝块堵塞尿管口。

小试身手 2. 前列腺术后进行膀胱冲洗，以下**不正确**的是

A. 常规用生理盐水持续冲洗3~5天

B. 应保持稳定的冲洗速度

C. 确保冲洗管道通畅

D. 引流不畅时应及时高压冲洗抽吸血块

E. 准确记录冲洗量和排出量

（5）膀胱痉挛：多因导尿管刺激、血块堵塞尿管引起。病人出现阵发性剧痛、诱发出血。一旦发生应嘱病人深呼吸，放松腹部肌肉。

（6）不同手术方式的护理

1）经尿道电切除术（TUR）：观察有无TUR综合征，原因是术中大量冲洗液被吸收使血容量急剧增加，形成稀释性低钠血症，术后几小时内病人出现烦躁、恶心、呕吐、抽搐、昏迷，严重者出现肺水肿、脑水肿、心力衰竭等。此时应减慢输液速度，使用利尿药、脱水药对症处理。术后3~5天尿液颜色清澈后即可拔除导尿管。

小试身手 3. 患者，男性，72岁，患前列腺增生。入院后经尿道行前列腺电切术，术后护理中发现病人血钠较低，其主要原因是

A. 输液量过多

B. 输液速度过快

C. 引流不畅造成膀胱充盈、膀胱痉挛

D. 膀胱痉挛引起阵发性剧痛、诱发出血

E. 术中大量的冲洗液被吸收，形成稀释性低钠血症

2）开放手术：耻骨上前列腺切除术后放置耻骨上膀胱造瘘管和三腔气囊导尿管，前者为膀胱减压，减轻伤口的张力以促进愈合，后者是用来引流尿液及膀胱冲洗。

（7）预防感染：观察体温及白细胞计数，如有畏寒、发热等症状，应观察附睾有无肿大及疼痛。早期使用抗生素，每日用消毒棉球擦拭尿道口2次，防止感染。

（8）术后并发症的护理：①避免腹内压增高及便秘，禁止灌肠或肛管排气，以免造成前列腺窝出血。②加强活动指导，防止静脉血栓形成。③一旦出现膀胱痉挛给予积极治疗和护理。

参考答案

1.C　2.B　3.E

第三十九章　泌尿、男性生殖系统肿瘤病人的护理

第一节　肾　癌

浪里淘沙—核心考点

护理措施

1. 术前护理　观察尿液颜色、疼痛性质，有无突发肾绞痛及腰部持续疼痛。如肿瘤过大，协助做好肾动脉栓塞术及肾动脉插管化疗的护理。贫血病人保证营养摄入，遵医嘱输血。

2. 术后护理

（1）严密观察生命体征、出血倾向，保证输血、输液通畅。

（2）做好伤口引流管的观察和护理。

（3）根治性肾切除术后病人清醒、血压平稳后**取半卧位**。**肾部分切除的病人卧床3~5天以防出血**。

小试身手　1. 肾癌患者肾脏部分切除术后应卧床

A. 1~2天　　　　　　　B. 2~3天　　　　　　　C. 3~5天

D. 5~7天　　　　　　　E. 7~14天

（4）监测肾功能，记录24小时尿量。

（5）术后禁食，待肠功能恢复后进食。

（6）适当使用镇静药，减轻疼痛。

3. 健康教育

（1）注意尿液颜色变化，如有血尿及早就诊。

（2）**嘱病人慎用对肾功能有损害的药物，保护健侧肾功能**。

（3）指导病人遵医嘱定期复查。定期复查胸部X线，及早发现肺部转移灶。

第二节　膀胱癌

浪里淘沙—核心考点

护理措施

1. 术前护理

（1）病情观察：每日观察和记录排尿情况和血尿程度。

（2）饮食：给予高蛋白、易消化、营养丰富食物，以纠正贫血，改善全身营养

状况。多饮水可稀释尿液，以免血块堵塞尿路。

（3）行膀胱全切肠道代膀胱术的病人行肠道准备。

2. 术后护理

（1）观察生命体征：严密观察生命体征，保持输血、输液通畅；发现休克及时治疗。

（2）膀胱肿瘤电切术后常规冲洗1~3天，密切观察冲洗液颜色，根据引流液颜色调整冲洗速度，以免血块堵塞尿管。停止冲洗后指导病人多饮水，达到自身冲洗的目的。

（3）膀胱肿瘤电切术后6小时即可进食，给予营养丰富，粗纤维饮食，忌辛辣刺激食物，防止便秘。

（4）膀胱全切术后持续胃肠减压，密切观察引流液性质、颜色和量。待胃肠功能恢复后拔除胃管开始进食，从糖水、米汤开始，逐渐过渡到流食、半流食直至普食。密切观察病人进食后有无恶心、呕吐、腹泻、腹胀、腹痛、肠梗阻症状。

（5）回肠膀胱术后密切观察尿路造口血运情况，及时发现造口并发症。保持伤口、造口部位敷料清洁干燥。

（6）预防感染：监测体温及血白细胞计数，观察有无感染发生。

（7）引流管的护理：①各种引流管贴标签分别记录引流情况，保持引流通畅。②拔管时间：回肠代膀胱术后10~12天拔除输尿管引流管和回肠膀胱引流管，改为佩戴皮肤造口袋；可控膀胱术后8~10天拔除肾盂输尿管引流管，12~14天拔除贮尿囊引流管，2~3周拔除输出道引流管，训练自行排尿。

3. 健康教育

（1）康复指导：①术后适当锻炼，加强营养，增强体质。②禁止吸烟，对密切接触致癌物质者加强劳动保护。

（2）用药指导：术后半月行放疗和化疗。

（3）定期复查。

（4）自我护理：尿流改道术后腹部佩戴接尿器者，应学会自我护理，避免集尿器的边缘压迫造口，定时更换尿袋。

第三节 前列腺癌

浪里淘沙—核心考点

护理措施

1. 术前护理

（1）病程长、体质差、明显血尿者卧床休息，每日观察和记录排尿情况和血尿程度。

（2）做好内分泌治疗的指导和护理。

2. 术后护理

（1）密切观察病人生命体征，做好呼吸道护理。

（2）观察伤口渗出情况，保持伤口敷料清洁干燥。

（3）做好尿管及引流管护理，防止泌尿系逆行感染。

（4）做好尿失禁病人的生活护理，指导病人做肛提肌锻炼。

3. 健康教育　嘱病人密切观察排尿情况，出现异常及时就诊。根治术后应定期进行尿道扩张。告知病人定期复查PSA的意义。

参考答案

1.C

第四十章　男性性功能障碍、节育者的护理

第一节　男性性功能障碍

浪里淘沙—核心考点

护理要点

1. **心理护理**　对病人有同情心，寻找造成性功能障碍的精神心理因素，以取得病人信任，更好地配合治疗。

2. 术前护理　①备皮，保持会阴部清洁。②消除引起性功能障碍的危险因素，如各种血管疾病、慢性酒精中毒、吸烟等。

3. 术后护理　①注意观察局部血液循环、阴茎皮肤水肿和伤口情况，遵医嘱使用雌激素防止阴茎勃起，以减轻局部充血和渗出。②妥善固定，防止大小便污染伤口，预防感染发生。③伤口疼痛者尽早给予镇痛药。

4. **用药指导**　应用硝酸甘油或硝普钠治疗的病人绝对禁用西地那非，肝肾功能不全者慎用西地那非。

第二节　男性节育

浪里淘沙—核心考点

护理要点

1. 心理护理　输精管结扎术安全可靠，术前解除病人的思想顾虑，纠正不正确认识，增加信心。

2. 术前护理　①普鲁卡因皮试。②清洗外阴部、剃去阴毛，更换清洁内裤。

3. 术后护理　①留院观察1~2小时，如阴囊内无出血和血肿可离院。②术后注意休息，7天内不骑自行车、避免剧烈活动、洗澡和性交。③术中用0.01%醋酸苯汞或1：3000苯扎溴铵行精囊灌注者术后不需避孕。④输精管结扎后精囊内的精子仍可导致再孕，术中若未用杀精子药液灌注术后须避孕2个月或排精10次以上，待精液检查无精子后，再停止避孕。

4. 并发症护理

（1）血肿：因术中止血不彻底引起。轻者加压包扎、冷敷，血肿大者引流并使用止血剂。

（2）**感染**：术后可并发阴囊脓肿、精索炎、附睾炎及前列腺炎、精囊炎等。轻者使用抗生素，保持局部清洁干燥，重者切开引流。<u>术前治愈生殖道炎症、保证阴囊清洁、术中严格无菌操作</u>。

（3）其他：输精管痛性结节、附睾淤积、性功能障碍。

第四十一章　肾上腺疾病外科治疗病人的护理

第一节　皮质醇症

护理措施

1. 术前护理

（1）**病情观察**：定时监测血压和血糖，及时给予降压药及降糖药。

（2）预防意外发生：避免碰撞、跌倒、剧烈活动。

（3）预防感染：保持床铺清洁平整。保持皮肤清洁，观察有无软组织及呼吸道感染。

（4）**饮食护理**：给予**低热量、低糖、高蛋白、高钾、低钠饮食**。

2. 术后护理

（1）监测24小时生命体征变化。

（2）观察肺部情况，避免因切口疼痛而不敢深呼吸、咳嗽引起肺部感染。鼓励病人深呼吸、有效咳嗽，定时为病人翻身拍背促进排痰。

（3）观察肾上腺皮质功能，手术切除肿瘤或增生腺体后，**体内糖皮质激素水平骤降**，病人出现心率增快、恶心、呕吐、腹痛、腹泻、周身酸痛、血压下降、疲倦等现象。

（4）**应用糖皮质激素**，按病情需要逐渐减量，对于需终身服药的病人，应给予准确的剂量。

（5）预防切口感染，观察伤口渗出情况，及时更换敷料。

（6）预防压疮，由于病人肥胖，皮肤菲薄，术后疼痛，活动受限，易出现压疮。故应保持皮肤清洁干燥，定时翻身。

3. 健康教育

（1）告知病人长期配合治疗才能逐渐恢复。

（2）指导病人进食低热量、低糖、高蛋白、高钾、低盐饮食。

（3）告知病人肾上腺功能低下的症状及其严重性。

（4）教病人根据病情适当调整糖皮质激素用量，了解用药的注意事项和不良反应。

第二节　原发性醛固酮增多症

浪里淘沙—核心考点

护理措施

1. 术前护理

（1）观察血压变化及高血压症状，随时监测或每日测量血压2次，遵医嘱给予降压药并观察效果及不良反应。

（2）观察低血钾症状，低血钾时易发生心脏骤停，应注意观察心率、心律的变化。静脉补钾时应严格控制补钾总量、速度、浓度及尿量。

（3）观察神经肌肉障碍情况，限制病人活动范围，切忌剧烈运动，防止跌倒。

（4）给予低钠高钾低脂饮食。

2. 术后护理

（1）严密观察病人生命体征。

（2）观察病人有无肾上腺皮质功能不全的表现，遵医嘱及时使用肾上腺皮质激素。

（3）维持水、电解质平衡，术后关注低钾、低钙情况。

（4）做好引流管护理，准确记录24小时出入量。

（5）预防肺部感染和肺不张，定时为病人翻身、拍背，协助排痰。

3. 健康教育

（1）指导病人进食高蛋白、高热量、高钾、低钠饮食。

（2）嘱病人注意安全，切忌远行，以防发生意外。

（3）指导病人定时测量血压，遵医嘱正确用药。

（4）指导病人应用肾上腺皮质激素，如出现过敏反应、高血压、感染等，应停止用药。

（5）向病人讲解口服钾离子药物的注意事项，减少胃肠道刺激。

（6）术后复查血生化指标及醛固酮。

第三节　儿茶酚胺症

浪里淘沙—核心考点

护理措施

1. 术前护理

（1）向病人讲解有关疾病知识、检查目的、手术治疗的必要性。

（2）鼓励病人多饮水，给予营养丰富、高热量、高脂肪、高蛋白、低盐、高钾、高钙饮食，合并糖尿病者给予糖尿病饮食。

（3）观察血压变化，每日测量2次，发作时随时测量。嗜铬细胞瘤的病人可随时出现发作性高血压。因此应限制病人活动范围，加强保护措施，防止跌倒。

（4）控制血压，使用酚苄明，或使用哌唑嗪或钙离子通道阻滞剂控制血压。用药前后均观察血压变化。儿茶酚胺症病人周围血管长期处于收缩状态，血容量低，切除肿瘤或增生腺体后可引起血压急剧下降，术中术后易出现难以纠正的低血容量性休克，甚至危及生命。因此，<u>术前使用**酚苄明**，控制血压正常或者接近正常2~4周，病情稳定后方可手术</u>。

（5）观察心律变化，如心率快、心律不齐可用受体阻滞剂，用药后观察心率、心律变化。

（6）禁用阿托品类药物，以防血压变化；如有低血钾，遵医嘱补充钾离子。

（7）术前1天补液扩容。

（8）遵医嘱选用麻醉前用药，阿托品应禁用，因其易导致心率加快、心律失常。

2. 术中护理

（1）麻醉前至少建立2条静脉通路，输血和补液，以扩张血容量。术中根据CVP调整输液输血速度。

（2）麻醉诱导开始及手术过程中将血压控制在160/100mmHg，血压过高时遵医嘱使用硝普钠或酚妥拉明降压，心律不齐或心动过速使用β受体阻滞剂。

（3）肿瘤切除后体内肾上腺物质迅速减少，若发生严重低血压须加快输液速度，使用去甲肾上腺素提升血压，直至血容量正常、血压平稳。

3. 术后护理

（1）严密观察血压变化，<u>维持血压低于术前20~30mmHg</u>，以防重要脏器供血不足。血压降到正常值以下时根据血压调节去甲肾上腺素输入速度，防止外渗。

（2）根据CVP调整输液量及输液速度，准确记录24小时出入量。输液输血速度不宜过快，防止发生肺水肿及左心功能不全。

（3）观察有无肺水肿、左心衰、脑水肿等并发症。其原因是<u>术前高血压状态，加重了心脏负担；术中术后大量输血，可使心脏负担加大</u>。因此应严密观察心律、心率、呼吸、神志等情况，早期发现、早期治疗。

（4）观察有无肾上腺皮质功能不全的现象，及时准确地给予皮质激素。

（5）术后少部分病人血压高是高血压继发血管病变所致，所以术后应观察有无高血压危象发生，必要时使用扩血管药物。

（6）术后血压平稳后取半卧位以利于呼吸和引流。

4. 健康教育

（1）保持心情平静，避免兴奋和激动；避免阵发性高血压发作的诱因。

（2）多饮水，防感冒，防受凉，进食高热量食物。

（3）术后有部分病人血压不能恢复正常须服用降压药物。

（4）定期复查血压、血液及尿液儿茶酚胺。

第四十二章　骨科病人的一般护理

第一节　牵引术与护理

浪里淘沙—核心考点

一、护理评估

1. 健康史　了解病人一般情况、牵引目的等。
2. 身体状况　全身状况，骨折脱位的部位，牵引部位有无破溃或感染。
3. 心理状况　对牵引的认识及心理准备等。

二、护理措施

1. 病情观察　观察肢体血管神经功能，防止操作不当引起血管神经损伤，**注意肢体远端颜色、温度、感觉和运动功能**。
2. 对抗牵引　**床脚抬高15~30cm以对抗牵引**。颅骨牵引时，应抬高床头。
3. 保持有效牵引　检查牵引绳是否脱轨，滑轮是否灵活，牵引锤是否拖地等。
4. 并发症护理

（1）**皮肤破溃、压疮**：皮肤牵引之前涂安息香酸酊，出现水疱及时处理，必要时改骨牵引。骨突起处加气垫，定时按摩，防止压疮。

（2）牵引针滑脱：因钻孔过浅，重量过大引起。预防方法为选好钻孔部位，重量不可过大，颅骨牵引每日检查并拧紧牵引弓螺母。

（3）**牵引针孔感染**：保持牵引针孔周围皮肤清洁，防止牵引针左右滑动，**每日在针孔处滴75%乙醇2次**，无菌敷料敷盖。如针孔感染及时处理，必要时拔针更换牵引部位。

（4）**定时测量**：每日测量肢体长度，防止过度牵引或牵引力量不足。

小试身手 1. 骨折牵引时，预防过度牵引的措施是
A. 患肢抵床尾　　　　　　B. 患肢功能锻炼
C. 定时测量肢体长度　　　D. 防止牵引针左右移动
E. 定时放松牵引装置

（5）足下垂：牵引时足部保持功能位。

（6）**关节僵硬**：骨折复位固定后循序渐进进行功能锻炼。

（7）坠积性肺炎：长期卧床、呼吸不畅、咳嗽无力等可引起坠积性肺炎。鼓励病人深呼吸、有效咳嗽，协助病人翻身、拍背，雾化吸入等。

（8）泌尿系感染和结石：鼓励病人多饮水，增加尿量，预防尿路感染和结石。

小试身手 2.下列哪项骨牵引护理是**错误**的

A.床尾或床头抬高15~30cm

B.牵引针不可左右移动

C.及时去除牵引针孔的血痂

D.维持肢体在整复或固定的位置

E.鼓励患者功能锻炼

第二节　石膏绷带术与护理

浪里淘沙—核心考点

一、护理评估

1.健康史　年龄、性别、体重、健康状况和生活自理能力。

2.身体状况

（1）全身情况：生命体征是否平稳，重要脏器功能状况。

（2）局部情况：受伤部位、处理方法，石膏固定范围，局部有无疼痛。

3.心理状况　病人对损伤、石膏固定的认识程度。

二、护理措施

1.石膏干固前护理

（1）搬运：搬运及翻身时，注意用手掌平托石膏固定的肢体，切忌手指抓捏石膏，以免留下指压凹陷，干固后形成局部压迫。

（2）加速干固：可提高室温，灯泡烘烤，红外线照射等，但要避免烫伤。

2.保持石膏清洁　会阴部易受大小便污染，在包扎石膏时开窗大小应适宜。在换药之前，伤口周围用纱布围好，防止换药或冲洗伤口时污染石膏。石膏如轻微污染可用湿布擦拭，但不能浸湿石膏。

3.观察血循环和神经　包好石膏后患肢抬高，促进静脉回流，**观察肢体远端颜色、温度、感觉和运动**。如有疼痛、苍白、冰冷、发绀、麻木时警惕石膏过紧，防止发生骨筋膜室综合征。

小试身手 3.石膏固定后最重要的观察内容是

A.局部皮肤　　　　　　B.石膏形状

C.局部血循环　　　　　D.石膏是否松脱

E.骨折是否移位

4.并发症的预防及护理

（1）**压疮**：包扎石膏前垫好衬垫，尤其是骨隆突处。**包扎石膏时用手掌托扶，严禁指尖按压**。协助病人经常变换体位。如出现局部持续疼痛，警惕压疮。嘱病人和家属不可向石膏内塞垫，必要时更换石膏。

（2）失用性骨质疏松和关节僵硬：长期卧床、石膏制动易引起骨质脱钙、疏松。**关节固定不动发生关节僵硬。预防办法是加强功能锻炼。**

小试身手 4.闭合性骨折进行石膏固定后最常见的并发症是

A.压疮　　　　　　　B.关节僵硬　　　　　　C.化脓性皮炎

D.骨化性肌炎　　　　E.缺血性肌挛缩

（3）化脓性皮炎：长期石膏固定，皮肤脱屑、出汗和石膏摩擦，皮肤瘙痒，出现水疱，或用异物伸入挠抓，使局部感染。

（4）**骨筋膜室综合征**：两种原因引起：①骨筋膜内肿胀、出血，压力升高，**常见于前臂或小腿骨折**；②肢体包扎过紧，尤其是石膏包扎。预防方法是石膏包扎不宜过紧，密切观察，一旦出现迅速减压。

小试身手 5.骨筋膜室综合征主要见于

A.前臂和小腿骨折　　B.大腿骨折　　　　　　C.骨盆骨折

D.脊柱骨折　　　　　E.颅骨骨折

小试身手 6.发生骨筋膜室综合征应采取的措施是

A.热敷　　　　　　　B.迅速减压

C.给予止痛剂　　　　D.抬高患肢

E.功能锻炼

（5）石膏综合征：大型石膏或包扎过紧，病人呼吸费力，进食困难，胸部发憋，腹部膨胀。预防方法是包扎石膏时适当留有余地，食量不要过多，上腹开窗等。

5.功能锻炼　分阶段进行功能锻炼，固定范围外的部位加强锻炼，**范围内的肌肉等长收缩**，循序渐进，主动锻炼为主。

三、健康教育

1.体位　取功能位或治疗需要体位。

2.饮食　给予高热量、高蛋白、高维生素易消化饮食，多食水果蔬菜，防止便秘，多饮水预防泌尿系感染和结石。

3.石膏护理　保持石膏清洁免受污染；防止水浸，以免松软；不向石膏内填塞异物，防止摩擦引起皮炎；不要重压或碰撞，防止折断。

第三节　骨科病人的功能锻炼

浪里淘沙—核心考点

一、目的

保持和恢复关节运动幅度；保持和恢复肌力及耐力，防止肌肉萎缩；防止骨质脱钙，预防骨质疏松；促进血液循环，促进骨折愈合；早日恢复正常生活和工作。

二、护理评估

1. 健康史　性别、年龄、体重、身体健康状况和生活自理能力。

2. 身体状况

（1）全身状况：评估生命体征、重要脏器功能、身体活动障碍程度等。

（2）局部状况：损伤部位、程度和处理方法，固定部位，有无开放性伤口等。

3. 心理状况　对固定的认识及态度，功能锻炼是否积极。

三、护理措施

1. 分阶段锻炼

（1）**早期（伤后1~2周）**：早期局部疼痛肿胀，锻炼目的是促进血液循环，消除肿胀，防止肌萎缩。**运动重点是患肢肌肉舒缩锻炼**，固定范围以外的部位在不影响患肢固定的情况下进行锻炼。

（2）**中期（伤后2周后）**：锻炼目的是防止肌肉萎缩和关节粘连，**运动重点是以患肢骨折的远近关节运动为主。**

（3）**晚期（伤后6~8周后）**：锻炼目的是促使功能全面恢复，运动以重点关节为主的全身锻炼，此期是功能锻炼的关键阶段。

锦囊妙记：骨折患者的功能锻炼2周以内是锻炼患肢肌肉，2周后锻炼骨折处两端的关节，6~8周后是锻炼全身的重点关节。

---

2. 功能锻炼方法

（1）**被动运动**：依靠自身以外的力量进行运动，适用于严重瘫痪的病人。主要依靠他人或健侧肢体带动。被动运动的方法有按摩、推拿、针灸、理疗、借助器械和被动活动。

（2）**主动运动**：依靠自身力量进行锻炼，是功能锻炼的主要方法，适用于有活动能力的病人。对主动运动的病人要多指导、多鼓励。

（3）助力运动：自身力量不足，需外力协助，尤其在起动时需要帮助。护士指导、鼓励和协助病人。

（4）手法治疗：适用于关节内粘连已完全机化，关节僵硬已定型的病人。

3. 肌肉锻炼的形式

（1）等长收缩：是肌肉锻炼的初期阶段，护士指导病人肌肉收缩方法。

（2）等张收缩：指导病人活动方法。

4. **掌握原则**　功能锻炼要遵循动静结合，主动被动结合，循序渐进的原则。

参考答案

1.C　2.C　3.C　4.B　5.A　6.B

第四十三章　骨与关节损伤病人的护理

第一节　常见四肢骨折病人的护理

浪里淘沙—核心考点

一、肱骨髁上骨折

护理重点

注意患肢桡动脉搏动及末梢血运、感觉、活动情况，晚期注意有无骨化性肌炎、肘内翻畸形、缺血性肌挛缩等并发症。

二、四肢骨折病人的护理

（一）护理评估

1. 健康史　了解受伤史、伤后肢体功能情况和急救过程等。
2. 身体状况　了解骨折类型、畸形及功能状况，有无并发症及合并伤。
3. 心理状况　对骨折的认识及心理反应。

（二）护理措施

1. 一般护理　**睡硬板床**，加强基础护理，保持床单清洁。提供营养丰富易消化饮食，多吃蔬菜水果，多饮水，防止便秘及泌尿系感染、结石。

2. 疼痛护理　固定前不要搬动病人或临时固定牢固，**轻搬少动**。由于肿胀压迫引起疼痛，抬高患肢，**早期冷敷**减少血液循环减轻水肿止痛，并防止出血，**晚期热敷**促进血液循环消除水肿止痛。**前臂和小腿骨折要警惕骨筋膜室综合征**。石膏固定时严禁向石膏内塞纱布棉花，如石膏压迫引起需拆除石膏。

3. 观察病情　观察患肢肿胀、疼痛、制动情况，**抬高患肢或处于功能位**。观察有无出血、休克等。

4. 预防感染　开放性骨折早期彻底清创，全身使用抗生素。

5. 小夹板固定护理

（1）准备合适的夹板和衬垫。夹板外用3~4条绑带固定，松紧适宜，以绑带能上下移动1cm为宜。

（2）抬高患肢，促进静脉回流，减轻水肿。

（3）观察肢体远端的温度、颜色、感觉和运动功能。在医师的指导下进行功能锻炼。

6.并发症的护理

（1）**休克**：多见于大腿骨折、骨盆骨折或多发性损伤。密切观察病情变化，监测生命体征，尽早发现及时处理。

（2）**血管神经损伤**：易发生于颅骨骨折、脊椎骨折、肱骨髁上骨折等。尽早发现及时处理。

（3）**脂肪栓塞**：是骨折的早期严重并发症，骨折处骨髓腔压力过大，骨髓破坏后的脂肪颗粒进入破裂血管，引起肺栓塞。当病人出现肺水肿、肺出血、肺不张、低氧血症时，表现为呼吸困难、发绀、胸片显示实变。保持呼吸通畅、给氧或使用呼吸机、高坐体位、维持体液平衡、应用糖皮质激素及抗凝血制剂等。

（4）**骨筋膜室综合征**：因外固定过紧或内出血过多，骨筋膜室内压力过大，引起室内神经肌肉等组织急剧缺血坏死，多见于前臂和小腿骨折，主要表现为患肢红肿、**持续剧烈疼痛、肢体远端搏动减弱或消失、麻木、指或趾屈曲**，全身有中毒表现，如高热、血压下降、休克、肾衰竭等。**一旦发生去除外固定、内部血肿切开减压、禁忌抬高患肢**，以免加重缺血。

小试身手　1.骨筋膜室综合征的正确处理是

A.抬高患肢　　　　　　　B.拆除外固定

C.立即切开探查血管　　　D.彻底切开筋膜减压

E.密切观察有无肾功能损害

（5）**内脏损伤**：颅骨骨折引起脑损伤，肋骨骨折引起肺、肝、脾损伤，骨盆骨折引起尿道、直肠损伤等。应询问详细损伤史，注意意识、呼吸、腹痛、尿血、便血等。

7.功能锻炼　功能锻炼是骨折病人恢复功能的重要措施，锻炼目的是防止肌肉萎缩、关节僵硬、骨质脱钙。从复位固定后开始，动静结合，循序渐进，以主动锻炼为主。

第二节　脊柱骨折及脊髓损伤

浪里淘沙—核心考点

脊髓损伤

护理措施

1.心理护理　主动关心病人，使其正视现实，增强治疗信心。

2.生活护理　做好基础、皮肤和口腔护理，加强大小便管理。鼓励病人功能锻炼，尽量做到生活自理。外伤性截瘫病人3个月后练习坐起，逐渐使用拐杖或轮椅下床活动。

3. 饮食护理　给予富含营养的易消化饮食，鼓励病人多吃水果蔬菜，多饮水。

4. 体温异常的护理　病人体温达40~42℃，使用酒精擦浴、冰袋、冰帽、冰囊等物理降温，冰袋、冰帽应加衬垫，冰囊要用离被架，以免引起局部冻伤；药物降温；多饮水，给予易消化饮食。低温时注意保暖，提高室温，物理升温，给易消化营养丰富饮食。

5. 截瘫并发症护理

（1）**呼吸道护理**：鼓励病人深呼吸、有效咳嗽、翻身拍背，雾化吸入地塞米松或糜蛋白酶，以稀释痰液，必要时吸痰。使用呼吸机进行辅助呼吸的病人，注意监测呼吸机。气管切开的病人保持气道通畅，加强气管切开的护理。

小试身手 2. 颈椎骨折后第6颈髓损伤，为防止致死性并发症最重要的护理措施是

　A. 气管切开吸痰　　　　　　B. 保持留置导尿通畅

　C. 物理降温，保持体温正常　D. 勤翻身，防止压疮发生

　E. 予以高热量、高蛋白饮食

（2）泌尿系统护理：做好留置导尿的护理。早期留置尿管持续引流，2~3周后定时开放，每4~6小时开放1次，平时夹闭使膀胱充盈，防止膀胱萎缩及感染，训练自律性膀胱。鼓励病人多饮水，预防泌尿系感染和结石。

（3）**皮肤护理**：截瘫需长期卧床的病人易发生压疮。预防关键是间歇性解除压迫。床褥平整、保持皮肤清洁、应用气垫或分区充气床垫、定时翻身，每2~3小时1次。骨隆突处用50%乙醇擦洗和按摩。

第三节　骨盆骨折

浪里淘沙—核心考点

护理措施

1. 急救处理

（1）密切观察生命体征变化：测量血压、脉搏，了解出血情况，判断有无休克。

（2）建立静脉通路，尽早开始输液、输血。

2. 做X线检查和CT　明确有无骨折及类型。

3. **排尿、导尿**　病人自行排尿，无血尿，泌尿系损伤可能性小。如有血尿提示泌尿系损伤，尿道口流血，提示尿道损伤；若病人不能排尿，导尿时尿管能顺利插入，尿道损伤可能性小。**插入导尿管后如导出血尿提示膀胱以上损伤**，导不出尿时，做膀胱注水试验，阳性提示膀胱损伤。

4. 观察腹部　如腹部疼痛做诊断性腹腔穿刺，判断有无腹内脏器损伤。

5. 观察直肠情况　注意有无腹膜炎或直肠周围感染征象。

6.牵引及固定病人　保证固定效果，指导病人做功能锻炼。

第四节　关节脱位

关节脱位的护理

（一）护理评估

1.健康史　了解外力大小、作用部位和方向，伤后急救过程。

2.身体状况　注意有无内脏损伤和休克。检查关节局部有无疼痛、肿胀、功能障碍。

（二）护理措施

1.密切观察　观察生命体征，有无休克。观察局部脱位症状，复位后是否消失。

2.疼痛护理　操作轻柔，避免引起不必要疼痛，伤后24小时内冷敷，减轻肿胀疼痛，之后热敷，促进吸收、减少肌肉痉挛疼痛。疼痛较重查明原因后酌情使用止痛药。

3.患肢护理　患肢抬高，促进静脉回流，减轻肿胀。固定牢固并保持功能位。

4.功能锻炼　复位固定后开始功能锻炼，防止关节僵硬和肌肉萎缩。早期固定范围内肌肉等长舒缩，解除固定后逐渐增加活动力量和范围，其他关节始终保持功能锻炼。

5.并发症护理　对患者并发骨折及时治疗。对伴有血管神经损伤的病人加强护理，促进功能恢复。伴有内脏损伤者观察治疗效果。髋关节脱位可导致股骨头坏死，伤后3个月内禁止患肢负重。

第五节　断肢再植

护理措施

1.现场急救　观察病人生命体征，离断肢体低温保存并迅速转运。

2.术前护理

（1）一般护理：了解损伤及急救情况，肢体缺血时间，有无伴发性损伤及休克等。

（2）全身支持：包括输血补液、预防休克及肾衰，使用抗生素预防感染等。

（3）术前准备：局部清理及手术区皮肤准备，急查血标本，留置尿管等。

3.术后护理

（1）一般护理　了解骨折固定，肌腱、血管、神经修复情况。术后卧床10~14天，适当限制活动。

（2）病情观察

1）全身观察：观察生命体征变化及尿量，记录24小时出入量。

2）**再植肢体观察**：①**制动并抬高患肢**：患肢适当限制活动，**抬高患肢至略高于心脏水平**，促进静脉回流，**但不宜过高以免影响血供**。②局部皮温测量：手术后10日内，每1~2小时测量1次，**如皮温突然下降3℃以上提示静脉栓塞**。③观察再植肢体颜色、肿胀、毛细血管回流情况：**皮肤由红润转苍白、皮温降低、指腹塌陷、毛细血管充盈时间延长超过2秒、动脉搏动减弱或消失，提示动脉痉挛或栓塞**，即动脉危象。若肤色暗紫、皮温下降、指腹肿胀及毛细血管充盈时间缩短（小于1秒）、**动脉搏动存在提示静脉回流受阻，即静脉危象**。如肢体肿胀应测量肢体周径，以便观察对比。肢体肿胀和毛细血管充盈时间术后3天内每小时观察1次。血管危象易发生在术后72小时内，一旦发生立即处理。

小试身手　3.断指再植术后，再植手指出现末端苍白，指腹瘪陷，指甲毛细血管充盈时间延长，可能出现了再植手指

　　A.感染　　　　　　　　B.肿胀　　　　　　　　C.静脉淤血

　　D.动脉血栓　　　　　　E.静脉栓塞

（3）预防感染：病人安置于单人病房，定时消毒，术后1~2周内室温保持20~25℃，湿度50%~60%，专人护理，限制探视。肌内注射抗生素预防感染，防止发生静脉炎及血栓。

（4）用药护理：及时使用抗凝药及血管扩张药，使用镇静止痛剂，减轻疼痛。

（5）功能锻炼：**术后3周内**为软组织愈合期，护理重点是**预防感染**，可进行理疗、按摩，以改善血循环，消除肿胀。术后4~6周开始做患肢屈伸、握拳活动以防止关节僵直、肌肉萎缩和粘连。术后6~8周，护理重点是促进神经功能恢复和瘢痕软化为主，加强患肢活动和感觉训练，配合理疗及药物。

参考答案

1.D　2.A　3.D

第四十四章　骨与关节感染病人的护理

第一节　化脓性骨髓炎

浪里淘沙—核心考点

一、急性血源性骨髓炎

护理措施

1. 术前护理

（1）一般护理：卧床休息，多饮水，进食营养丰富易消化食物。抬高患肢，促进淋巴和静脉回流，减轻肿胀。

（2）密切观察：观察生命体征，注意高热、血压和呼吸。高热者酒精或温水擦浴降温，多饮水、补液。观察患肢疼痛、肿胀情况。

（3）抗感染治疗：使用抗生素治疗。

2. 术后护理

（1）切口观察及引流护理：保持引流通畅，防止受压和扭曲。滴入瓶高于伤口60~70cm，引流瓶低于伤口50cm，引流速度术后第1天快速滴入，以后维持50~60滴/分，详细记录引流液性质和量。伤口及时换药。

（2）患肢护理：患肢制动，制动期间进行肌肉等长收缩，未制动部位进行功能锻炼，以免肌肉萎缩和关节僵硬。

小试身手 1.患儿，男，13岁。因右下肢急性化脓性骨髓炎给予广谱抗生素治疗3天。症状不见好转，体温39.3℃，右膝下内侧疼痛加剧，表面红肿明显，局部皮肤温度较高。X线检查发现右胫骨上端干骺区有骨质破坏，给予开窗冲洗引流治疗。护理措施**错误**的是

A.卧床休息，患肢制动

B.妥善固定引流管，保持引流通畅

C.保持伤口敷料清洁干燥，及时更换

D.冲洗第一天慢滴，以后维持50~60滴/分

E.滴入瓶高于床面60~70cm，引流瓶低于床面50cm

二、慢性骨髓炎

护理措施

1. 术前护理：卧床休息，给予营养丰富易消化饮食。患肢抬高制动，消除肿

胀，减轻疼痛，防止病理性骨折和畸形。密切观察生命体征变化，高热病人降温。及时使用抗生素控制感染。<u>窦道加强换药</u>。

2. 术后护理：观察生命体征，伤口及时换药，观察引流液的量和性质，保持引流管通畅。

第二节 化脓性关节炎

浪里淘沙—核心考点

护理措施

1. **休息与营养** 急性期病人卧床休息，给予富含营养易消化饮食。

2. **维持体温** <u>高热者给予物理或药物降温</u>。

3. **控制感染** 遵医嘱使用抗生素。

4. **患肢护理** 患肢制动<u>保持功能位</u>，牵引固定。

小试身手 2. 膝关节化脓性关节炎固定的位置为

A. 解剖位　　　　　　　　B. 功能位　　　　　　　C. 伸直位

D. 旋前位　　　　　　　　E. 旋后位

5. **关节穿刺或灌洗的护理** 遵守无菌原则，每日1次关节穿刺，穿刺抽出积液后注入抗生素。关节腔每日经滴注管滴入抗生素溶液2000~3000ml，直至引流液清澈，细菌培养阴性为止。停止滴注后继续引流几天，无引流后拔管。

6. **术后护理** <u>患肢制动，观察伤口，引流管保持通畅</u>，观察并记录引流液量和性状。

小试身手 （3~4题共用题干）

患者，男性，10岁，右胫骨上端疼痛伴高热半月，有急性扁桃体炎病史。体检：体温40.2℃，白细胞15×10^9/L。右胫骨上端红、肿、热，膝关节呈30度屈曲位，伸直时疼痛加重。

3. 最可能的临床诊断是

A. 急性血源性骨髓炎　　　　B. 恶性骨肿瘤

C. 膝关节结核　　　　　　　D. 化脓性膝关节炎

E. 膝关节滑膜结核

4. 对于该病人下列护理措施，哪项是<u>错误</u>的

A. 观察生命体征及局部体征

B. 固定患肢于功能位

C. 肢体制动，不可功能锻炼

D. 物理降温

E. 伤口引流护理

第三节　骨与关节结核

浪里淘沙—核心考点

护理

（一）护理评估

1.健康史　了解病人是否有肺结核感染史。

2.身体状况　全身有无发热、盗汗、贫血等症状。评估局部疼痛性质、程度、加重或缓解因素。

3.心理和社会支持状况　评估病人有焦虑、悲观情绪。

（二）护理措施

1.非手术治疗和术前护理

（1）卧床休息：可减轻疼痛、防止病理骨折和脱位，必要时制动固定。

（2）加强营养：给予高蛋白、高热量、高维生素易消化饮食，以改善营养状况。

（3）药物治疗：遵医嘱使用抗结核药物，术前至少用药2周。

（4）皮肤护理：保持床单清洁干燥，避免压疮。窦道应及时换药。

2.术后护理

（1）密切观察病情：监测生命体征，观察有无呼吸困难、缺氧。注意肢端颜色、温度、感觉、运动和毛细血管充盈时间。

（2）抗结核药物治疗：术后继续用药最少3~6个月。

小试身手 5.关于骨与关节结核的术后护理，**错误**的是

A.加强皮肤护理

B.术后继续应用抗结核药物2~3周

C.注意肢端温度、感觉及毛细血管充盈时间等

D.胸椎结核手术术后应密切观察呼吸情况

E.按摩肌肉、关节，被动活动要适量

（3）并发症护理

1）截瘫：脊柱结核术后预防截瘫最重要，搬动病人或翻身时，保持身体动作一致，颈椎有专人牵引保护。

2）肺部感染：术前禁烟，控制呼吸道感染，术后鼓励病人深呼吸，有效咳嗽、排痰，雾化吸入。使用抗生素。

3）压疮：床面保持清洁干燥，骨突起处加软垫。应用石膏床者防止压伤枕部和耳部。

4）关节僵硬：指导长期固定的病人做等长收缩练习，非固定部位加强功能锻

炼。协助瘫痪病人按摩肌肉、关节。

5）气胸：胸椎结核术可引起气胸，密切观察病人有无呼吸困难、缺氧和发绀。

参考答案

1.D　2.B　3.D　4.C　5.B

第四十五章　腰腿痛及颈肩痛病人的护理

第一节　腰椎间盘突出症

护理措施

1. 非手术治疗及术前护理

（1）**绝对卧硬板床休息**：卧位可减轻神经压迫，缓解疼痛。卧床3周后戴腰围下床活动。

小试身手 1.腰椎间盘突出症初次发作的患者，首选的治疗和护理措施是

A. 局部封闭　　　　　　　B. 绝对卧床休息

C. 药物镇痛　　　　　　　D. 骨盆牵引

E. 功能锻炼

（2）**卧位**：抬高床头20°，膝关节屈曲，放松背部肌肉，增加舒适感。

（3）**牵引**：保持有效牵引，注意牵引力线和重量，维持有效牵引。

（4）活动和功能锻炼：教病人正确坐起、下床；指导病人做未固定关节全范围活动和腰背肌锻炼，主动活动为主，辅以按摩；避免弯腰、长时间站立或上举重物。

（5）术前准备：常规准备，训练正确翻身、床上排便及术后功能锻炼。

2. 术后护理

（1）一般护理

1）**搬运**：3人搬运，托起肩背部、腰臀部和下肢，平稳同步行动，保持身体轴线平直。

2）**卧位**：**术后平卧24小时，禁翻身，以压迫止血，持续卧床1~3周。**

3）**翻身**：术后24小时后采取2人翻身法翻身。

（2）病情观察

1）观察生命体征，下肢皮肤颜色、温度、活动和感觉。

2）观察引流液颜色、性质和量，注意有无脑脊液漏及活动性出血，如有出血、渗液增加或疼痛加剧，下肢感觉和运动障碍及时报告医师处理。引流管一般于24~48小时拔出。

3）观察切口敷料有无渗液体，及时更换渗湿的敷料。

（3）**并发症预防**：术后并发症有肌肉萎缩和神经根粘连，**术后1周开始腰肌和**

243

臀肌等长收缩锻炼，预防肌肉萎缩，病情许可协助病人做**直腿抬高运动，预防神经根粘连**。

小试身手 2.腰椎间盘突出症术后病人进行直腿抬高练习的主要目的是

A. 防止肌肉萎缩　　　　　B. 防止关节僵硬

C. 提高肌力　　　　　　　D. 防治神经根粘连

E. 早日下床活动

第二节　颈椎病

浪里淘沙—核心考点

护理措施

1. 非手术治疗的护理　做好牵引和理疗的护理。

2. 手术治疗的护理

（1）术前护理

1）心理护理：消除病人悲观情绪，增强其治疗信心。

2）术前训练：**经颈前路手术者术前进行气管和食管推移训练**，以适应术中牵拉。经后路手术者术前行俯卧训练，以适应术中长时间俯卧。

小试身手 3.颈椎病前路手术患者术前最重要的训练项目是

A. 推移气管和食管训练　　B. 俯卧训练

C. 颈部前屈　　　　　　　D. 颈部后伸

E. 颈部侧伸和侧转

3）功能锻炼：做颈部的前屈、后伸、侧屈和侧转活动训练。

（2）**术后护理**

1）**观察伤口出血**：经前路手术发生术后出血，当出血量大或引流不畅时形成血肿压迫气管。术后观察伤口有无出血，引流是否通畅，颈部是否肿胀，是否有呼吸困难、青紫等。**如病人出现颈部肿胀，呼吸困难，面色青紫，应迅速拆除缝线，清除血肿**，必要时行气管切开。**术后床旁常规备气管切开包，以备急需。**

2）观察呼吸：前路手术中牵拉气管，使气管黏膜水肿，导致呼吸不畅，严重者出现呼吸困难。术前应加强训练，术中适度牵拉，术后避免受凉、有效咳嗽。一旦出现呼吸困难，面色青紫，应立即做气管切开。

3）颈部制动：前路手术行植骨固定椎体融合，术后应制动。**术后搬运病人时应用围领固定颈部**，由专人护送。回病房后取平卧位，颈部稍前屈，颈肩部两侧用沙袋固定，制动，病人咳嗽、打喷嚏时用手轻按颈前部。术后1周以颈围固定颈部摇高床头坐起，以后逐渐下床。

4）并发症的护理：①颈深部血肿：密切观察。②植骨滑脱：在颈部活动后突然发生，主要表现为呼吸困难，发绀，一旦发生应立即做气管切开。③呼吸困难：**呼吸困难是前路手术最严重的并发症**，多数发生在术后1~3天，因血肿压迫、气管黏膜水肿或植骨块滑脱引起。

（3）健康教育：①保护颈部，防止颈部突然用力、大范围活动。②指导病人循序渐进进行功能锻炼，避免颈部过度活动。

参考答案

1.B 2.D 3.A

第四十六章　骨肿瘤病人的护理

概　述

护理措施

1. **心理护理**　与病人交谈，同情关心病人，使其以积极、乐观的态度接受和配合治疗。

2. **加强营养**　给予高蛋白、高热量、高维生素和易消化饮食，多吃蔬菜、水果，多饮水。

3. **疼痛护理**　疼痛较轻者保持舒适体位，转移注意力等。疼痛严重者按"三级止痛"方案止痛。

4. **化疗护理**　密切观察病人反应，监测血常规变化，加强营养。

5. **术前护理**　根据手术部位行术前准备，下肢手术在术前2周开始股四头肌收缩练习；术前3日备皮；骶尾部手术术前3日口服肠道抗生素，术前日晚和术日晨清洁灌肠。

6. 术后护理

（1）**观察病情**：观察生命体征、手术部位有无出血和感染。

（2）**体位**：麻醉清醒后抬高患肢，**膝部术后膝关节屈曲5°~10°，踝关节屈90°。髋关节外展中立**。

（3）**控制感染**：使用抗生素预防感染。

（4）**指导病人功能锻炼**。

（5）**疼痛护理**：重视术后伤口疼痛，适当止痛。术后3天疼痛不减反而加重，体温升高，血中性粒细胞增多，提示感染。

第三篇　妇产科护理学

第一章　妊娠期妇女的护理

第一节　产前检查及健康指导

浪里淘沙—核心考点

健康指导

1. 出现下列症状应立即就诊　<u>阴道流血</u>，妊娠3个月后仍持续呕吐，寒战发热，腹部疼痛，头痛、眼花、胸闷、心悸、气短，<u>阴道突然流出液体，胎动计数突然减少</u>等。

2. 营养指导　制定合理的饮食计划，为分娩和哺乳做准备。

（1）热量：妊娠期热量需要量增加，<u>每日需增加0.42~1.26MJ（相当于每日增加100~300kcal）</u>。三大营养素比例合理，<u>糖类摄入量占热量的60%~65%、脂肪占20%~25%、蛋白质占15%为宜</u>。

（2）蛋白质：孕妇从妊娠早期开始每日增加5g蛋白质、中期每日增加蛋白质15g、晚期增加20g为宜，最好是优质蛋白。

（3）矿物质

1）铁：<u>建议孕妇每日铁摄入量为25mg（正常成年女性为15mg）</u>。铁在酸性环境中易于吸收，因此，<u>孕妇在补充铁剂时最好用水果汁送服</u>。

2）钙和磷：<u>孕妇钙的供应标准为孕中期标准值为每日1000mg，孕晚期为每日1200mg</u>，注意补充维生素D。牛奶含钙、磷较多，其他如肉类、豆类、海产品等。

3）碘：妊娠期母体和胎儿新陈代谢率高，甲状腺功能旺盛，碘需要量增加，推荐孕妇每日需碘200μg。

（4）维生素：增加维生素的摄入。

1）**维生素A（又称视黄醇）**：维生素A有助于胎儿正常生长发育，<u>预防孕妇阴道上皮细胞角化、皮肤过分干燥和乳头皲裂</u>。维生素A的供给标准：孕妇每日需900μg视黄醇当量，肝脏、蛋黄、肾脏含维生素A丰富。

2）**维生素C**：维生素C对胎儿骨、牙齿的正常发育、造血系统的健全和机体抵抗力等有促进作用。孕妇维生素C供应标准为每日100mg。维生素C广泛存在于新鲜蔬菜和水果中。

3）**维生素B**：包括维生素B$_1$、维生素B$_2$、尼克酸、维生素B$_6$、维生素B$_{12}$、叶酸等，广泛存在于谷类、动物肝脏、干果、绿叶菜、牛奶、肉、鱼、家禽、黄豆中。孕早期叶酸缺乏是导致胎儿神经管畸形的主要原因，妇女在<u>妊娠前3个月最好口服叶酸5mg，每日1次</u>。

4）维生素D：维生素D能促进钙和磷的吸收，它对胎儿骨、齿的形成极为重要。

5）定期测量体重，监测体重增长情况。

6）饮食均衡，选择易消化、低盐、无刺激性食物，避免烟酒、浓咖啡、浓茶及辛辣食品。

3.活动与休息　28周后适当减轻工作量，避免长时间站立或重体力劳动。保证充足休息和睡眠。每日有8小时睡眠，午休1~2小时。卧床时取左侧卧位。孕期适量运动。

4.胎教　胎教方法：①对胎儿进行抚摸训练；②对胎儿进行音乐训练。

5.孕期自我监护　每次计数10次胎动所用时间，凡胎动计数<10次/12h或逐日下降>50%而不能恢复者，提示胎儿宫内缺氧。

6.药物使用　许多药物可通过胎盘进入胚胎内，影响胚胎发育。妊娠最初2个月是胚胎器官发育形成时期，用药更应注意。

7.性生活指导　妊娠前3个月及末3个月，避免性生活，以防流产、早产及感染。

8.识别先兆临产　临近预产期的孕妇如出现阴道血性分泌物、规律宫缩（间歇5~6分钟，持续30秒）则为临产。如阴道突然有大量液体流出，嘱孕妇平卧，以防脐带脱垂。

第二节　妊娠期常见症状及其护理

浪里淘沙—核心考点

护理措施

（一）常见症状的护理

1.恶心、呕吐　饮食清淡，避免油炸、不好消化及特殊气味食物。

2.尿频、尿急　因增大子宫压迫膀胱引起，无需处理。

3.白带增多　每日清洗外阴，避免分泌物刺激，严禁阴道冲洗。

4.下肢水肿　嘱孕妇左侧卧位，下肢垫高15°，避免长时间站立或行走。适当限盐，不必限制水分。

5.下肢及外阴静脉曲张　避免两腿交叉或长时间站立、行走，抬高下肢以促进血液回流。

6.便秘　养成每日定时排便的习惯，未经医生许可不可随便使用大便软化剂或轻泻剂。

7.腰背痛　疼痛严重者卧位休息（硬床垫），局部热敷。

8.下肢肌肉痉挛　下肢肌肉痉挛时嘱孕妇背屈肢体或站直前倾以伸展痉挛肌肉，或局部热敷按摩。

9.仰卧位低血压综合征　改为左侧卧位，使下腔静脉血流通畅，血压即可恢复正常。

> 锦囊妙记：孕妇增大的子宫右旋，压迫下腔静脉，当产妇长时间平卧，会导致回心血量减少，孕妇即可发生仰卧位低血压综合征，一旦发生，嘱产妇改为左侧卧位即可缓解。

小试身手 1.孕产妇出现仰卧位低血压综合征时，最简单有效的治疗方法是

A. 输血输液　　　　　　　　B. 吸氧

C. 使用升压药　　　　　　　D. 改换体位为左侧卧位

E. 急行剖宫产术

10. **失眠**　坚持每日户外活动，睡前温水洗脚，喝热牛奶等有助于睡眠。

11. **贫血**　适当增加含铁食物摄入，如动物肝脏、瘦肉、蛋黄、豆类等。<u>如病情需要补充铁剂时用温水或果汁送服</u>，以促进铁吸收，<u>且应在餐后20分钟服用</u>，以减轻对胃肠道的刺激。

（二）心理护理

了解孕妇的心理适应程度，鼓励孕妇抒发内心感受和想法。指导其保持心情愉快。

参考答案

1.D

第二章　分娩期妇女的护理

第一节　正常分娩妇女的护理

浪里淘沙—核心考点

产程护理

（一）第一产程妇女的护理

1.临床表现

（1）**规律宫缩**：产程开始时宫缩持续时间短（30~40秒），间歇期长（5~6分钟）。随产程进展，持续时间延长（50~60秒），强度增加，间歇期缩短（2~3分钟）。宫口近开全时宫缩持续时间长达1分钟或以上，间歇期仅为1~2分钟。

（2）**宫口扩张**：阴道检查或肛查可确定宫口扩张程度。潜伏期宫口扩张速度慢，进入活跃期后扩张加快。

小试身手（1~2题共用备选答案）

A. 2小时　　　　　　　　　B. 4小时

C. 8小时　　　　　　　　　D. 16小时

E. 24小时

1.正常分娩总产程不得超过

2.正常分娩第一产程潜伏期不得超过

（3）**胎头下降程度**：<u>是决定能否经阴道分娩的重要指标</u>。定时做肛门检查或阴道检查，以确定胎头颅骨最低点的位置。

（4）**胎膜破裂**：随产程进展宫缩逐渐加强，当羊膜腔内压力达到一定程度时，胎膜自然破裂。破膜多发生在宫口近开全时。

2.辅助检查

（1）胎儿监护仪：分外监护与内监护。

外监护可描记宫缩曲线，看出宫缩强度、频率和每次宫缩持续时间，<u>**是较全面反映宫缩的客观指标**</u>。内监护属于宫内监护，仅适用于胎膜已破。

（2）胎儿头皮血测定：第一产程正常胎儿头皮血 pH 为 7.25~7.35。若 pH 小于 7.25，为酸中毒前期，应每隔10分钟重复检查1次；若 pH 小于 7.20 时，则为酸中毒；<u>若 pH 持续下降或低于 7.20 时，应立即终止妊娠。</u>

3.护理措施

（1）**第一产程观察与护理**

1）一般照护与支持

①提供良好的环境：环境安静、舒适，空气清新，温湿度适宜。

②鼓励孕妇主动参与分娩：增强自然分娩的信心。

③补充液体和热量：**在没有高危因素情况下，第一产程不限制饮食，摄入充足水分，保证体力**。除非有明显呕吐或无法进食，否则不常规静脉补液。

④活动与休息：临产后指导孕妇取舒适体位，不限制其活动或体位，不建议长时间仰卧。**宫缩不强且未破膜，可鼓励孕妇活动**，利于产程进展。有胎膜已破，胎头高浮或臀位，合并重度先兆子痫，异常出血，妊娠合并心脏病等情况应卧床休息。

⑤排尿与排便：**临产后鼓励孕妇每2~4小时排尿1次**，应先检查宫口扩张程度，如厕需专人陪同，指导产妇不要长时间屏气用力排便。

⑥保持清洁：临产后协助孕妇做好生活护理，及时擦汗、更衣及保持床单位清洁。**破膜后保持外阴清洁，必要时会阴擦洗，预防感染**。

2）专科护理

①促进宫缩：**若产程中出现宫缩乏力**，可改变体位，刺激乳头，保障能量供给和良好休息。如**无禁忌证，可遵医嘱静脉滴注小剂量缩宫素以促进宫缩**。若出现宫缩过强，应立即通知医生处理。

②人工破膜：产程进展顺利者不建议宫口开全之前常规进行人工破膜术，若需人工破膜，应先判断胎先露入盆情况，**一旦胎膜破裂，应立即听胎心，并观察羊水性状和流出量**、有无宫缩，记录破膜时间。若羊水污染，胎心监测正常，宫口开全或近全开，可继续观察，等待胎儿娩出。破膜后注意外阴清洁，铺消毒垫，并监测体温。**破膜超过12小时未分娩者，遵医嘱给予抗生素预防感染**。对B族溶血性链球菌筛查阳性的孕妇，在临产或破膜后遵医嘱给予抗生素。

小试身手（3~4题共用题干）

经产妇第二胎，孕40周，因见红20分钟入院，胎位ROA，先露已衔接；胎心规律，每分钟148次，血压110/78mmHg，双下肢无浮肿。入院当天夜里不规则宫缩，次日晨6时起宫缩持续时间30秒，间歇期5~6分钟，8时宫口开3+cm，先露坐骨棘下0.5cm。

3.此时的主要护理措施是

A.指导待产妇正确使用腹压

B.做好保护会阴的准备

C.开启接生包

D.行会阴切开准备

E.鼓励待产妇进食

4.此时的产力主要源于

A.宫缩的节律性、极性和对称性

B.腹肌和膈肌收缩的辅助力量

C.肛提肌收缩力的辅助作用

D.全身肌肉的协同收缩作用

E.地球吸引力的辅助作用

（二）第二产程妇女的护理

1.临床表现　**第二产程宫缩持续时间长，间歇时间短**。宫口开全后如仍未破膜行人工破膜。破膜后宫缩可暂时停止，随后宫缩重现且较前增强，每次持续1分钟或以上，间歇期仅1~2分钟，待产妇有排便感。随产程进展，会阴膨隆和变薄，肛门松弛。胎头于宫缩时暴露于阴道口，宫缩间歇又缩回阴道内，称为**胎头拨露**。随产程进一步发展，宫缩间歇时胎头也不再回缩，称为**胎头着冠**。

第二产程时待产妇不由自主向下屏气用力，主动增加腹压，体力消耗大，常表现为大汗淋漓，四肢随意活动，腰骶酸痛，小腿肌肉痉挛。

2.辅助检查　监测胎心率及胎心率与宫缩的关系。

3.护理措施

第二产程是胎儿娩出期，该产程宫缩达到最强，间隔时间最短，孕妇开始屏气用力。该产程的正确评估和处理对母儿结局至关重要，第二产程应重点关注胎心、宫缩、胎头下降、有无头盆不称及产妇一般情况等。

1）护理评估

①健康史：了解第一产程的经过与处理。

②身体状况

a.一般状况：观察生命体征，**每1小时测量血压、脉搏，评估膀胱充盈度**等。

b.子宫收缩和胎心：进入第二产程，宫缩频率和强度达高峰，宫缩会影响胎盘血流，易造成胎儿窘迫。**每5~10分钟监测和记录宫缩及胎心情况，听诊在宫缩间歇期进行且至少连续听诊30~60秒**，警惕病理性缩复环及强直性宫缩，有条件者采取连续电子胎心监护。

c.阴道检查：**间隔1小时或有异常时进行阴道检查**。破膜及排便感：宫口开全后，胎膜多已自然破裂。**若宫口开全胎膜仍未破裂，会影响胎头下降，应行人工破膜**，破膜后评估胎心和宫缩。询问孕妇有无便意感，评估会阴部情况，判断是否需要行会阴切开术。足印及拇指印于新生儿病历上，系以标明母亲的姓名、床号和住院号、新生儿性别、体重和出生的手腕带及脚腕带。

2）**协助胎盘娩出**

3）**检查胎盘、胎膜**

4）**检查软产道**　胎盘娩出后仔细检查会阴、小阴唇内侧、尿道口周围、阴道及宫颈有无裂伤。若有裂伤应立即缝合。

5）产后2小时护理

①一般护理：产后立即测量血压和脉搏，之后每30分钟测量1次呼吸、脉搏、血压，注意保暖，为产妇擦汗更衣，及时更换床单及会阴垫，提供清淡、易消化流质饮食。

②**评估阴道出血量并预防产后出血：每30分钟观察子宫收缩情况、阴道流血量**，会阴及阴道是否有血肿，膀胱是否充盈。可采用称重法、容积法或休克指数法评估产后出血量，当出血量超过300ml时按产后出血处理。

③促进亲子互动：**保持母婴皮肤接触至少90分钟**，每次母乳喂养，观察产妇情况及与新生儿互动行为，帮助建立母子感情。

（三）第三产程妇女的护理

1.临床表现

（1）**胎盘剥离**：胎儿娩出后**子宫底降至平脐**，宫缩暂停几分钟后又出现。

胎盘剥离征象：子宫体变硬呈球形，胎盘剥离后降至子宫下段，下段扩张，子宫体被推向上，<u>子宫底升高达脐上</u>；阴道少量流血，**阴道口外露的一段脐带自行延长**；用手掌尺侧在耻骨联合上方**轻压子宫下段，子宫体上升而外露的脐带不再回缩**。

2.辅助检查　血常规、出凝血时间、血气分析及心电图等。

3.护理措施

第三产程是胎盘娩出期，正确处理已娩出的新生儿、确保胎盘胎膜完整娩出、检查软产道有无损伤、预防产后出血等是护理重点。

1）护理评估

①健康史：了解第一、第二产程的经过及其处理。

②身体状况

A.一般状况：观察产妇有无面色苍白、出冷汗、寒战、打哈欠、烦躁不安等，询问产妇有无头晕、心慌、乏力、肛门坠胀感等。测量血压、脉搏，评估胎儿娩出对产妇心脏功能的影响。

B.**子宫收缩及阴道流血**：胎儿娩出后，宫底降至平脐，产妇感到轻松，宫缩暂停数分钟后再现，注意评估子宫收缩及阴道流血情况。

C.胎盘剥离征象：胎盘附着面与子宫壁发生错位而剥离。剥离面出血形成胎盘后血肿，子宫持续收缩，增大剥离面积，直至完全剥离而排出。**胎盘剥离的征象**：a.子宫底变硬呈球形，胎盘剥离后降至子宫下段，下段被扩张，子宫体呈狭长形被推向上，宫底升高达脐上；b.剥离的胎盘降至子宫下段，**阴道口外露的脐带自行延长**；c.阴道少量流血；d.用**手掌尺侧在产妇耻骨联合上方轻压子宫下段时，宫体上升而外露的脐带不再缩回**。

D.胎盘排出方式：a.胎儿面娩出式：胎盘胎儿面先排出。胎盘从中央开始剥离，而后向周围剥离，其特点是胎盘先排出，随后见少量阴道流血，这种娩出方式多见。b.母体面娩出式：胎盘母体面先排出。胎盘边缘先开始剥离，血液沿剥离面流出，其特点是先有较多阴道流血，然后胎盘娩出，这种方式少见。

E.会阴伤口：仔细检查软产道，注意有无宫颈裂伤、阴道裂伤及会阴裂伤等。

2）新生儿评估及护理

①一般状况：采用Apgar评分，测量新生儿身长、体重并记录，检查体表有无畸形、产伤等。

②保暖：无特殊情况，出生后立即将新生儿置于母亲腹部，头戴帽子，初步擦干、保暖，待脐带搏动消失后断脐。

③早开奶：出生后与母亲持续皮肤接触90分钟，不间断。除保暖外，更利于促进母亲泌乳及早开奶，其间新生儿出现流口水、寻找等觅乳反应，立即协助其开始早吸吮。

④眼睛护理：生后用棉球蘸取0.9%氯化钠溶液，挤干后由内眦向外轻擦眼部，需要时可遵医嘱滴眼药水。

第二节　分娩镇痛

浪里淘沙—核心考点

一、焦虑产妇的护理

1.提供充分的信息支持。

2.营造舒适分娩环境。

3.加强心理支持。

4.鼓励家属陪伴。

二、疼痛产妇的护理

分娩疼痛的影响因素

1.身体因素

2.心理因素

3.社会文化因素

4.分娩环境

参考答案

1.E　2.D　3.C　4.A

第三章 产褥期妇女的护理

第一节 产褥期妇女的护理

护理措施

1. 一般护理

（1）环境：湿度适宜、安静舒适。室温18~20℃，湿度55%~60%，空气新鲜，每天通风换气。

（2）个人卫生：产褥期每天梳头刷牙，勤用热水擦身或淋浴，勤换衣裤、会阴垫。

（3）生命体征：产后24小时内密切观察生命体征。如产妇脉率明显加快，应注意血压、子宫收缩、阴道出血量、会阴或腹部伤口情况，以便及时发现产后出血。体温≥38℃及时通知医生。

（4）休息与活动：产后12小时内卧床休息，若生命体征平稳，逐渐增加活动。早期下床活动可改善血液循环，促进子宫收缩、恶露排出、会阴伤口愈合，促进大小便排泄，预防盆腔或下肢静脉血栓形成。产褥期充分休息和睡眠，活动时间和范围逐渐增加，2周后可从事少量家务劳动，避免蹲或久站、提重物和重体力劳动等，以免子宫脱垂。

（5）饮食：营养丰富，易于消化，少量多餐，汤汁类可促进乳汁分泌。

2. 生殖器官的观察与护理

（1）子宫收缩：产后2小时内易发生产后出血。严密观察宫缩及恶露情况，每30分钟检查1次，共4次。如宫底上升，宫体变软，提示宫腔积血，应按摩子宫以刺激子宫收缩，排出血块，预防产后出血。每日在同一时间测量宫底高度，检查前排空膀胱。

（2）恶露：评估恶露量、颜色和气味。

（3）会阴护理：保持外阴清洁，预防感染，促进伤口愈合。每日用1：5000稀释络合碘溶液冲洗外阴2次。外阴伤口水肿严重者局部用50%硫酸镁湿热敷，每日2~3次，每次20分钟。产后24小时后用红外线照射外阴。如有侧切伤口，产妇取健侧卧位，勤换会阴垫。一般于产后3~5天拆线，若伤口感染，提前拆线引流或行扩创处理。伤口局部有硬结或分泌物时，于分娩后7~10天温水坐浴，但恶露量多且颜色鲜红者禁止坐浴。

3. 尿潴留和便秘的处理 产后4~6小时应排尿。有尿潴留，应积极处理。如协

256

助产妇坐起或下床小便、用温开水冲洗外阴或听流水声音诱导排尿，也可按摩膀胱或针刺三阴交、关元、气海等穴位，<u>无效时留置导尿管，开放引流24~48小时</u>。产后多饮水，多食蔬菜类水果，尽早下床运动，防止便秘。

4. 乳房护理　穿大小适宜的胸罩，减轻不适感。每次哺乳前洗净双手，用湿毛巾擦净乳房。

5. 产褥期保健操　<u>产后第2天开始产后锻炼</u>，运动中如有出血或不适感应立即停止。

6. 性生活指导　<u>产后6周检查完毕</u>，生殖器官已复原可恢复性生活。排卵在月经未复潮前即先开始，故应采取避孕措施，哺乳者不宜口服避孕药，因激素可通过乳汁影响婴儿，<u>选择工具避孕。正常分娩者产后3个月，剖宫产产后6个月放置宫内节育器</u>。

7. 产后复查　分娩后6周产后复查，如有异常情况提前复查。

第二节　母乳喂养

浪里淘沙—核心考点

母乳喂养指导

护理措施

1. 产前教育　向孕妇示范母乳喂养技巧，增强母乳喂养信心。

2. 产前乳房护理　<u>妊娠7个月后用湿毛巾擦洗乳头，每日1次</u>，擦洗时用力适当，不要损伤皮肤，<u>不用肥皂和酒精</u>。产前擦洗乳头使乳头、乳晕皮肤坚韧，避免喂奶时乳头疼痛和皲裂，<u>有流产及早产先兆的孕妇禁止刺激乳头</u>。

3. 乳母心理准备

（1）消除产妇紧张心理，告诫产妇让婴儿多吸吮，注意饮食及休息，母乳很快会分泌。

（2）出生最初几天婴儿体重呈生理性下降，只要母乳喂养，体重会很快恢复。<u>婴儿体重下降不应超过出生体重的10%</u>。

（3）坚持<u>按需哺乳</u>，促进乳汁分泌，让婴儿吸吮初乳，可促进胎粪排泄。

（4）注意休息，产妇与婴儿同步休息，保证充足体力和精力。

4. 技巧指导

（1）母亲体位：<u>母亲取坐位或卧位</u>，全身肌肉放松抱好婴儿。母亲手指贴靠在乳房下的胸壁上，拇指轻压乳房上部，使婴儿容易含接。<u>婴儿的头与身体呈一直线，脸对着乳房，鼻子对着乳头，婴儿身体贴母亲</u>。

（2）婴儿含接姿势：婴儿下颌接触到乳房，让乳头和大部分乳晕含在婴儿口内。

5. 乳头皲裂的护理　<u>造成乳头皲裂的主要原因是婴儿含接姿势不良</u>。发生皲裂后**先喂健侧乳房，再喂患侧**。喂奶结束时，母亲用示指轻轻向下按压婴儿下颌，避免在口腔负压的情况下拉出乳头而引起皮肤损伤。如母亲因疼痛拒绝哺乳，应将乳汁挤出收集在消毒容器内，用小勺喂哺婴儿，每3小时1次，直至好转。每次哺乳后，挤出数滴奶涂于皲裂的乳头乳晕上，并将乳房暴露在空气中，使乳头干燥，促进伤口愈合。

6. 乳房肿胀的护理

（1）原因：产后哺乳时间晚、婴儿含接姿势不良、未做到按需哺乳。

（2）预防：**分娩后早期吸吮**，含接姿势正确，充分而有效地吸吮，鼓励按需哺乳。

（3）处理：热敷、按摩、拍打等，母亲精神放松，用手或吸奶器将乳汁挤出，每次挤奶时间为20~30分钟。

7. **乳腺炎护理**　如乳房出现红肿热痛，或有硬结，提示乳腺炎。轻度时，**喂奶前热敷乳房4~6分钟并按摩乳房，由乳房外侧向乳头方向环行按摩**。**喂奶时先喂患侧**，因饥饿时婴儿吸吮力最强，有利于吸通乳腺管。同时按摩患侧乳房，充分吸空乳汁，并增加喂奶次数。喂奶后，母亲充分休息，进食清淡饮食。发热时多喝水，遵医嘱给予抗生素或止痛药。

第四章 新生儿保健

第一节 正常新生儿的生理解剖特点与护理

浪里淘沙—核心考点

护理措施

1. 保持体温 **室温24℃~26℃，湿度5%~6%**。若室温过高或婴儿盖被太厚，婴儿入量少，易引起新生儿脱水热，体温高达39℃。此时应立即喂糖水，减少盖被，使体温降至正常。

2. 预防低血糖 新生儿出生后立即哺乳。当疑新生儿入量不足时，应测血糖值，**若血糖值低于35~40mg/dl，应立即加喂**。

3. 观察黄疸情况 观察面部、巩膜的皮肤颜色，了解胆红素值的变化。

4. 预防吸入性合并症 **每次喂食后给婴儿拍背**，使胃内气体排出，**然后取右侧卧位**。

> 锦囊妙记：新生儿胃呈水平位，贲门括约肌松弛，幽门括约肌紧，喂养后取右侧卧位，避免溢乳。

5. 预防感染 有呼吸道感染、腹泻、开放性伤口、皮肤病、疱疹的人员不能接触新生儿。

（1）新生儿沐浴：沐浴前**调节室温在26℃~28℃**，准备好衣物，**先倒冷水再倒热水，水温40℃左右**。**沐浴时间为喂奶前1小时，防止呕吐**。沐浴顺序为眼睛、面部、颈部、身体，最后为会阴。

（2）脐带护理：保持脐带清洁干燥。用75%乙醇棉签从脐带根部以环形的方式向外涂抹，直径为5cm大小，脐带不用包扎，促进脐带干燥脱落及预防感染。**脐带在出生后3~7天左右自然脱落**，脱落后仍需护理脐部2天。观察脐带有无出血、发红和异常分泌物。

（3）臀红护理：便后用温水清洗，适当暴露患部，用烤灯疗法，照射时的适宜距离为皮肤保持温热。勤换尿布，使用氧化锌软膏涂抹患部。

（4）免疫接种：**出生时接种1剂卡介苗**。若出生体重<2500g的早产儿，体温>37.5℃，严重腹泻、呕吐、病情危重的新生儿暂缓接种。**乙肝疫苗在出生后24小时、1个月、6个月内接种**。接种前做好登记工作，**两种疫苗应在不同手臂接种**。

6. 观察大小便　更换尿布时观察大便性状并记录第一次排尿、排便时间。

第二节　婴儿抚触

浪里淘沙—核心考点

抚触是通过抚触者双手对婴儿皮肤各部进行抚摩。抚触通过对婴儿皮肤温和刺激而传入中枢神经系统产生一系列生理效应，促进新生儿生长发育。

（一）抚触的目的

1. 促进促胃液素和胰岛素释放，加快食物消化和吸收，促进新生儿体重增加。
2. 促进新生儿神经系统发育，增强其应激能力。
3. 稳定情绪，减少哭闹，改善睡眠。
4. 促进血液循环和皮肤新陈代谢。
5. 加快免疫系统的完善，提高免疫力。
6. 促进母子情感交流，给婴儿带来安全感和自信心。

（二）婴儿抚触的注意事项

（1）抚触时间：出生后24小时开始，在沐浴后，两次哺乳之间进行。每次抚触10~15分钟，每日2~3次。

（2）抚触室温度：28℃以上，全裸时使用调温操作台，温度为36℃左右。

（3）物品准备：婴儿润肤油、尿布、毛巾和衣服等。

（4）注意事项：操作前洗净双手，用婴儿润肤油揉搓温暖双手，再进行抚触。顺序是：头面部、胸部、腹部、四肢、手和足、背部。抚触过程中与婴儿进行语言和情感交流。抚触时注意婴儿反应，如有哭闹、肌张力增高、活动兴奋性增加、肤色改变或呕吐等，应立即停止对该部位的抚触，如持续1分钟以上应完全停止抚触。

第五章　高危妊娠妇女的护理

第一节　高危妊娠及监护

监护措施

一、妊娠风险评估

（一）按照5色分级

1. 绿色　妊娠风险低。孕妇基本情况良好，未发现妊娠合并症、并发症。

2. 黄色　妊娠风险一般。孕妇基本情况存在一定危险因素，或患有孕产期合并症、并发症，但病情较轻且稳定。

3. 橙色　妊娠风险高。孕妇年龄≥40岁或BMI≥28，或患有较严重的妊娠合并症、并发症，对母婴安全有一定威胁。

4. 红色　妊娠风险高，孕妇患有严重的妊娠合并症、并发症，继续妊娠可能危及孕妇生命。

5. 紫色　孕妇患有传染性疾病。紫色标识者可伴有其他颜色的风险标识。

医疗机构根据孕产妇妊娠风险评估结果，在《母子健康手册》上标注评估结果和评估日期。对于**分级为"橙色""红色"的孕妇，医疗机构应当填写《孕产妇妊娠评估分级报告单》，在3天内将报告单报送辖区妇幼保健机构；若妊娠风险分级为红色，应当在24h内报送。**

（二）动态评估

医疗机构应结合孕产期保健服务，发现孕产妇健康状况变化时，立即进行妊娠风险动态评估，根据病情变化调整妊娠风险及管理措施，并在《母子健康手册》上标注评估结果及评估日期。

二、评估方法

（一）孕前筛查

1. 评估孕前高危因素

（1）询问计划妊娠夫妇健康状况。

（2）评估既往慢性病史、家族史、遗传病史，不宜妊娠者应及时告知。

（3）详细了解不良孕产史和前次分娩史，是否为瘢痕子宫。

（4）生活方式、饮食营养、职业状况及人际关系等。

2.体格检查 心肺听诊，测量血压、体重、计算BMI，常规妇科检查。

3.辅助检查

（1）必查项目：血常规、尿常规、血型、肝肾功能、空腹血糖水平、HBsAg筛查以及HIV筛查等。

（2）备查项目：子宫颈细胞学检查、TORCH筛查（弓形虫、风疹病毒、巨细胞病毒及单纯疱疹病毒筛查）、阴道分泌物检查、甲状腺功能检测、75g OGTT试验（针对高危妇女）、血脂水平检查、妇科超声检查及心电图检查等。

（二）孕期筛查

1.产前检查次数及孕周 我国孕期指南（2018年）根据目前我国孕期保健现状，推荐的产前检查孕周分别为：**妊娠6~13^{+6}周、14~19^{+6}周、20~24周、25~28周、29~32周、33~36周、37~41周（每周一次）。**高危妊娠者酌情增加次数。

2.评估孕期高危因素 主要包括孕产史（尤其不良孕产史，如流产、早产、死胎史等）、有无生殖道手术史及胎儿畸形；孕前准备情况、孕妇及配偶的家族史及有无妊娠并发症等。

3.体格检查 心肺听诊，测量血压、体重、计算BMI，胎心率测定等。

4.辅助检查

（1）必查项目：血、尿常规等同孕前必查项目；GDM筛查，75g OGTT试验；超声检查等。

（2）备查项目：丙型肝炎筛查、抗D滴度检测、结核菌素试验、双胎妊娠需确定绒毛膜性质、绒毛膜穿刺取样术、无创产前基因检测（NIPT）、胎儿染色体非整倍体异常的孕中期母体血清学筛查、羊膜腔穿刺术、B族链球菌（GBS）筛查、子宫颈检查及Bishop评分等。

三、高危妊娠的监测

高危妊娠监测的内容主要包括：评估胎儿生长发育及宫内安危，监测胎盘、脐带和羊水等。**高危妊娠孕妇应于32~34周开始评估胎儿健康状况，患有严重并发症的孕妇应于26~28周开始监测。**

（一）胎儿生长发育的监测

1.胎儿测量指标 根据末次月经、早孕反应出现的时间、胎儿颈项透明层、第一次胎动出现的时间、子宫底高度、B型超声测量胎儿顶臀长、双顶径和股骨长等推算胎龄。

2.孕妇测量指标

（1）胎儿宫内状态的监测

1）胎动计数：是自我监护胎儿宫内健康的重要手段。若胎动计数≥10次/2h为正常；**胎动计数<10次/2h或减少50%者，应考虑子宫胎盘功能不足、胎儿有宫内缺氧**的可能。

2）B型超声：不仅能显示胎儿大小、数目、胎位、有无胎心搏动、胎盘位置及成熟度，还可发现胎儿畸形。

（2）监测宫高及腹围　测量孕妇的宫高及腹围，以间接了解胎儿宫内的发育情况。

3. 血流动力学监测　彩色多普勒超声监测胎儿脐动脉和大脑中动脉血流。常用监测指标为搏动指数（PI）、收缩期最大血流速度与舒张末血流速度比值（S/D）、阻力指数（RI）。若舒张末期无血流时，则提示胎儿将在1周内死亡。

4. **监测胎心听诊　是判断胎儿宫内安危情况的一种简便方法。**

（1）胎心听诊器或多普勒胎心仪监测：听诊胎心的强弱及节律，判断胎心率是否正常。

（2）电子胎儿监护：监测胎心率和监测胎儿储备能力；电子胎儿监护（EFM）不仅可以连续观察并记录胎心率的动态变化，还可以了解胎动、宫缩与胎心的关系。EFM包括内、外监护两种形式。**正常足月胎儿的胎心率在110~160次/min之间波动**。胎心基线变异又称基线摆动，即在胎心率基线上的上下周期性波动，这是胎儿本身的生理性变化。胎心基线变异的存在说明胎儿有一定的储备能力。

5. 胎盘功能检查

6. 胎儿成熟度检查

7. 胎儿缺氧程度检查

8. 胎儿储备能力监测

9. 胎儿畸形检查

（二）孕妇身心状况

1. 生命体征

2. 心脏

3. 心理状态

第二节　高危妊娠的治疗原则及护理

浪里淘沙—核心考点

一、处理原则

（一）一般处理

1. 增加营养　严重贫血或营养不良可导致新生儿出生体重过轻。伴胎盘功能减退及胎儿生长受限的孕妇给予高蛋白、高能量饮食，并补充足够的维生素和铁、钙、碘等。

2. 卧床休息　<u>一般建议孕妇取左侧卧位</u>，可改善肾脏及子宫胎盘血液循环，减少脐带受压。

（二）病因处理

1. 遗传性疾病　做到早期发现，及时处理，预防为主。对有下列情况的孕妇应做羊水穿刺，进行遗传学诊断：孕妇年龄 ≥ 35 岁；曾经生育先天愚型患儿或有家族史；孕妇有先天性代谢障碍（酶系统缺陷）疾病或染色体异常的家族史；有神经管开放性畸形儿妊娠史。<u>一般在妊娠14~20周左右做羊水穿刺，有异常者要终止妊娠</u>。

2. 妊娠并发症　如前置胎盘、心脏病、胎盘早期剥离、妊娠高血压疾病等。上述疾病易引起胎儿发育障碍或死胎，或者危及母儿生命等，应认真做好围生期保健，及时发现高危人群。

3. 妊娠合并症　尤其合并有肾病、心脏病、糖尿病、贫血、肝炎、肺结核等病人，可危及孕产妇、婴儿健康或生命，应根据医嘱积极处理。

（三）产科处理

1. 提高胎儿对缺氧的耐受力，遵医嘱使用营养药物。

2. 间歇吸氧，特别对胎盘功能减退的孕妇吸氧可以改善胎儿血氧饱和度。

3. 预防早产，指导孕妇避免猛烈的运动和活动，必要时遵医嘱使用药物处理。

4. 选择适当的时间引产或剖宫产终止妊娠。

5. 产时严密观察胎心变化，给予吸氧，尽量减少麻醉镇静药物。

6. 经阴道分娩者尽量缩短第二产程，做好新生儿抢救准备。

7. 加强高危儿产时和产后监护。

二、护理措施

1. 心理护理　采取必要的手段减轻和转移孕妇的焦虑和恐惧。鼓励家人的参与和支持，提供有利于孕妇倾诉和休息的环境，避免不良刺激。

2. 一般护理　增加营养，保证胎儿发育需要。对胎盘功能减退、胎儿发育迟缓的孕妇给予高蛋白、高热量饮食，补充维生素、钙、铁及多种氨基酸，对胎儿增长过快者要控制饮食；卧床休息，一般取左侧卧位，改善氧供。

3. 健康指导　指导孕妇自我监测，及时产前检查，<u>自我监测的方法主要是胎动计数</u>、胎动正常提示胎儿宫内存活良好。胎动次数<u><10次/2h或低于自我胎动规律的50%</u>，在排除药物影响后，要考虑胎儿宫内缺氧。如自觉胎动过频或过分剧烈，提示胎儿在宫内有严重缺氧，有胎死宫内的风险。

4. 病情观察　对高位产妇做好观察记录、产时严密观察胎心率及羊水颜色、量，做好母儿监护及监护配合。

5.做好检查和治疗配合　正确留取血、尿标本，遵医嘱定时定量指导用药，做好各项检查配合。

小试身手（1~2题共用题干）

33岁初产妇，曾经人工流产过1次，孕35周，因头痛、头晕2天前来就诊，LOA，胎心率规律，146次/分，血压140/90mmHg。

1.该病例列入高危管理的范畴主要是因为

A.合并高血压疾病　　　　　B.并发轻度妊娠高血压综合征

C.有头痛、头晕症状　　　　D.年龄因素

E.过去经历过流产

2.在列入门诊高危管理过程中应采取的首要护理措施是

A.说服孕妇按医嘱用药

B.做好检查和治疗配合

C.嘱孕妇要按原检查程序来就诊

D.产时严密观察胎心变化

E.实行电子胎心监护

第三节　胎儿宫内窘迫及新生儿窒息的护理

浪里淘沙—核心考点

一、胎儿宫内窘迫的护理

（一）护理评估

1.健康史　了解孕妇年龄、生育史、既往史、本次妊娠经过及产程进展情况等。

2.身体状况　①**急性胎儿窘迫：可表现为胎动过频**，如缺氧未纠正或加重则胎动转弱且次数减少，进而消失。胎儿缺氧，胎粪污染羊水，羊水呈浅绿色，浑浊的黄绿色，进而呈稠厚的棕黄色，即羊水Ⅰ度、Ⅱ度、Ⅲ度污染。破膜后羊水流出，可直接观察羊水的性状。②**慢性胎儿窘迫：主要表现为胎动计数<10次/2h或减少50%，提示胎儿缺氧的可能**。胎动减少是慢性胎儿窘迫的一个重要指标，每日监测胎动可预知胎儿的安危。胎动消失后，胎心在24小时内也会消失。胎动过频则往往是胎动消失的前驱症状，也应予以重视。

3.诊断要点　包括胎儿窘迫的临床表现、产前电子胎心监护、胎儿生物物理评分及胎儿多普勒超声血流监测结果等。

（1）电子胎心监护：**胎心率>160次/min或<110次/min，出现胎心晚期减速，变异减速或（和）基线缺乏变异，均表示胎儿窘迫**。

（2）胎儿生物物理评分：用于判断胎儿有无急、慢性缺氧。≤4分提示胎儿缺氧，5~7分提示可疑胎儿缺氧。

（3）胎儿头皮血血气分析：若胎儿头皮血pH<7.20（正常7.25~7.35），PO_2<10mmHg（正常15~30mmHg），PCO_2>60mmHg（正常35~55mmHg），可诊断为胎儿酸中毒。

（4）彩色多普勒超声胎儿血流监测：包括胎儿大脑中动脉血流监测、胎儿脐动脉血流监测等。

（5）羊膜镜检查：见羊水浑浊呈黄染至深褐色，有助于胎儿窘迫的诊断。

4. **治疗要点**　对于急性胎儿窘迫，应积极寻找原因并进行宫内复苏，采取一系列干预措施改善胎儿缺氧状态。病情紧迫或经宫内复苏处理无效者，立即终止妊娠。慢性胎儿窘迫，应针对妊娠合并症或并发症特点及其严重程度，根据孕周、胎儿成熟度及胎儿缺氧程度综合判断，拟定处理方案。

（二）常见护理诊断/问题

1. 气体交换障碍　与子宫-胎盘血流改变/中断（脐带受压）、血流速度减慢有关。与胎儿窘迫未缓解有关。

2. 有生育进程无效的危险。

（三）护理措施

1. 改变体位　**指导产妇取侧卧位休息**，减少子宫收缩频率，降低子宫内压，改善子宫-胎盘循环，增加胎儿血氧分压。

2. **孕妇吸氧　增加孕妇氧气供给**，通过面罩或鼻导管给氧，提高胎儿血氧饱和度。

3. 病情观察　**密切观察胎心、胎动及产程进展**，做好新生儿复苏准备。

4. 协助治疗　遵医嘱静脉补液，增加子宫-胎盘血液灌注，积极纠正脱水、酸中毒、低血压及电解质紊乱。

5. 分娩期护理　**宫口开全，胎先露部已达坐骨棘平面以下3cm者，应尽快阴道助产分娩**。宫颈尚未完全扩张，胎儿窘迫情况不严重，可予吸氧，同时指导产妇左侧卧位，观察10分钟，若胎心率变为正常，可继续观察。若因使用缩宫素造成胎心率异常者，应立即停止滴注，继续观察能否转为正常。病情紧迫或经上述处理无效者，应立即行剖宫产。

二、新生儿窒息的护理

护理措施

1. **按ABCDE程序进行复苏**

A（清理呼吸道）　胎头娩出后用挤压法清除口鼻咽部黏液及羊水，断脐后继续用吸痰管吸出新生儿咽部黏液和羊水，避免负压过大引起呼吸道黏膜损伤。

B（建立呼吸）　呼吸道通畅后对**无呼吸或心率<100次/分**的新生儿进行正压人工呼吸。正压人工呼吸时**呼吸频率为40~60次/分**。正压人工呼吸30秒后，检查新生儿心率是否增快，皮肤颜色有无改变，自主呼吸、肌张力有无恢复。如心率>60次/分，给予正压人工呼吸。**若心率<60次/分，应开始胸外按压**。

C（维持正常循环）　使新生儿仰卧于硬垫上，颈部仰伸，**用拇指法或双指法有节奏地按压胸骨下1/3部位，每分钟按压90次，按压深度为前后胸直径的1/3**。胸外按压一定要伴有正压人工呼吸，但应避免按压和通气同时进行。**每3次胸外按压后，正压人工呼吸1次**，即每分钟30次人工呼吸和90次胸外按压。

D（药物治疗）　建立静脉通道，保证药物输入：静脉注射肾上腺素刺激心跳；5%碳酸氢钠脐静脉注入以纠正酸中毒；输入全血、生理盐水、白蛋白等。

E（评价）　复苏过程中每30秒评价患儿情况。

2. 保暖　抢救过程注意保暖，**应在30~32℃的抢救床上进行，维持肛温36.5~37℃**。胎儿出生后立即揩干体表羊水和血迹，减少散热。

3. 复苏后护理　加强新生儿护理，保证呼吸道通畅，密切观察面色、呼吸、心率、体温，预防感染。窒息新生儿应延迟哺乳，静脉补液维持营养。

4. 母亲护理　提供情感支持，刺激子宫收缩，预防产后出血。

参考答案

1.B　2.B

第六章 妊娠期并发症妇女的护理

第一节 流 产

护理措施

1. 先兆流产 <u>卧床休息，禁止性生活，禁用肥皂水灌肠</u>。遵医嘱使用镇静剂、孕激素等，<u>对黄体功能不全者肌内注射黄体酮</u>。稳定孕妇情绪，增强保胎信心。

2. 妊娠不能再继续者采取积极措施，做好终止妊娠的准备，使妊娠产物排出。

3. 预防感染 监测病人体温、血常规及阴道流血的性质、颜色、气味等，严格执行无菌技术，加强会阴部护理。保持会阴清洁，人工流产术后应确认无禁忌证后方可进行性生活。

4. 协助病人渡过悲伤期，避免再次流产。

第二节 异位妊娠

护理措施

1. **抢救休克** 严密监测生命体征，纠正休克，做好急诊手术准备。对严重内出血引起休克时应立即开放静脉，交叉配血，做好输液、输血准备。

2. 观察阴道流血情况，<u>注意阴道流血量与腹腔内出血量不成比例</u>。正确留取血标本。

3. 病人卧床休息，<u>避免腹内压升高</u>。指导病人摄入高营养和含铁丰富食物，如动物肝脏、鱼肉、豆类、黑木耳、绿叶蔬菜等。

4. 出院指导 指导病人防止盆腔感染，养成良好卫生习惯，勤洗澡、勤换内衣，性伴侣稳定。诊断盆腔炎后彻底治疗。

小试身手 1.关于输卵管妊娠非手术治疗病人的护理措施，下述正确的是

A. 无出血危险不必严密观察

B. 避免做增加腹压的动作

C. 定期腹部触诊

D. 流质饮食

E. 多活动

第三节　妊娠期高血压疾病

浪里淘沙—核心考点

护理措施

（一）预防

加强孕早期健康教育，使孕妇了解疾病相关知识及其对母儿的危害。

（二）一般护理

1. 保证休息　轻度妊娠期高血压疾病可在家休息，子痫前期病人应住院治疗。保证充足睡眠，每日休息至少10小时。休息时以左侧卧位为宜。间断吸氧，改善全身主要脏器和胎盘的供氧。

2. 合理饮食　轻度妊娠期高血压疾病孕妇摄入足够蛋白质（100g/d以上）、蔬菜，补充维生素、铁和钙剂。食盐不必严格控制，但全身水肿者限制食盐摄入。

3. 密切监护母儿状态　询问孕妇是否头痛、视力下降、上腹不适。每日测体重及血压，每日或隔日复查尿蛋白。定期监测血压、胎儿发育状况和胎盘功能。

（三）用药护理

硫酸镁是治疗中重度妊高征的首选药。使用硫酸镁的注意事项：

（1）用药方法：肌内注射或静脉给药。

（2）毒性反应：硫酸镁的治疗量和中毒量接近。硫酸镁的滴注速度以1g/h为宜，不超过2g/h。每日维持用量15~20g。中毒时首先出现膝反射减弱或消失，随血镁浓度增加可出现全身肌张力减退及呼吸抑制，严重者心跳停止。

（3）注意事项：用药前及用药过程中监测血压，同时膝腱反射必须存在、呼吸不少于16次/分、尿量每24小时不少于400ml或每小时不少于25ml。准备好10%的葡萄糖酸钙注射液，以便解毒用。10%葡萄糖酸钙10ml应注射3分钟以上，必要时每小时重复1次，直至呼吸、排尿和神经抑制恢复正常，但24小时内不超过8次。

> 小试身手　2. 硫酸镁用于治疗妊高征时，下列哪种护理措施不正确
>
> A. 可按一般肌内注射预防和控制抽搐
>
> B. 24小时硫酸镁总量不得超过20g
>
> C. 尿量少于25ml/h或呼吸小于16次/分时停用
>
> D. 膝反射消失时禁用
>
> E. 硫酸镁中毒时用10%葡萄糖酸钙治疗

（四）子痫病人的护理

（1）控制抽搐：一旦抽搐应尽快控制，首选药物为硫酸镁，必要时加用镇静药。

（2）专人护理，防止受伤：子痫发生后<u>首先保持呼吸道通畅</u>，立即给氧。病人取头低侧卧位，防止黏液吸入呼吸道或舌头阻塞呼吸道。<u>必要时用吸引器吸出喉部黏液或呕吐物，病人昏迷时禁止给予一切饮食和口服药</u>。

（3）减少刺激，避免诱发抽搐：安置病人于单人暗室，<u>保持安静，避免声光刺激</u>；治疗和护理操作相对集中，动作轻柔。

> 锦囊妙记：破伤风、子痫、癫痫病人病房光线宜暗，以免引起抽搐。

（4）严密监护：密切观察生命体征、记录出入液量。及时做血、尿化验。

（5）为终止妊娠做准备：子痫发作者发作后自然临产。<u>如治疗后病情得到控制仍未临产者，在孕妇清醒后24~48小时内引产</u>，或子痫经药物控制后6~12小时考虑终止妊娠。

（五）妊娠期高血压疾病孕妇的产时及产后护理

若经阴道分娩，第一产程应密切监测病人生命体征、尿量、胎心及宫缩情况。<u>尽量缩短第二产程，第三产程须预防产后出血，**在胎儿娩出前肩后立即静脉注射缩宫素（禁用麦角新碱）**</u>，及时娩出胎盘并按摩宫底，观察血压变化。病情较重者于分娩开始即开放静脉。胎儿娩出后测血压。<u>重症病人产后硫酸镁继续治疗1~2天</u>。产褥期监测血压，<u>产后48小时内每4小时测量血压1次</u>。严密观察子宫复旧情况，预防产后出血。

（六）健康指导

轻度妊娠期高血压疾病应合理饮食并注意休息，以左侧卧位为宜，加强胎儿监护，自数胎动，加强产前检查，定期接受产前保护；对重度妊娠期高血压疾病病人，指导病人识别不适症状及用药后不良反应。掌握产后自我护理方法，加强母乳喂养指导。

第四节　前置胎盘

浪里淘沙—核心考点

护理措施

<u>需立即终止妊娠者，**取去枕侧卧位**，开放静脉，配血</u>。在抢救休克的同时做好术前准备。期待疗法的护理措施：

1. 保证休息，减少刺激　卧床休息，<u>有出血者绝对卧床，取左侧卧位，间断给氧</u>。避免刺激，**禁做阴道检查和肛查**。

2. <u>纠正贫血</u>　口服硫酸亚铁、输血，<u>指导孕妇多食高蛋白及含铁丰富食物</u>，如动物肝脏、绿叶蔬菜以及豆类等。

3. **病情监测** 严密观察生命体征，阴道流血量，监测胎儿宫内情况。

4. **预防产后出血和感染** 保持会阴清洁干燥；**胎儿娩出后尽早使用宫缩剂**，新生儿出生后按高危儿护理。

5. 加强管理和宣教 指导围孕期女性避免吸烟、酗酒等，避免多次刮宫、引产。妊娠期出血及时就诊。

第五节 胎盘早剥

浪里淘沙—核心考点

护理措施

1. **纠正休克** 迅速开放静脉补充血容量，密切监测胎儿情况。

2. **严密观察有无凝血功能障碍或急性肾衰竭等。**

3. **预防产后出血** 分娩后及时给予宫缩剂并按摩子宫，必要时做好切除子宫的准备，预防晚期产后出血。

4. 产褥期加强营养，纠正贫血。保持会阴清洁，防止感染。根据孕妇身体情况指导母乳喂养。死产者分娩后24小时内尽早使用退奶药物，少进食汤类。

第六节 早 产

浪里淘沙—核心考点

护理措施

1. 预防早产 做好孕期保健、指导孕妇加强营养，保持心情平静。**避免诱发宫缩的活动。高危孕妇左侧卧位休息，慎做肛查和阴道检查**，积极治疗合并症，宫颈内口松弛者于孕14~16周做子宫内口缝扎术。

2. 药物护理 **首要治疗是抑制宫缩**，积极控制感染、治疗合并症和并发症。常用抑制宫缩的药物：①β肾上腺素受体激动剂：激动子宫平滑肌β受体抑制宫缩。副作用为心跳加速、血压下降、血糖增高、低血钾、恶心、出汗、头痛等；②**硫酸镁**：镁离子作用于肌细胞，使平滑肌松弛，抑制子宫收缩；③**钙通道阻滞剂**：阻滞钙离子进入肌细胞而抑制宫缩。**用药时注意孕妇血压变化**。

3. 预防新生儿合并症 保胎过程中胎心监护，教病人自数胎动。对妊娠34周前的早产者，**分娩前给孕妇糖皮质激素等促胎肺成熟，避免发生新生儿呼吸窘迫综合征**。

4. 为分娩做准备 如早产已不可避免，应尽早结束分娩。同时做好早产儿保暖和复苏准备。

第七节　过期妊娠

> **浪里淘沙—核心考点**

护理措施

1. 一般护理　合理休息，保证营养。核实预产期，判断胎盘功能。

2. **观察病情**　进入产程后，<u>产妇取左侧卧位</u>，给氧。<u>产程中监护胎心</u>，注意破膜时间和羊水性状，必要时取胎儿头皮血测定pH，及早发现胎儿窘迫。<u>羊水Ⅲ度污染者在胎肩娩出前吸净胎儿鼻咽部黏液。</u>

3. 配合治疗　宫颈条件成熟者，人工破膜后羊水清亮时，在密切监护下经阴道分娩；若宫颈条件不成熟则促使宫颈成熟，**若出现胎盘功能减退或胎儿窘迫，应立即剖宫产结束分娩**。积极做好抢救新生儿的准备。

第八节　羊水量异常

> **浪里淘沙—核心考点**

一、羊水量过多

护理措施

1. 一般护理　**合理饮食，防止便秘。**减少增加腹压的活动。

2. **病情观察**　观察生命体征，定期测量宫高、腹围和体重。观察胎心、胎动及宫缩，及早发现胎儿宫内窘迫及早产征象。人工破膜时密切观察胎心和宫缩，及时发现胎盘早剥和脐带脱垂。产后密切观察子宫收缩及阴道流血情况，防止产后出血。

3. **配合治疗**　腹腔穿刺放羊水时避免过快、过量，每小时约500ml，**一次放羊水不超过1500ml，放羊水后腹部放置沙袋或绑腹带以防血压骤降**。

二、羊水量过少

羊水过少是指妊娠足月时羊水量少于300ml。

> 锦囊妙记：正常羊水量为1000ml，羊水过多是指大于2000ml，羊水过少是指少于300ml，一次放羊水不超过1500ml。

护理措施

1. 一般护理　教孕妇数胎动，预防胎膜早破。

2.**病情观察**　观察孕妇生命体征，定期测量宫高、腹围和体重。

3.**配合治疗**　若合并过期妊娠、胎儿生长受限等须及时终止妊娠，做好阴道助产或剖宫产准备。若羊水过少合并胎膜早破或产程中发现羊水过少、需预防性输液补充羊水者，严格执行无菌操作。

第九节　多胎妊娠

浪里淘沙—核心考点

治疗及护理

1.**妊娠期**　及早诊断，增加产前检查次数。加强营养，预防贫血、妊高征的发生，防止早产、羊水过多、产前出血等。

2.**分娩期**　观察产程和胎心变化，如有宫缩乏力或产程延长应及时处理。第一个胎儿娩出后，应立即断脐，助手扶正第二个胎儿，保持纵式位，等待15~20分钟后第二个胎儿自然娩出。**如15分钟后仍无宫缩，可人工破膜或静脉滴注缩宫素加强宫缩。**

3.**产褥期**　第二个胎儿娩出后应立即肌内注射或静脉滴注缩宫素，腹部放置沙袋，预防产后出血。

小试身手（3~4题共用题干）

女，27岁。第一次怀孕，双胎，妊娠33周，胎心、胎动好，已住院观察。

3.关于双胎的处理，下述正确的是

A.孕期如不合并妊高征，则按单胎处理

B.如第一产程宫缩乏力，不可用小量缩宫素静脉滴注

C.第一胎儿娩出后，应等脐搏动停止后断脐

D.第一胎儿娩出后应静脉注射缩宫素

E.第一胎儿娩出后如无异常情况，可等待20分钟让第二胎儿自然分娩

4.双胎妊娠母体并发症**不包括**

A.妊娠期贫血　　　　　　　B.妊娠高血压综合征

C.胎膜早破　　　　　　　　D.产后出血

E.过期妊娠

参考答案

1.B　2.A　3.E　4.E

第七章　妊娠期合并症妇女的护理

第一节　心脏病

浪里淘沙—核心考点

护理措施

1. **非妊娠期**　**根据心脏病种类、病情、心功能等级，决定是否妊娠**。对不宜妊娠者，指导病人合理避孕。

2. **妊娠期**

（1）**加强孕期保健**，定期产前检查。妊娠32周后，需1周检查1次，若孕期经过顺利，应在36~38周，住院待产。重点评估心功能及胎儿宫内情况。若心功能在Ⅲ级或以上，有心力衰竭者应立即入院治疗。

（2）**预防心力衰竭**，孕妇保证每天至少10小时睡眠且中午休息2小时，休息时取左侧卧位或半卧位。注意营养摄取，指导孕妇摄入**高热量、高维生素、低盐、低脂且富含多种微量元素**如铁、锌、钙等饮食，少量多餐，多食蔬菜水果。**妊娠16周后每日食盐量不超过5g**。妊娠20周以后预防性应用铁剂，防止出血。

（3）防治诱发心力衰竭，如贫血、心律失常、妊高征、上呼吸道感染等。

3. **急性心力衰竭的紧急处理**　一旦出现心力衰竭，应多学科协作进行抢救。**病人取半坐卧位或端坐位，双腿下垂；高流量给氧，酒精湿化；**遵医嘱使用吗啡、利尿剂、血管扩张剂（硝普钠、硝酸甘油、酚妥拉明）、强心剂、氨茶碱等。

4. **分娩期**

（1）严密观察产程进展，防止心力衰竭。取**左侧卧位，上半身抬高**。观察子宫收缩，胎头下降及胎儿宫内情况，及早识别心力衰竭的症状。第一产程，每15分钟测生命体征1次，每30分钟测胎心率1次。第二产程每10分钟测1次或持续监护。给予吸氧。抗生素治疗持续至产后1周。

（2）缩短第二产程，减少产妇体力消耗。

（3）**预防产后出血。胎儿娩出后立即在产妇腹部放置沙袋，持续24小时**。为防止产后出血，静脉或肌内注射缩宫素（**禁用麦角新碱**）。遵医嘱输血、输液，严格控制滴速。

小试身手　1. 妊娠合并心脏病的产妇产后禁用的止血药物是

A. 催产素　　　　　　　　　B. 止血敏

C. 止血芳酸　　　　　　　　D. 立止血

E. 麦角新碱

5. 产褥期

（1）产后72小时内严密监测生命体征，产妇取半卧位或左侧卧位，充分休息，必要时镇静，如病情允许，早期下床适度活动。

（2）**心功能Ⅰ~Ⅱ级可母乳喂养；Ⅲ级或以上者及时回乳**。给予清淡饮食，防止便秘。保持外阴部清洁，产后预防性使用抗生素。

（3）促进亲子关系建立，避免产后抑郁。

（4）**不宜再妊娠者在产后1周做绝育术**，未做绝育术者应严格避孕。

第二节　病毒性肝炎

浪里淘沙—核心考点

护理措施

1. 患肝炎的育龄妇女应避孕。<u>患急性肝炎痊愈后半年，最好是2年后在医生的指导下妊娠</u>。

2. 妊娠合并轻型肝炎者需增加休息，避免体力劳动。加强营养，<u>**增加优质蛋白、高维生素、富含糖类、低脂肪食物摄入**</u>。保持大便通畅。定期产前检查，防止交叉感染。阻断乙型肝炎的母婴传播，<u>**孕妇于妊娠28周起每4周肌内注射1次乙型肝炎免疫球蛋白（HBig）200IU，直至分娩**</u>。

3. 妊娠合并重型肝炎者需保护肝脏，积极防治肝性脑病。<u>保持大便通畅，严禁肥皂水灌肠</u>。<u>**严密观察有无性格改变、行为异常、扑翼样震颤等肝性脑病的前驱症状**</u>。严密监测生命体征，记录出入液量。注意观察有无出血倾向。<u>预防产后出血，产前4小时及产后12小时内不宜使用肝素治疗</u>。

4. 分娩期密切观察产程进展，避免不良刺激，防止并发症发生。监测凝血功能，于临产前1周服用维生素K、维生素C，临产后备新鲜血。阴道助产，缩短第二产程。胎儿娩出后及时使用缩宫素、止血药，预防产后出血。严格执行消毒隔离制度，使用抗生素预防感染。

5. 产褥期　观察子宫收缩及阴道流血，<u>遵医嘱给予对肝脏损害小的抗生素预防感染</u>。乳汁中HBV-DNA阳性者不宜哺乳，<u>母血HBsAg、HBeAg及抗-HBc三项阳性及后两项阳性产妇均不宜哺乳</u>。对新生儿接受免疫，<u>母亲为携带者（仅HBsAg阳性）可母乳喂养</u>。不宜哺乳者口服麦芽冲剂或乳房外敷芒硝回乳，不宜使用雌激素回乳。<u>**新生儿出生后6小时内和1个月时各肌内注射1ml的HBig，出生后24小时内、1个月、6个月分别注射乙型肝炎疫苗**</u>。继续保肝治疗，加强休息和营养，指导避孕。

小试身手　2. 有关妊娠合并重型肝炎患者的围产期护理措施，下列正确的是

A. 肥皂水灌肠以保持肠道清洁

B.无需观察性格改变与行为异常

C.产前及产后24小时内不宜使用肝素

D.临产时开始服用维生素K、维生素C以防出血

E.严密监测生命体征并记录出入液量

第三节　糖尿病

浪里淘沙—核心考点

护理措施

1.非孕期　显性糖尿病妇女在妊娠前应寻求产前咨询和评估，由内分泌科医师和产科医师共同研究并判断是否可以妊娠。未经治疗的D、F、R级糖尿病一旦妊娠，对母儿的危险较大，不宜妊娠；器质性病变较轻、血糖控制良好者，可在积极治疗、密切监护下继续妊娠。显性糖尿病妇女从妊娠前应在内科医师协助下严格控制血糖值。

2.妊娠期　妊娠合并糖尿病孕妇的产前监护及治疗应由产科医师、内分泌科医师、营养师、糖尿病专科护士及产科护士等多学科成员的密切配合完成。

（1）定期产前检查：妊娠合并糖尿病孕妇的产前检查次数和间隔时间视病情轻重而定。孕前糖尿病孕妇早期应每周检查1次至第10周，以后每2周检查1次，妊娠32周后每周检查1次。

（2）病情观察：每天监测血压，每周测量体重、宫高、腹围，每1~2个月测定肾功能及糖化血红蛋白含量，同时进行眼底检查。每日检测血糖，GDM孕妇妊娠期血糖控制目标设定为餐前及餐后血糖值分别为 ≤ 5.3mmol/L和 ≤ 6.7mmol/L，夜间血糖不低于3.3mmol/L，餐后血糖峰值5.6~7.1mmol/L，HbA1c<6.0%。

第四节　急性肾盂肾炎

浪里淘沙—核心考点

护理措施

1.一般护理　卧床休息，取侧卧位，减少子宫对输尿管的压迫。加强营养。

2.保持泌尿道通畅　鼓励病人多饮水，保持每日尿量在2000ml以上，达到冲洗尿路和引流的目的。

3.用药护理　选择对胎儿损伤小的抗生素。治疗24小时后症状有所改善，48小时后病情缓解。如72小时后症状未改善应调整种类或药量。急性症状控制后改为口服或肌内注射。疗程最短2~3周，完成治疗后7~10天取尿液做尿培养。肾功

能不全者适量减药。

第五节　贫　血

浪里淘沙—核心考点

护理措施

1. **预防**　妊娠前积极治疗慢性失血性疾病，必要时补充铁剂。

2. **妊娠期**　提供**高铁、高蛋白质及高维生素C饮食**。多食含铁丰富食物，如瘦肉、家禽、动物肝脏及绿叶蔬菜等。**补充铁剂首选口服，同时服维生素C及稀盐酸**可促进铁吸收。**指导孕妇饭后或餐中服用铁剂**，告诉孕妇服用铁剂后大便变黑为正常反应。妊娠末期重度缺铁性贫血或口服铁剂胃肠道反应较重者可深部肌内注射铁剂。血红蛋白在7g/L以下者应休息。妊娠期加强产前检查和母儿监护，预防各种感染。

3. **分娩期**　临产前给止血药、维生素K等并备新鲜血。严密观察产程，第二产程酌情给予阴道助产。胎儿前肩娩出后给予宫缩剂。

4. **产褥期**　密切观察子宫收缩及阴道流血，使用抗生素预防和控制感染，补充铁剂，纠正贫血。

小试身手　3.妊娠合并贫血的护理措施，下列正确的是

A. 单纯补充铁剂纠正贫血

B. 仅需补充叶酸

C. 嘱多食瘦肉与动物肝脏等

D. 临产时服用维生素K防出血

E. 产后不宜使用抗生素

参考答案

1.E　2.E　3.C

第八章　异常分娩的护理

第一节　产力异常

浪里淘沙—核心考点

产力异常

治疗及护理

1.子宫收缩乏力

（1）协调性子宫收缩乏力：针对病因进行处理。对头盆不称、胎位异常或其他剖宫产指征者及时考虑剖宫产。对经阴道分娩者，先改善全身状况，然后根据产程进展情况加强子宫收缩，促使产妇尽快分娩。

【小试身手】1.下列情况可以应用静脉滴注催产素加子宫收缩力的是

　　A.头盆相称　　　　　　B.持续性枕后位　　　　　　C.有剖宫产史

　　D.胎儿窘迫　　　　　　E.漏斗骨盆

（2）不协调性子宫收缩乏力：恢复子宫收缩的生理极性和对称性，适当给予镇静剂，使产妇恢复为协调性子宫收缩。在宫缩恢复为协调性之前，严禁使用缩宫素。

2.子宫收缩过强　①协调性：有急产史的产妇提前住院待产。左侧卧位，提供心理支持。②不协调性：停用缩宫素及阴道操作，给予宫缩抑制剂。仍不能缓解者立即剖宫产。临产后做好新生儿接生及抢救准备。

【小试身手】2.一待产妇，协调性宫缩乏力，宫口开大5cm，未破膜，无头盆不称，此时的主要护理措施为

　　A.人工破膜　　　　　　B.催产素静脉滴注　　　　　　C.等待产程自然进展

　　D.注射盐酸哌替啶后休息　　E.应用地西泮

第二节　产道异常

浪里淘沙—核心考点

护理措施

（一）产程处理过程的护理

1.轻度头盆不称者在严密监护下试产，护理措施：①专人守护，关心产妇饮

食、营养、水分、休息。**少肛查，禁灌肠。试产过程不用镇静、镇痛药**。②密切观察胎儿情况及产程进展情况，监测有无脐带脱垂；**试产2~4小时胎头仍未入盆并伴胎儿窘迫者，停止试产，做好剖宫产准备**。③注意子宫破裂的先兆，发现异常立即停止试产，预防子宫破裂。

2. **中骨盆狭窄者**如宫口已开全，胎头双顶径达坐骨棘水平，做好胎头吸引、产钳阴道助产，准备抢救新生儿；**若胎头未达坐骨棘水平，胎儿窘迫，做好剖宫的术前准备**。

3. **骨盆出口狭窄者不宜试产**。

（二）心理护理

1. 向产妇讲解阴道分娩的可能性和优点，增强其自信心。

2. 向产妇讲明产道异常对母儿的影响，解除产妇的焦虑。

3. 提供最佳服务，缓解产妇恐惧心理。

（三）预防产后出血和感染

胎儿娩出后及时注射缩宫剂、使用抗生素，保持外阴清洁，每日冲洗会阴2次，使用消毒会阴垫。**胎先露长时间压迫阴道或出现血尿时，留置导尿管8~12天，保证尿管引流通畅，防止发生生殖道瘘**。每天更换引流袋，防止感染。

（四）新生儿护理

胎头在产道压迫时间长或经手术助产的新生儿按产伤处理，严密观察颅内出血的症状。

参考答案

1.A　2.B

第九章　分娩期并发症妇女的护理

第一节　胎膜早破

护理措施

1. **住院待产**　胎先露部未衔接者绝对卧床休息，<u>左侧卧位，臀部抬高，以防脐带脱垂</u>。
2. **密切观察**　观察羊水性状、颜色、气味等；监测胎心率变化、胎动及胎儿宫内安危；严密观察产妇生命体征、白细胞计数，了解有无感染征象。
3. **外阴护理**　保持外阴清洁，每日用1：5000稀释络合碘溶液棉球擦洗会阴2次。
4. **遵医嘱用药**　给予抗生素预防感染，<u>给予地塞米松促进胎肺成熟</u>。
5. **健康教育**　积极预防和治疗下生殖道感染；<u>妊娠后期禁止性交</u>，避免腹部受压、负重；<u>宫颈内口松弛者卧床休息，于妊娠14~16周行宫颈环扎术</u>。

> **小试身手** 1. 胎膜早破时应**禁止**
> A. 听胎心　　　　　　B. 灌肠　　　　　　C. 应用抗生素
> D. 卧床休息　　　　　E. 抬高臀部

第二节　产后出血

一、预防

（一）妊娠期

1. 加强孕期保健，定期产前检查，及时治疗高危妊娠。
2. 高危妊娠者，如妊高征、多胎妊娠、羊水过多、肝炎、贫血等提前入院。

（二）分娩期

1. 第一产程密切观察产程进展，防止产程延长，必要时给予镇静剂。
2. 第二产程严格执行无菌技术，指导产妇正确使用腹压，适时会阴侧切；胎头、胎肩娩出要慢，一般相隔3分钟左右；<u>胎肩娩出后立即肌内注射或静脉滴注缩宫素</u>，促进子宫收缩，减少出血。

3. 第三产程正确处理胎盘娩出。胎盘未剥离前不可过早牵拉脐带或按摩、挤压子宫，待胎盘剥离后及时协助胎盘娩出并仔细检查胎盘胎膜是否完整。

（三）产褥期

1. 产后2小时内仍需留在产房接受监护。密切观察产子宫收缩、阴道出血及会阴伤口情况。定时测量生命体征。

2. 督促产妇及时排空膀胱，以免影响子宫收缩引起产后出血。

3. 早吸吮可刺激子宫收缩，减少子宫出血。

4. 对可能发生产后出血的高危产妇，保持静脉通畅，做好输血和急救准备。

二、护理措施

（一）针对原因止血

1. 宫缩乏力　按摩子宫，给宫缩剂。若效果不好，配合医师结扎髂内动脉、子宫动脉，必要时行子宫次全切除。

2. 软产道裂伤　及时准确缝合，若为阴道血肿，在补充血容量的同时，切开血肿、清除血块、缝合止血。

3. 胎盘因素　如胎盘剥离不全、滞留、粘连，可徒手剥离取出；胎盘残留，刮取胎盘组织；导尿后按摩宫底促使嵌顿胎盘排出。

4. 凝血功能障碍　若出血不凝，取血做凝血试验及配血备用。如血小板减少症、再生障碍性贫血等病人输新鲜血或成分血，如发生DIC应配合医师抢救。

（二）失血性休克的护理

对失血过多尚未休克者，及早补充血容量；对失血过多引起休克者输血，补充同等血量；病人平卧、吸氧、保暖；严密观察意识状态、皮肤颜色、血压、脉搏、呼吸及尿量；观察子宫收缩情况，有无压痛，恶露量、色、气味；观察会阴伤口情况；遵医嘱使用抗生素。

鼓励产妇进食营养丰富易消化饮食，进食富含铁、蛋白质、维生素饮食，如瘦肉、鸡蛋、牛奶、绿叶蔬菜、水果等，少量多餐。

第三节　子宫破裂

浪里淘沙—核心考点

护理措施

1. 做好围生期保健，加强产前检查。有异常分娩史者提前入院待产。

2. 密切观察产程，出现病理性缩复环或其他先兆子宫破裂征象时及时做好剖宫产准备。

3.严格掌握宫缩剂的使用指征和方法。无禁忌证者应用缩宫素引产宜稀释后静脉滴注，专人看守，控制滴速，**必要时连续监测胎心，胎儿娩出前禁止注射缩宫素**。

4.**严格剖宫产指征**。有剖宫产史的产妇严格限制试产时间，**一般不超过12小时**。加强产程监护，发现先兆子宫破裂征象及时剖宫产。

5.严格执行阴道手术指征。

第四节　羊水栓塞

浪里淘沙—核心考点

一、护理措施

（一）陪伴病人，密切观察病情

产妇产程中突发寒战、青紫、呼吸困难，应立即通知医生，协助病人半卧，加压给氧。协助医师做好气管插管或气管切开准备，迅速开放静脉，进行输液和药物治疗。

（二）产程与生命体征监测

1.监测产程进展、宫缩强度和胎儿情况。

2.密切观察出血、凝血情况，如子宫出血不止，及时报告医生做好子宫切除的准备。

3.严密监测并记录病人生命体征，做好出入液量的记录。

二、预防

1.加强产前检查，避免诱发因素　发生前置胎盘、胎盘早剥、过期妊娠、胎儿窘迫、胎膜早破等并发症时需提高警惕，尽早发现，及时抢救。

2.严密观察产程进展，正确使用缩宫素　用缩宫素引产或加强宫缩时，专人守候，调整剂量与速度，避免宫缩过强。

3.严格掌握破膜时间　**人工破膜宜在宫缩间歇期**，破口要小并注意控制羊水流出速度。

4.中期引产者羊膜穿刺不应超过3次，最好在B超引导下进行，以免穿破胎盘引起羊水栓塞。钳刮时先刺破胎膜，使羊水流出后再钳夹。

5.宫缩过强时适当使用镇静剂。

6.严格掌握剖宫产指征　不应无指征放宽手术，预防子宫切口裂伤，手术时动作轻柔，子宫切开后及时吸净羊水再娩出胎儿，以免羊水进入子宫创口开放的血窦内。

参考答案

1.B

第十章　产后并发症妇女的护理

第一节　产褥感染

护理措施

1. 取半卧位或抬高床头，促进恶露排出，炎症局限，防止感染扩散。

2. 观察生命体征，恶露颜色、性状与气味，子宫复旧情况，腹部体征及会阴伤口情况。

3. 产妇应保证充足休息和睡眠，给予高蛋白、高热量、高维生素饮食；保证液体摄入。

4. 做好会阴部护理，及时更换会阴垫。

5. 遵医嘱使用抗生素，注意使用间隔时间，维持有效血药浓度。

6. 及时处理高热、疼痛、呕吐，减轻产妇不适。

7. 严格执行消毒隔离措施及无菌技术原则，避免院内感染。

8. 做好健康教育与出院指导。

第二节　晚期产后出血

护理措施

1. 预防

（1）术前预防：剖宫产时合理选择切口，避免子宫下段横切口两侧角部撕裂。

（2）产后检查：产后仔细检查胎盘、胎膜，如有缺损应及时取出。在不能排除胎盘残留时行宫腔探查。

（3）预防感染：术后使用抗生素预防感染。

2. 失血性休克病人的护理　严密观察皮肤颜色、血压、脉搏；观察子宫复旧情况，有无压痛等。遵医嘱使用抗生素预防感染，遵医嘱输血。

第三节　泌尿系统感染

浪里淘沙—核心考点

护理措施

1. 评估宫底高度、恶露量及尿潴留。采取各种方法使产妇自解小便，提供排尿所需环境。

2. **急性感染期卧床休息，给予营养丰富、易消化、少刺激性食物。鼓励产妇多饮水，每日饮水3000~4000ml，达到冲洗膀胱的目的。**

3. 使用有效抗生素，症状减轻后仍需持续用药，直至感染症状完全消除，复查尿常规，必要时做尿培养。

4. 必要时使用抗痉挛和止痛药。

5. 做好健康教育和出院指导，减少泌尿系统感染复发。

小试身手 1. 有关产后泌尿系统感染，下述**错误的**是

A. 病原体以大肠埃希菌多见

B. 给予敏感有效抗生素

C. 做好会阴部的清洁护理

D. 减少液体摄入，以减少小便次数

E. 给予营养丰富、易消化的食物

第四节　产褥期抑郁症

浪里淘沙—核心考点

一、预防

产后3天内主动帮产妇及孩子完成日常生活护理；提供自我护理及新生儿护理知识；鼓励和指导丈夫及家人参与对新生儿的照顾。

二、护理措施

1. 解除不良社会心理因素，减轻心理负担和躯体症状。

2. 对不良个性的产妇给予心理指导，减少或避免精神刺激，减轻生活中的压力。

3. 倾听产妇诉说心理问题，做好心理疏导工作。

4. 帮助产妇适应母亲角色，指导产妇与婴儿交流、接触。

5. 对于有焦虑症状、存在抑郁症高危因素的产妇给予高度重视。

6. 发挥社会支持系统的作用，改善家庭关系和家庭生活环境。

7. 高度警惕产妇的伤害性行为。

8. 重症病人需请心理医师或精神科医师给予治疗。

9. 做好出院指导与家庭随访工作，为产妇提供心理咨询。约70%的产后抑郁患者于1年内治愈。再次妊娠复发率约为20%。

参考答案

1.D

第十一章　女性生殖系统炎症病人的护理

第一节　外阴部炎症

浪里淘沙—核心考点

一、外阴炎

护理措施

1. 健康教育　对糖尿病、尿瘘和粪瘘等高危人群加强指导。

2. 保持外阴清洁干燥，尤其是经期、孕期和产褥期，每天清洗外阴，勿用刺激性肥皂清洗。穿棉织内裤，每天更换。

3. 局部坐浴时注意浓度、温度和坐浴时间，月经期禁忌坐浴。

4. 嘱病人不可搔抓局部皮肤，避免破溃或引起细菌感染。

小试身手（1~2题共用题干）

患者，女，60岁。糖尿病史15年，喜穿紧身衣服，常垫卫生护垫。外阴瘙痒、疼痛、红肿、灼热感，于性交、活动、排尿、排便后加重。妇科检查：局部糜烂，有抓痕，黏膜粗糙。

1. 最可能的诊断是

A. 外阴炎　　　　　　　　B. 阴道炎

C. 宫颈炎　　　　　　　　D. 盆腔炎

E. 前庭大腺炎

2. 有关健康教育，下述**错误**的是

A. 指导患者PP坐浴

B. 穿宽松的棉质内裤，勤换内裤

C. 24小时应用卫生护垫

D. 保持外阴清洁干燥

E. 局部严禁搔抓，勿用刺激性药物或肥皂擦洗

二、前庭大腺炎

护理措施

1. 急性期卧床休息，保持外阴清洁干燥，月经期、产褥期禁止同房，月经期使用消毒卫生巾。

2. 切开引流术和造口术后保持引流通畅，每日换药1次；用氯己定棉球擦洗外

阴，每日2次；伤口愈合后用1∶8000呋喃西林溶液坐浴，每日2次。观察伤口有无红肿，引流液性质等。

第二节　阴道炎症

浪里淘沙—核心考点

一、滴虫阴道炎

护理措施

1. 做好卫生宣传，积极开展普查普治。<u>禁止滴虫病人、带虫者进入游泳池、浴盆、浴巾消毒</u>，以免交叉感染。

2. 保持外阴清洁干燥，避免搔抓损伤皮肤，每天更换内裤、清洗外阴，<u>病人内裤煮沸消毒5~10分钟以杀灭病原体</u>，避免交叉感染。

3. 指导病人用药，<u>口服甲硝唑可出现头痛、食欲下降、恶心、呕吐、皮疹、白细胞减少等不良反应</u>，一旦出现应立即停药。

4. <u>治疗期间禁止性生活。</u>

5. 甲硝唑可通过乳汁排泄，<u>哺乳期女性在用药期间及用药后24小时内不宜哺乳。</u>

6. <u>取分泌物检查前24~48小时避免性交及阴道灌洗、阴道上药。</u>

7. 嘱病人坚持治疗及随访，直至症状消失。

8. 已婚者应检查配偶是否患生殖器滴虫病，若为阳性需夫妻同治。

二、外阴阴道假丝酵母菌病

护理措施

1. 积极治疗糖尿病，正确使用抗生素、雌激素，避免诱发外阴阴道假丝酵母菌病。

2. 指导病人每日清洗外阴、更换内裤。<u>切忌搔抓，内裤煮沸消毒</u>。

3. 阴道灌洗液<u>温度一般为40℃</u>，切忌过高，以免烫伤皮肤。

4. 孕妇要积极治疗，禁口服，坚持局部用药至妊娠8个月，否则阴道分娩时易传给新生儿，致新生儿出生后患鹅口疮。

5. 假丝酵母菌阴道炎常在月经前复发，<u>治疗后应在月经前复查白带</u>。

6. 有症状的性伴侣应同时治疗，无症状者无需治疗。

三、萎缩性阴道炎

护理措施

1. 对围绝经期、老年妇女进行健康教育，使其掌握老年性阴道炎的预防知识。

2. 指导病人阴道灌洗、上药方法，操作前洗净双手、消毒器具。局部治疗时药物应置于阴道深部。

3.保持外阴清洁，勤换内裤。穿棉织内裤，减少刺激。

4.对卵巢切除、放疗病人给予雌激素替代治疗指导。

第三节　子宫颈炎症

浪里淘沙—核心考点

护理措施

1.分娩及手术时避免宫颈裂伤，一旦裂伤及时缝合。

2.指导病人每天更换内裤、清洗外阴，定期妇科检查。

3.为明确诊断先做宫颈刮片细胞学检查，以排除宫颈癌。

4.物理治疗后分泌物增多，甚至有大量水样排液，术后1~2周脱痂时有少量出血。嘱病人保持外阴清洁，每日清洗外阴2次，**在创面尚未愈合期间（4~8周）禁止性生活、盆浴及阴道冲洗**。两次月经干净后3~7日复查，效果不佳者行第二次治疗。

5.**宫颈息肉摘除术后做病理检查**，宫颈管炎病人阴道冲洗后将栓剂置于宫颈管内保证疗效。

6.急性期病人不宜做物理治疗。

第四节　盆腔炎性疾病

浪里淘沙—核心考点

一、急性盆腔炎

护理措施

1.高热时物理降温，注意观察生命体征和病情变化。

2.卧床休息，取半卧位，使脓液积聚于直肠子宫陷凹而使炎症局限。**给予高热量、高蛋白、高维生素流质、半流质饮食**。

3.给予床边隔离，腹胀时胃肠减压，观察恶心、呕吐和腹胀情况。

4.遵医嘱给予抗生素治疗。

5.观察病情，如腹痛加剧、寒战、高热、恶心、呕吐、腹部拒按考虑为脓肿破裂，立即通知医生处理。

6.健康教育　向病人讲解急性盆腔炎的预防措施，教会病人清洁会阴的方法，便后冲洗及会阴擦洗时由前向后，从尿道到阴道，最后至肛门。注意个人卫生，每天更换内裤，穿纯棉内裤，保持外阴清洁干燥。

二、慢性盆腔炎

护理措施

1. 注意经期卫生，增强体质。
2. 告知病人药物用量、方法及注意事项。
3. 腹痛、腰痛时注意休息，防止受凉，必要时给予镇静止痛药以缓解症状。
4. 手术者做好术前准备和术后护理。

第五节 尖锐湿疣

浪里淘沙—核心考点

护理措施

1. 进行性知识教育，提高防病意识，患病后接受正规治疗。
2. 尊重病人，热情诚恳地回答病人的问题，消除病人思想顾虑。
3. **治疗期间禁止性生活。**
4. 注意个人卫生，保持外阴清洁，避免不洁性交。已污染的衣裤、生活物品及时消毒。
5. 治疗用物、器械严格消毒，避免交叉感染。
6. 妊娠妇女为避免传给胎儿，考虑剖宫产。
7. 鼓励病人坚持治疗。尖锐湿疣治愈率高，但易复发，鼓励病人坚持治疗。

第六节 淋 病

浪里淘沙—核心考点

护理措施

1. 病人内裤、毛巾、浴盆煮沸消毒5~10分钟，病人所接触的物品及器具用1%苯酚溶液浸泡。
2. 筛查病人家属淋球菌，阳性者一并治疗，有症状的子女也应检查。
3. 急性病人卧床休息，严禁性交。
4. 治疗结束后2周内，在无性接触史情况下符合下列标准为治愈：①临床症状和体征全部消失；②治疗结束的4~7天取宫颈管分泌物做涂片及细菌培养连续3次均为阴性。复查时检查滴虫和梅毒血清反应。
5. 淋病高发区孕妇需做淋球菌筛查，淋球菌阳性者应及时治疗，孕期禁用喹诺酮类药。
6. 妊娠期淋球菌感染症状较轻，治疗及常可继续妊娠至足月。分娩时严格消毒，产后继续抗生素治疗。

第七节　梅　毒

浪里淘沙—核心考点

护理措施

1. 心理护理　尊重病人，帮助其树立治愈的信心。
2. **治疗期间禁止性生活，坚持治疗及随访。**
3. 预防间接传播如接吻、哺乳、输血及接触被污染的被褥、衣裤、浴具等。
4. 做好孕期筛查和孕期保健。

第八节　获得性免疫缺陷综合征

浪里淘沙—核心考点

护理措施

1. 预防HIV母婴传播　妊娠3个月每个月注射1剂HIV特异免疫球蛋白，婴儿出生后12个小时内注射1剂HIV特异免疫球蛋白。
2. 已感染HIV的妊娠女性，劝告其终止妊娠。
3. 胎膜早破者积极使用抗生素。感染孕妇血小板减少，因此应预防产妇出血。
4. **产后禁止哺乳。**
5. **健康教育**　为教育对象讲解艾滋病的传播途径及危害。大力提倡禁毒。防止医源性感染。提倡保护性性生活，避孕套能预防艾滋病传播。对艾滋病病人进行心理疏导，鼓励其治疗及随访。孕产妇积极做孕期检查及治疗，新生儿进行筛查及治疗。

参考答案

1.A　2.C

第十二章　月经失调病人的护理

第一节　功能失调性子宫出血

浪里淘沙—核心考点

护理措施

（一）一般护理

1. 病人卧床休息，睡眠充足，防止过多消耗体力。
2. 鼓励病人进食高蛋白、高维生素及含铁丰富食物，如猪肝、鸡蛋、红枣等。
3. 保持会阴清洁卫生，勤换会阴垫和内裤，给予会阴擦洗，大便后外阴擦洗。
4. 禁止使用未消毒器械或手套进入阴道检查或治疗。
5. 禁止盆浴，告诫病人禁止性生活。
6. 遵医嘱准确用药，监测药物不良反应。

（二）大出血病人的护理

1. 绝对卧床休息，取平卧位或仰卧位。
2. 观察生命体征、意识状态，准确记录出入液量。
3. 做好给氧、输液及输血准备。
4. 配合医师做好手术止血准备，如刮宫术。
5. 监测白细胞计数和分类，严密观察与感染有关的征象。

（三）性激素治疗病人的护理

1. 指导病人正确服药，向病人解释激素治疗目的和注意事项。
2. 使用性激素治疗时严格遵医嘱准时按量给药。在治疗排卵性功血时，应注意询问月经周期，了解黄体期长短，以便监护给药。
3. 用大量雌激素治疗时，病人可出现恶心、呕吐、头昏、乏力等，宜在睡前服用。严重者加服维生素 B_6、镇静剂。长期用药者监测肝功能。
4. 在使用促排卵药物治疗时嘱病人坚持测基础体温，以监测排卵情况。

第二节　闭　　经

浪里淘沙—核心考点

护理措施

1. 为病人讲解闭经原因，治疗经过等，减轻病人思想负担。

2. 告知病人药物作用、剂量、具体用药方法、时间、不良反应。

第三节　痛　经

浪里淘沙—核心考点

护理措施

1. 为病人提供心理支持，使病人保持情绪稳定，心情舒畅。症状严重者遵医嘱给予止痛药、镇静剂。腹部热敷和进食热饮有助于缓解疼痛。

2. 要求避孕的女性可给予避孕药治疗。

3. 向病人介绍有关月经的生理卫生知识，指导病人合理休息与充足睡眠。

第四节　围绝经期综合征

浪里淘沙—核心考点

护理措施

1. 提供饮食指导　多食高钙食物，补充足够蛋白质，鼓励多晒太阳。

2. 指导正确用药。

3. 建立"妇女围绝经期门诊"，提供咨询。

4. 健康教育　指导病人坚持体育锻炼，有助于分散注意力，缓解不适。家属理解女性围绝经期的身体不适，提供精神心理支持。

小试身手　1. 下列关于围绝经期患者的护理措施，**错误的**是

A. 通过心理护理使病人认识到围绝经期是一个正常的生理阶段

B. 指导病人合理用药

C. 多食富含钙的食物

D. 有异常阴道出血者应取子宫内膜活检排除恶变

E. 减少户外活动以预防骨折

参考答案

1.E

第十三章　妊娠滋养细胞疾病病人的护理

第一节　葡萄胎

护理措施

1. 病情观察　严密观察病人腹痛及阴道流血情况，保留会阴垫。注意观察阴道有无水泡状组织排出。注意观察流血过多病人的面色、皮肤情况，神志、血压、脉搏、呼吸等。

2. 预防感染　病人阴道出血期间，保持外阴清洁干燥，会阴擦洗，监测体温，及时发现感染征象。

3. **清宫术的护理**　**葡萄胎一经确诊应立即行清宫术**。**术前建立静脉通路、备血、准备急救药品，防止术中大出血**。术前排空膀胱，术中严密观察病人有无面色苍白、出冷汗、发绀，及时测量血压、脉搏，防止出血性休克。**术后将刮出物送病理检查**。观察阴道出血及腹痛情况。

4. 健康及随访指导

（1）饮食：进高蛋白、高维生素、易消化饮食。

（2）活动与休息：出院后保证充足睡眠和心情愉悦，适当活动。

（3）预防感染：**葡萄胎清宫术后禁止性生活1个月**。保持外阴清洁，每日清洗外阴。注意体温变化，体温升高时随时就诊。

（4）避孕：**葡萄胎术后避孕1年，至少半年，避孕方法首选阴茎套或阴道隔膜**。

小试身手　1. 指导葡萄胎病人术后避孕首选

A. 口服避孕药　　　　　　　B. 针剂避孕药

C. 埋入法避孕　　　　　　　D. 阴茎套

E. 宫内节育器

（5）随诊：葡萄胎病人有恶变倾向，因此应定期随访。尤其是**随访尿或血内hCG的变化，以便早期发现恶变**。葡萄胎清宫术后每周查血hCG 1次，直到连续3次阴性，以后每月1次，半年以后每2个月1次，共6个月，至少随访2年。随访期间坚持避孕，如出现不规则阴道出血、咯血等症状及时就诊。

小试身手　2. 葡萄胎病人随访，下列哪项内容最重要

A. 病人自觉症状　　　　　　B. 妇科检查

C. 盆腔B超　　　　　　　　D. X线胸片检查

E. 血或尿 hCG 检测

第二节 绒毛膜癌

浪里淘沙—核心考点

护理措施

（一）肺转移的护理

1. 密切观察病情 密切观察病人有无咳嗽、咯血、胸闷、胸痛等症状。

2. 给氧 呼吸困难者间断给氧，取半卧位。

（二）脑转移的护理

1. 病室环境 安排病人住单间并有专人护理，室内空气新鲜，光线宜弱，防止强光引起病人烦躁、紧张、头疼而加重病情。抽搐者拉起床栏，防止坠床。

2. 生活护理 做好生活护理，满足病人基本需要，协助病人每日用生理盐水漱口。

3. 皮肤护理 保持皮肤清洁干燥，偏瘫、昏迷病人定时翻身，防止压疮。

4. 准确记录出入量 准确记录出入液量，每天总入液量应控制在2000~3000ml，以防止加重脑水肿，控制脑转移病人钠摄入。应用脱水药物时控制好输入速度。

5. 脑转移抽搐的护理 脑转移的病人可突然出现抽搐，抽搐发作时立即放置开口器，防止舌咬伤。保持呼吸道通畅，定时吸痰，有义齿应取下防止吞服。恶心、呕吐时协助病人去枕平卧，头偏向一侧。大小便失禁者留尿导尿长期开放。昏迷病人定时翻身拍背，做好口腔及皮肤护理，防止肺部并发症。

（三）阴道转移的护理

1. 尽早开始化疗，使结节消失。

2. **阴道转移结节未破溃者卧床休息**，活动时勿用力过猛，以免引起结节破溃出血。

3. 减少增加腹压的因素，如病人出现恶心、呕吐、咳嗽时应及时处理，保持大便通畅，必要时给缓泻剂。

4. 给予高热量、高蛋白质饮食，注意粗细搭配及维生素供给。

5. 严密观察病情变化，做好大出血抢救的准备。

6. **避免不必要的阴道和盆腔检查**。如必须检查先做指诊，动作轻柔，防止碰破结节引起出血。阴道转移病人严禁阴道冲洗。

（四）随访

出院后严密随访，观察有无复发。第一次随访在出院后3个月，然后每6个月一次至3年，再**每年1次直至5年**，以后每2年随访1次。随访内容包括复查血hCG，注意有无异常阴道流血、咳嗽、咯血等，做妇科、盆腔B超及X线胸片检查。

参考答案

1.D　2.E

第十四章　妇科恶性肿瘤化疗病人的护理

化疗病人的护理

浪里淘沙—核心考点

一、化疗前准备

（一）培训护士

1. 护士熟练掌握化疗知识，了解化疗药物作用机制、不良反应及化疗病人的护理。

2. 严格执行无菌技术和三查七对制度。

3. 做好防护工作。在配药、执行操作时戴好口罩、帽子、手套，防止化疗药物不慎接触裸露皮肤，操作后及时洗手。有条件的科室使用生物安全柜配制化疗药物。

（二）病人准备

减轻病人恐惧心理，增强其治疗信心。测量病人生命体征、体重，做血、尿常规，肝、肾功能检查。根据病人体重调节药物剂量，故应准确测量体重。测量体重的方法：首先核准磅秤，在清晨、空腹、排空大小便后由护士测量，只穿贴身衣裤、不穿鞋，必要时二人核对。

二、化疗中的护理

1. 根据医嘱溶解和稀释药物，做到现配现用。

2. 注意保护血管，建议留置PICC或输液港进行静脉药物治疗。熟练静脉穿刺技术，提高成功率。

3. 加强巡视，保证化疗药物准确、按时输入。

三、化疗不良反应的护理

（一）造血系统反应的护理

1. 白细胞减少的护理

（1）保持环境清洁，严格执行消毒隔离制度。

（2）观察病情：随时注意病人血常规变化（白细胞及分类细胞数目）。如病人白细胞下降，每天监测3~4次体温，若体温超过38.5℃时，及时通知医生，抽血做细菌培养，给予物理降温和抗生素治疗；注意病人有无炎症反应，如病人咽痛、咳嗽、口腔溃疡、尿急、尿痛等症状，应及时通知医生处理。

（3）营养支持：指导病人增加蛋白质、维生素类食物摄入，增强机体抵抗力。注意饮食卫生，水果、蔬菜洗干净。

（4）卫生指导：保持口腔清洁，每日早晚刷牙，用盐水或硼酸水漱口。每日清洁外阴，勤洗澡及更换内衣，注意保暖，避免感冒。

（5）治疗过程中应严格遵守无菌技术原则，避免医源性感染。

（6）遵医嘱使用抗生素、升粒细胞药物，观察用药后反应。

2. 血小板降低的护理

（1）病情观察：**随时注意病人血常规变化（血小板计数）**。密切注意病人面色及生命体征，及早发现因血小板下降引起的出血。显性出血易被发现，表现为牙龈出血、鼻出血、阴道出血、尿血、便血。隐性出血不易被发现，表现为皮下出血、内脏出血、颅内出血。

（2）根据病情适当限制病人活动，有颅内或内脏出血倾向者绝对卧床休息。

（3）嘱病人用软毛刷刷牙，不要使用牙签剔牙，防止牙龈出血，严重者禁止刷牙，用盐水、硼酸水漱口或口腔护理。

（4）嘱病人不要抠鼻、咬指甲等，以预防出血。

（5）**饮食指导**：给予升血治疗的同时，嘱病人多食用红枣、花生、红豆粥、菠菜等升血食物；忌食辛辣、坚硬粗糙食物，防止因过强刺激造成消化道出血；多喝水、吃新鲜水果及蔬菜，避免便秘，防止因用力排便引起肠黏膜损伤和脑出血。

（6）操作时动作轻柔，注射后用棉球压迫穿刺部位直至无出血。

（二）消化道不良反应的护理

1. 食欲减退、恶心、呕吐的护理

（1）**饮食指导**：为病人创造良好的进食环境。鼓励病人进食清淡、易消化食物，少食多餐，食用自己平常喜爱的食物。

（2）出现恶心、呕吐时及时清理呕吐物，协助病人漱口，更换污染衣被。

（3）详细记录病人呕吐量，及时补充水、电解质。

（4）遵医嘱给予镇静、止吐药物，必要时给予静脉营养输注。

2. **口腔溃疡的护理** 保持口腔清洁，减少细菌繁殖机会。勤用盐水、硼酸水漱口。根据溃疡程度给予口腔护理。减少疼痛及咽部水肿。

3. 腹痛、腹泻的护理

（1）详细记录大便次数，观察其量、性质及颜色。

（2）**化疗过程中出现腹泻，应立即停止化疗药的使用**，留取大便送细菌培养（普通＋厌氧）。

（3）饮食指导：不吃不洁、生冷、油腻食物，养成良好饮食卫生习惯。**鼓励病人多饮用酸奶等含乳酸菌类饮料**。急性期病人禁食，通过输液补充丢失的电解质，恢复期进流食。

（4）对疑似伪膜性肠炎的病人，及时行床边隔离。

（三）皮肤、黏膜损害的护理

保护血管，防止药物外渗。输注化疗药物，特别是对血管刺激性强的化疗药物时，出现外渗立即处理。**处理方法：立即停药**，局部封闭治疗；冰袋冷敷药物外渗部位，嘱病人局部24小时不可接触热物。

小试身手 1. 对化疗病人预防皮肤、黏膜损害的护理，下述正确的是

A. 熟练掌握静脉穿刺技术有计划地使用血管

B. 出现输液外渗即停药，用2%普鲁卡因局部封闭

C. 化疗药物配置好后，可直接用于静脉穿刺输液

D. 输液外渗部位给予热水袋热敷以减轻病人疼痛

E. 嘱咐病人局部24小时不可接触冰冷物与冷水

（四）脱发的护理

1. 帮助病人正确面对自身形象改变。

2. 协助病人戴假发、围巾、帽子等装饰物，以维护病人自尊。

（五）肾功能损害的护理

1. 化疗过程中通过静脉补充大量液体，严格控制输液速度；鼓励病人多饮水，多吃利尿食物，如西瓜、冬瓜、黄瓜等，以保证尿量。

2. 记录24小时出入液量，了解尿量及出入是否平衡。

3. 观察病人有无泌尿系统症状，是否排尿困难。

4. 遵医嘱给予解救药

（1）**硫代硫酸钠**：与顺铂竞争占领肾脏的受体，使顺铂毒性减轻。

（2）**碳酸氢钠**：使体液呈碱性，甲氨蝶呤不易结晶，易从肾脏排泄。

四、健康教育

鼓励病人进食高蛋白、高维生素、易消化饮食，保证足够热量和液体摄入。进食前后漱口，经常擦身更衣，保持皮肤清洁干燥，注意休息，保持充足睡眠。

参考答案

1.B

第十五章　妇科腹部手术病人的护理

第一节　妇科腹部手术病人的一般护理

浪里淘沙—核心考点

一、术前准备

1. 心理护理　耐心向病人讲解疾病相关知识及治疗措施，消除其焦虑恐惧情绪。

2. 术前指导

（1）指导病人学会胸式呼吸，老年病人练习咳嗽和排痰，<u>预防术后发生坠积性肺炎</u>。

（2）疼痛：术前指导病人如何使用自控式镇痛泵，以减轻疼痛刺激，术后加快恢复进程，减少并发症。

（3）翻身和起床：指导病人翻身、起床和活动，**术后早期活动，避免下肢静脉血栓形成**。

（4）排泄：术前指导病人练习床上排便，以免术后发生排尿困难。

3. 术前准备

（1）**皮肤准备**：<u>术前1日进行皮肤准备。腹部皮肤备皮范围是上起剑突下缘，下至两大腿上1/3，左右到腋中线</u>，剃去阴毛。脐部清洁。

（2）术前1天做血型及交叉配血试验，普鲁卡因、青霉素过敏试验。

（3）术前晚及术日晨测量生命体征，询问有无月经来潮、上呼吸道感染。

（4）**阴道准备**：术前1天为病人冲洗阴道2次，**第2次冲洗后在宫颈口及阴道穹窿部涂甲紫，为手术切除宫颈做标记。阴道流血及未婚者不做阴道冲洗。**

（5）**胃肠道准备**：<u>术前1日开始肠道准备</u>。术前1天清洁肠道，口服20%甘露醇250ml加生理盐水250ml导泻，也可用1%肥皂水灌肠。**术前8小时禁食，4小时禁水**。卵巢癌病人肠道准备从术前3天开始。

（6）术前晚8点，遵医嘱给予镇静安眠药，地西泮10mg肌内注射。

（7）**膀胱准备**：<u>术晨为病人留置导尿</u>。

（8）其他：<u>术前了解病人有无药物过敏史，做药物过敏试验</u>。入手术室前摘下义齿、发卡及首饰等，遵医嘱给予术前用药，核对病人姓名、床号、手术带药，将病人及病历送往手术室。

（9）床单位准备：病人入手术室后，护士为病人铺好麻醉床，备好血压计、听诊器、吸氧用物等。

二、术后护理

1. **体位** 全麻病人取去枕平卧位，头偏向一侧，防止呕吐物误吸。硬膜外麻醉的病人去枕平卧4~6小时，腰麻病人去枕平卧4~6小时，防止术后头痛。如病情允许，术后次日晨取半卧位。

2. **观察生命体征** 术后24小时内密切观察生命体征变化。全麻未清醒者注意观察瞳孔、意识和神经反射。**每15~30分钟测量1次血压、脉搏、呼吸，平稳后改为每4小时1次**，以后每日测量生命体征3~4次，直至正常后3天。术后24小时内病人血压持续下降、脉搏细速、躁动等考虑为内出血。术后1~2天体温升高，但一般不超过38℃，此为正常手术反应。如术后持续高热或体温正常后再次升高，考虑感染。

3. **观察尿量** 术后保持尿管通畅、勿折叠、勿受压，注意观察尿量及性质，如发现血尿则考虑输尿管或膀胱损伤；**术后尿量每小时至少在50ml以上，如尿量过少，首先检查导尿管是否堵塞、脱落、打折、受压，排除上述因素后应考虑病人是否出现休克**。常规妇科手术于术后第1天晨拔除尿管。保留尿管期间病人每天测量体温3~4次，每日擦洗会阴并定期更换尿袋，操作时注意无菌，防止逆行感染。**拔除尿管前1~2天，夹避尿管定时开放，每3~4小时开放1次，夜间持续开放，以训练和恢复膀胱功能。**

4. **引流管的观察和护理**

（1）**保持引流管通畅**，观察引流液的量和性质：**术后24小时内如每小时引流液大于100ml且为鲜红色，考虑内出血**；保持静脉通路通畅，估计有无腹腔内出血及出血量。

（2）**引流管长度适宜**：引流管不宜过长，以免折折或盘在引流瓶内影响引流；也不可过短，**防止病人活动时脱出**。

（3）**防止感染**：每日更换引流瓶，严格无菌操作，每日冲洗会阴2次，每日测体温3次，及早发现感染征象。

（4）**严格记录引流量**：记录引流液量和性状，如有多支引流管，**引流管上明确标记并分别记录**。如发现引流液为脓性且病人体温升高，考虑为感染。

5. **术后镇痛** 术后4~6小时病人出现伤口疼痛。**术后24小时内哌替啶50mg加异丙嗪25mg肌内注射，可有效缓解伤口疼痛**，6~8小时重复1次。术后48小时伤口疼痛明显减轻。如病人仍疼痛难忍，应检查有无感染、伤口裂开、药物依赖等。**术后12~24小时病人取半坐卧位**，使膈肌下降，有利于呼吸和排痰，减少肺部并发症。

6. 术后恶心、呕吐及腹胀 一般术后呕吐无需处理，待麻醉药反应消失后会自行缓解。严重呕吐给予药物治疗。**术后48小时肠蠕动恢复，腹胀减轻。术后早期下床活动，促进胃肠蠕动，减轻腹胀。**

7. 饮食护理　一般妇科腹部手术后6~8小时进流质饮食，<u>忌食牛奶和甜食，肛门排气后进半流食，排便后进普食</u>。<u>胃肠减压者禁食</u>。术后加强营养，增加蛋白质和维生素摄入。

8. 术后7天拆线，年老、体弱或过度肥胖者延长拆线时间或间断拆线。

9. 出院指导

（1）饮食：<u>给予高蛋白、高热量、高维生素饮食</u>，逐步增加食量。

（2）休息与活动：术后多休息，使病人身心放松。

（3）症状观察：观察伤口愈合情况。若伤口出现红肿、硬结、疼痛或发热等症状及时就诊。**<u>子宫切除术后7~14天阴道有少量粉红色分泌物，这是阴道残端肠线溶化所致，为正常现象，无需处理</u>**。如阴道出血量多及时就诊。

（4）**<u>子宫切除术后3个月内禁止性生活及盆浴</u>**。**<u>子宫肌瘤剔除术、卵巢囊肿剔除术及宫外孕手术后1个月内禁止性生活及盆浴</u>**。妇科手术病人出院后1个月至1个半月来医院复查。

第二节　子宫颈癌

浪里淘沙—核心考点

护理措施

1. 营养评估　评估病人面色、体重、血红蛋白、食欲等情况。了解饮食习惯和体重下降等情况。<u>鼓励病人进食营养丰富、清淡、易消化饮食</u>。

2. 围手术期护理　除妇科手术一般护理外，术前重点做好阴道准备，术后观察生命体征、伤口及引流管，做好疼痛护理。

3. 晚期病人的护理

（1）宫颈癌并发大出血：备齐急救药物和物品，及时报告抢救，用明胶海绵及纱布条填塞阴道压迫<u>止血</u>。

（2）**<u>有大量米汤样或恶臭脓样阴道排液者，用1：5000高锰酸钾溶液擦洗阴道</u>**。擦洗时动作轻柔。

（3）持续性腰骶部痛或腰腿痛者适当使用止痛剂。

（4）有贫血、感染、消瘦、发热等恶病质表现者，预防肺炎、口腔感染、压疮等并发症，给予支持疗法和抗生素治疗。

4. 健康宣教

（1）保持外阴清洁卫生，积极防治阴道或子宫颈炎症。

（2）预防病毒感染：锻炼身体，劳逸结合，合理饮食，提高机体免疫力。注意性生活卫生。发生白带增多时及时就诊。

（3）定期普查，每1~2年普查1次，30岁以上妇女定期参加宫颈癌普查，做到早发现、早诊断、早治疗。

（4）随访指导：出院后定期随访。

1）**随访时间**：出院后1年内，出院后1个月进行首次随访，以后每2个月复查1次。出院后第2年，每3~6个月复查1次，3~5年后每半年复查1次。从第6年开始每年复查1次。出现不适症状立即就诊。

2）**宫颈癌术后半年内禁止性生活**。

第三节　子宫肌瘤

浪里淘沙—核心考点

护理措施

1. 营养　贫血严重者应改善食欲和增加营养素摄入。**鼓励病人进食高蛋白、高维生素和含铁量丰富食物**。消化不良者少食多餐并适当活动。忌烟酒，忌食辛辣食物。

2. 阴道流血　阴道流血多者住院治疗。严密观察生命体征变化，观察有无面色苍白、脉搏细速等症状。大出血时应及时处理。

3. 完成血常规、凝血功能检查，检测血型，交叉配血，以备急用。

4. **用药护理**

（1）口服铁剂：**饭后服用，以免引起胃肠道反应**。**避免同时服用牛奶、茶等**。嘱病人按时服药，勿擅自停药。口服铁剂时使用吸管，避免牙齿变黑。服药期间大便颜色变黑系铁剂所致。口服铁剂3周后，若血红蛋白无明显增加，应查找原因。

（2）肌内注射铁剂：**剂量准确，深部注射，经常更换注射部位**。

5. 腹部肿块　观察肿块大小和症状。子宫肌瘤的血运来自肌瘤表面的假包膜，当肌瘤生长过快时，血运不足致肌瘤变性，病人感急性腹痛，体温升高。**浆膜下肌瘤蒂扭转时出现急性腹痛，应立即就诊**。

6. 出院指导　保守治疗的病人出院后加强营养，适当活动，劳逸结合，月经期多休息，避免劳累。指导病人用药。嘱病人定期随访。**术后1个月到医院复查**。

第四节　子宫内膜癌

浪里淘沙—核心考点

护理措施

1. 治疗护理　对手术病人做好心理护理及手术前后护理。广泛性接受全盆腔内放疗的病人，术前排空膀胱，避免损伤。**术后绝对卧床，避免放射源移位**。放射源取出后，逐步扩大活动范围和活动量。

2. 健康宣教　中年妇女每年接受1次防癌检查；识别高危因素，高危妇女接受进一步防癌指导；对围绝经期月经紊乱或阴道不规则流血或绝经后阴道流血者应高度警惕内膜癌，做到早诊断、早治疗。

3. 随访指导　**大多数子宫内膜癌病人在3年以内复发**。治疗后应定期随访，及早发现复发灶。随访时间：术后2~3年内，每3个月1次；术后3年后，每6个月1次，5年后每年1次，如有不适感应及时就诊。

第五节　卵巢肿瘤

浪里淘沙—核心考点

护理措施

1. 手术护理　对手术范围大、伤口疼痛剧烈且持续时间长及腹胀的病人，应密切观察并做相应处理。

2. 化疗　按化疗常规护理。腹腔内化疗常用于早期肿瘤，其优点是可使药液直接作用于肿瘤，局部药液浓度高于血浆药物浓度，不良反应少；但可出现感染、化学性腹膜炎、脏器损伤、腹痛等化疗并发症。**化疗药液灌注时应缓慢滴入，灌注后病人应翻身，使药液与脏器充分混合**。

3. 放疗　按放疗常规护理。卵巢治疗外放射范围大，放射治疗时注意保护肝、肾区。内放射时应将^{32}P放射溶液缓慢注入腹腔，协助病人转动身体，使之在腹腔内均匀分布。

4. 健康宣教　卵巢肿瘤治疗后坚持长期随访。随访时间为：手术后1年内，每3个月1次；术后2~5年，每4~6个月1次；术后5年及以上，每年1次。

第六节　子宫内膜异位症

浪里淘沙—核心考点

护理措施

1. 手术护理　术前进行皮肤准备，阴道和肠道准备、备血，术后按妇科手术护理常规护理。

2. 缓解疼痛　在保守治疗无效的情况下遵医嘱合理使用止痛药物。

3. 病情观察　严密观察病人的病情、意识、面色，监测生命体征的变化，注意伤口及阴道的出血、渗血情况。有引流管的病人，需观察引流液的颜色、性状。

4.健康宣教

（1）月经期避免剧烈活动、避免性交、妇科检查、盆腔手术操作。

（2）尽量避免多次的子宫腔内操作。

（3）药物治疗期间，定期复查肝功，监测可能的不良反应，指导病人坚持按医嘱用药及定期复查。

第十六章　会阴部手术病人的护理

第一节　会阴部手术病人的一般护理

浪里淘沙—核心考点

一、会阴部手术种类

外阴手术是指女性外生殖器部位的手术，包括外阴癌根治术、前庭大腺切除术、处女膜切开术、阴式子宫切除术、阴道成形术、阴道前后壁修补术、尿瘘修补术等。

二、术前准备

1. 皮肤准备　术前每日清洗外阴，毛发稀少的部位无须常规剃毛，如需备皮，最好以剪毛代替剃毛，病人备皮时间离手术时间越近越好。

2. 肠道准备　同腹部手术。

3. 阴道准备　术前3天行阴道准备，进行阴道冲洗或擦试，每天2次，常用0.2‰碘伏溶液。术晨消毒阴道。

三、术后护理

1. 体位　处女膜闭锁及有子宫的先天性无阴道病人，术后取半卧位促进经血流出；外阴根治术后取平卧位，双腿屈膝外展，膝下垫软枕，减轻腹股沟及外阴部张力，促进切口愈合；阴道前后壁修补术或盆底修补术后的病人取平卧位，禁止半卧位，以降低外阴、阴道张力，促进切口愈合。

2. 疼痛护理　评估病人疼痛程度，采取多种止痛措施。

3. 切口护理　部分外阴部手术需加压包扎或阴道内留置纱条压迫止血，观察切口有无渗血、红肿热痛等炎性反应；观察切口周围皮肤颜色、温度、湿度以及有无皮肤或皮下组织坏死等。阴道内留置纱条压迫止血，术后12~24小时内取出，取出时注意有无出血及核对纱条数目。

4. 保持外阴清洁干燥　每天擦洗外阴2次，观察阴道分泌物的量、性质、颜色和气味。术后3天外阴烤灯，保持切口干燥，改善血液循环，促进切口愈合。

5. 保持大小便通畅。

6. 出院指导　嘱病人避免增加腹压的动作，如蹲、用力大便等，以免影响切口愈合；逐渐增加活动量，避免重体力劳动；保持外阴清洁，防止感染；出院1个月后到门诊复查，术后3个月再次到门诊复查，经医生检查确定切口完全愈合后方可

<u>恢复性生活</u>。

第二节 外阴癌

浪里淘沙—核心考点

护理措施

1. 术前护理

（1）术前进行全面的体格检查，积极治疗各种疾病。

（2）<u>皮肤准备</u>：外阴需植皮者，应在充分了解手术方式的基础上对植皮部位进行剃毛，消毒后用无菌治疗巾包裹。

2. 术后护理

（1）<u>病人平卧位</u>，严密观察生命体征，记录出入量。

（2）伤口护理：手术后注意观察伤口有无渗血，皮肤有无红、肿、热、痛，以及皮肤湿度、温度、颜色等移植皮瓣的愈合情况。伤口敷料拆除后，保持局部清洁，每日用0.2‰碘伏溶液擦洗2次，大便后及时擦洗外阴部。

（3）尿管护理：保持尿管通畅，鼓励病人多饮水，观察尿液颜色、性质及量。<u>一般5~7天后拔除尿管</u>，拔管后注意观察病人排尿情况。

（4）保持局部干燥，术后第2天用支架支起盖被，以利通风，同时观察伤口愈合情况。

（5）术后伤口愈合不良时用1：5000高锰酸钾溶液坐浴，每日2次。

（6）饮食：<u>外阴癌术后1天进流食，术后2天进半流食</u>，逐渐过渡到普食。

3. 健康指导

（1）养成良好卫生习惯，保持外阴清洁干燥。内裤和卫生用品要干净舒适。

（2）外阴部出现瘙痒、疼痛、破溃、出血等症状应及时就诊。注意外阴部的颜色改变。外阴部的硬结、肿物，如发现异常要及时就诊。

（3）外阴癌手术后坚持放化疗，定期随访。

（4）鼓励病人进食高热量、高蛋白、高维生素饮食，加强营养，促进机体康复。

第三节 外阴、阴道创伤

浪里淘沙—核心考点

护理措施

1. <u>预防和纠正休克</u> 病人出血量多或较大血肿伴面色苍白，应立即平卧、吸氧，立即建立静脉通路，做好输液、输血准备；密切观察病人的生命体征、尿量及神志的变化；使用镇痛药物。

2.保守治疗病人的护理　血肿小采取保守治疗，**嘱病人取正确体位，避免血肿受压**；及时给予止血镇痛药，**24小时内冷敷，降低局部神经敏感性和血流速度，减轻病人疼痛与不适；24小时后热敷或外阴烤灯**，促进水肿或血肿吸收；保持外阴清洁干燥，每天冲洗外阴3次，大便后及时清洁外阴。

3.做好术前准备　备血、皮肤准备。

4.**术后护理　术后阴道填塞纱条或外阴加压包扎**，给予止痛；**阴道纱条取出或外阴包扎松解后密切观察阴道及外阴伤口有无出血，如病人疼痛进行性加重或阴道、肛门坠胀，提示再次形成血肿**；保持外阴部清洁干燥；给予心理支持。

第四节　先天性无阴道

浪里淘沙—核心考点

护理措施

1.心理护理　尊重并保护病人隐私。

2.阴道成形术易造成会阴静脉丛、淋巴管破坏，使会阴部静脉、淋巴回流受阻，导致外阴水肿、肿胀、疼痛。如出现水肿遵医嘱使用50%硫酸镁湿热敷，每日2次，每次20~30分钟，以促进水肿消退。

3.人工阴道成形术术前护理　妇科手术常规准备，回肠代阴道术或乙状结肠代阴道术前行肠道准备，术前1日行清洁灌肠。

4.**教会病人更换阴道模型的方法**：术后1天起至更换模具期间7~10天，每日为病人行会阴冲洗2次；大便后，除指导病人由前向后擦拭外，还应为病人行会阴冲洗；更换模具后改为每日1次的阴道冲洗，同时更换消毒模具。正常情况下，手术后7~10天拆线更换硬模具。放置模具前**给予止痛药物，放置时嘱病人深呼吸，以减轻症状**。

小试身手　1.阴道成形术患者，在正常情况下，将阴道软模具更换成硬模具的时间是

A.术后1~2天 　　　　B.术后3~5天 　　　　C.术后7~10天

D.术后3周 　　　　　E.术后5周

第五节　子宫脱垂

浪里淘沙—核心考点

护理措施

1.**子宫托的使用**　选择合适型号、教病人放置方法、保持子宫托及阴道清洁。子宫托应每天早上放入阴道，睡前取出消毒后备用。

2. 术后注意事项　不能从事重体力劳动，不能长时间站立、行走，预防咳嗽及便秘等慢性病。术后坚持肛提肌锻炼，使松弛的盆底组织逐渐恢复。术后休息 3 个月，术后第 2 个月及第 3 个月复查。

第六节　尿　瘘

浪里淘沙—核心考点

护理措施

1. 适当体位　妇科手术所致的小瘘孔留置导尿，根据瘘孔位置取不同体位，使小瘘孔自行愈合。<u>一般使瘘孔高于尿液液面位置</u>。

小试身手 2. 某膀胱阴道瘘患者，瘘口位于膀胱后底部，修补术后患者应采取的体位是

A. 俯卧位　　　　　　B. 左侧卧位　　　　　　C. 右侧卧位

D. 仰卧位　　　　　　E. 半坐卧位

2. 保证液体入量　嘱病人多饮水，**每天入量不少于3000ml**，以达到稀释尿液、自动冲洗膀胱的目的，减少漏出尿液对皮肤的刺激。

3. 术后护理　<u>根据瘘孔的位置安置体位，如膀胱阴道瘘中瘘孔在膀胱后底部，取俯卧位；瘘孔在侧面者取健侧卧位。一般情况下尿管保留10~14天</u>，拔管后协助病人每1~2小时排尿1次，避免膀胱过度膨胀。**术后加强盆底肌肉锻炼**。积极治疗咳嗽、便秘等使腹压增加的疾病。

4. 健康教育

（1）出院后遵医嘱服药，告知病人服药方法和注意事项。

（2）<u>出院3个月内禁止性生活及重体力劳动</u>。

（3）保证营养摄入，<u>进食高蛋白、高维生素、高纤维素、低脂饮食</u>。

（4）如再次出现漏尿及时就诊。

小试身手 3. 尿瘘术后的护理措施中，下列不正确的是

A. 术后心理护理与倾听

B. 以瘘孔位置选择体位

C. 术后要保持盆底肌肉放松

D. 防止尿管脱落，保持通畅

E. 保留尿管至10~14天

参考答案

1.C　2.A　3.C

第十七章　不孕症妇女的护理

第一节　不孕症

护理措施

1. 向病人解释诊疗可能引起的不适。

2. 指导服药　教会女性在月经周期的正确服药时间；服药后出现潮热、恶心、头疼及时报告；指导妇女妊娠后立即停药。

3. **教病人助孕的技巧**　①治疗合并症，指导病人戒烟酒，加强营养、减轻压力、增强体质；②性交前中后勿使用阴道润滑剂或阴道灌洗，性交后不要立即如厕，性交后卧床并抬高臀部，坚持20~30分钟，使精子进入宫颈；选择适当日期性交，注意性交次数适当，排卵期增加性交次数。

4. 向病人讲解人工辅助生殖技术的内容及方法。

第二节　辅助生殖技术及护理

护理措施

1. 详细询问病史　既往不孕症治疗时的并发症病史、促排卵治疗情况。

2. 遵医嘱采取治疗措施　**遵医嘱对中重度OHSS病人静脉滴注白蛋白、低分子右旋糖酐、前列腺素拮抗剂。3胎及以上妊娠者应教育早期进行选择性胚胎减灭术。**用药过程中注意观察病情变化，中重度OHSS病人每4小时测生命体征1次，记录出入量，每天测量体重和腹围。加强产前检查和监护，病人提前住院待产，足月后尽早终止妊娠。

小试身手 1. 辅助生殖技术所致卵巢过度刺激综合征的最重要护理措施是

　A. 遵医嘱给药　　　　　　B. 每小时测生命征　　　　C. 记24小时尿量

　D. 每周测体重腹围　　　　E. 尽早终止妊娠

3. 积极采取预防措施　预防自然流产，合理用药，改善黄体功能；移植前进行胚胎染色体分析，防止种植异常胚胎。

参考答案

1.A

第十八章　计划生育妇女的护理

第一节　计划生育妇女的一般护理

一、护理评估

1.病史　评估妇女年龄、现病史、婚育史、月经状况、既往史、手术史及药物过敏史等，了解其有无各种计划生育措施的禁忌证。

2.身心状况　全面评估病人身体状况，有无全身急慢性疾病。

3.诊断检查　尿常规、出凝血时间、尿酮体、阴道清洁度、滴虫、真菌等。

二、护理措施

1.协助妇女选择最佳计划生育措施

（1）新婚夫妇选用男用避孕套或女用避孕药物。

（2）有一子女的夫妇选用宫内节育器、男用避孕套，有两个及以上子女的夫妇最好绝育。

（3）哺乳期妇女选用男用避孕套，禁用避孕药物。

（4）未绝经妇女选用宫内节育器、避孕套、外用避孕药物。45岁以上妇女禁用避孕药物。

小试身手 1.我国育龄妇女主要的避孕措施是

A.避孕套　　　　　　　B.宫内节育器　　　　　　C.安全期避孕

D.药物避孕　　　　　　E.绝育

2.术后护理　人工流产负压吸引术后应在观察室休息1~2小时，术后休息2周。钳刮术，宜住院治疗，术后休息2~4小时。术后出现腹痛或阴道大量流血或持续出血达1周以上应随时就诊。保持外阴清洁，1个月内禁性生活和盆浴，术后1个月后复查。

3.健康指导

（1）放置或取出宫内节育器、人工流产术可在门诊进行，术后稍事休息即可回家休养。当病人阴道出血量多、持续时间长，腹痛严重时应及时就诊。

（2）输卵管结扎术需住院手术，术后休息3~4周，禁止性生活1个月。

（3）钳刮术需住院治疗，术后休息2~4周，保持外阴清洁，1个月内禁性生活和盆浴。术后落实避孕措施。术后1个月门诊随访，如出现腹痛、出血量多应随时就诊。

第二节　避孕方法及护理

工具避孕

宫内节育器（intrauterine device，IUD）

1.宫内节育器放置术

（1）护理

1）节育器大小的选择及消毒：宫腔深度在7cm以上者用28号，7cm及以下者用26号。

2）术前准备：①手术器械；②测量受术者体温正常，排空膀胱。

（2）<u>术后健康指导</u>：①<u>术后休息3天</u>；<u>1周内避免重体力劳动</u>；<u>2周内禁止性生活及盆浴</u>；②3个月内月经或大便时观察节育器有无脱落；③复查：术后1个月、3个月、6个月、1年各复查一次，以后每年复查一次；④保持外阴清洁；<u>术后可有下腹不适及少量阴道出血</u>，如出现发热、腹痛、出血量大于月经量，持续7天以上随时就诊。

2.宫内节育器取出术

（1）一般护理：<u>术后休息1天，禁止性生活和盆浴2周。</u>

（2）宫内节育器的不良反应及护理

①不规则阴道流血：<u>发生在放置后1年内，尤其是头以3个月多见。</u>表现为月<u>经过多、经期延长或周期中点滴出血。</u>如出现月经过多，指导病人休息、增加营养、观察出血量和持续时间，遵医嘱用药。

②腰酸腹胀：轻者无需处理，重者休息或遵医嘱使用解痉药。处理无效后更换合适节育器。

（3）宫内节育器的并发症及护理

①<u>感染</u>：常见病原体为细菌、厌氧菌、衣原体，<u>放线菌感染多见</u>，感染部位有子宫内膜、输卵管、卵巢、盆腔结缔组织。一旦感染，取出节育器并使用抗生素治疗。

②IUD异位。

③<u>节育器嵌顿</u>：一经确诊立即就诊取出。

④<u>子宫穿孔、节育器异位</u>：多因操作不当引起。

（4）宫内节育器脱落及带器妊娠

①<u>脱落</u>：<u>多发生在放置节育器1年内，尤其是3个月内</u>，常在经期脱落。发生原因有：a.放器时未将节育器放置子宫底部；b.节育器与子宫大小不符，引起子宫

收缩；c.宫颈口松弛或月经过多。因此，放置1年内应定期随访。

②带器妊娠：一旦确诊带器妊娠，应人工流产终止妊娠。

第三节　终止妊娠方法及护理

统领全局—考试大纲

一、早期妊娠终止方法及护理

人工流产术

护理措施

（1）术中护理：遵医嘱给药，严密观察受术者面色、脉搏及是否出汗。

（2）术后在观察室休息1~2小时，注意观察腹痛和阴道流血情况。

（3）嘱受术者保持外阴清洁，1个月内禁止盆浴和性生活。

（4）吸宫术后休息3周；钳刮术后休息4周；有腹痛或出血多者随时就诊。

（5）指导夫妇双方采用安全可靠的措施避孕。

二、中期妊娠终止方法及护理

（一）依沙吖啶（利凡诺）引产

护理措施

（1）注药过程中观察孕妇有无呼吸困难、发绀等症状。

（2）用药后定时测量生命体征，严密观察宫缩。引产期间孕妇卧床休息，羊膜外给药者绝对卧床休息。

（3）产道损伤：产后仔细检查软产道和胎盘是否完整，待组织排出后常规做清宫术。观察产后宫缩、感染体征、阴道流血及排尿情况。

（4）回奶措施：引产后即刻回奶。

（5）术后6周内禁止性交和盆浴。

（6）给药5天后仍未临产者即为失败，协商再次给药或改用其他方法。

（二）水囊引产

护理措施

同依沙吖啶引产。在水囊内注入无菌生理盐水，并加入数滴亚甲蓝以利识别羊水或注入液。

第四节　女性绝育方法及护理

统领全局—考试大纲

护理措施

（1）严格掌握适应证，选择恰当手术时间，做好术前准备。

（2）术后严密观察体温、脉搏及有无腹痛等。

（3）保持伤口敷料清洁干燥，避免感染。

（4）<u>鼓励早日下床活动</u>。

（5）<u>术后休息3~4周，禁止性生活1个月</u>。

小试身手 2.关于输卵管结扎术后宣教，下列哪项<u>不妥</u>

A.术后鼓励早日下床活动

B.术后腹痛属正常反应，不需做任何处理

C.保持伤口敷料干燥清洁

D.1个月内禁止盆浴及性生活

E.保持外阴清洁

参考答案

1.B　2.B

第十九章　妇女保健

第一节　妇女保健工作范围

一、妇女各期保健

1. **青春期保健**　分三级：①**一级预防**：指导青春期女性培养良好的个人习惯，合理营养，适当体育锻炼和体力劳动。**重点给予经期卫生保健指导，乳房保健指导，青春期心理卫生，性知识教育及性道德培养。**②**二级预防**：定期体格检查，早期发现各种疾病和行为异常。③**三级预防**：指导青春期女性疾病的治疗和康复。**青春期保健以一级预防为主。**

2. **围婚期保健**　包括婚前医学检查、围婚期健康教育及婚前咨询。

3. **生育期保健**　目的是维护正常的生殖功能。加强孕产期保健，及时诊治高危孕产妇，降低孕产妇死亡率和围生儿死亡率；给予计划生育指导，避免在生育期内因孕育或节育引发各种疾病。

4. **围生期保健**

（1）**孕前期保健**：指导夫妇选择最佳受孕时期。

小试身手 1.孕前期保健的首要内容是

A.选择最佳的受孕时机　　　　　B.指导如何使用口服避孕药

C.进行普通常规的医学指导　　　D.无不良孕产史的产前咨询

E.做好孕前准备，杜绝高危妊娠

（2）**孕期保健**：加强母儿监护，预防和减少孕产期并发症。

（3）**分娩期保健**：确保分娩顺利，母儿安全。为母亲提供生理、心理和精神上的帮助和支持，对高危孕产妇加强产时监护和产程处理。

（4）**产褥期保健**：**预防滞产、产伤、产后出血、感染、预防新生儿窒息，促进产后恢复。**指导产妇保持会阴部皮肤和乳房清洁；居室安静舒适；营养合理，防止便秘；产后按时做健身操。**产褥期内禁止性交，产后42天到医院接受全面健康检查，给予计划生育指导。**

（5）哺乳期保健：促进和支持母乳喂养。**哺乳期妇女不宜用药物避孕。**

5. 绝经过渡期保健　提高自我保健意识和生活质量。

6. 老年期保健　指导老人定期体检，适度参加社会活动和从事力所能及的工作，生活规律，劳逸结合，防治老年期疾病。

二、妇女病普查普治及劳动保护

1. 健全妇女保健网络，定期对育龄妇女进行常见病、肿瘤的普查工作，每1~2年普查1次，**中老年妇女以防癌为重点**，做到早发现、早诊断和早治疗。

2. 劳动保护

（1）**月经期**：女职工不得从事搬运、装卸等重体力劳动及高处、低温、冷水、野外作业及用纯苯作溶剂而无防护措施的作业；**不得从事连续负重（每小时负重次数在6次以上者）每次负重超过20kg，间断负重每次负重超过25kg的作业**。

（2）**孕期**：劳动时间行产前检查按劳动工时计算；孕期不得加班加点，**妊娠满7个月后不得安排夜班**；不得从事频繁弯腰、攀高、下蹲的作业；在女职工怀孕期、产期、哺乳期，不能降低基本工资或解除劳动合同。

（3）**产期：女职工产假为98天**，其中产前休息15天，难产增加产假15天，多胎生育每多生一个增加产假15天。

（4）**哺乳期：时间为1年**，每班工作给予两次授乳时间，单胎每次授乳时间为30分钟；有未满1周岁婴儿的女职工，不得安排夜班及加班。

（5）绝经过渡期：女职工应得到社会广泛的关怀和体谅。

（6）其他：妇女应遵守国家计划生育法规，但有不育的自由；各单位对妇女应定期进行以防癌为主的普查普治；女职工的劳动负荷，一般单人负荷不得超过25kg，两人抬运不得超过50kg。

第二节　妇女保健统计

浪里淘沙—核心考点

孕产期保健工作统计指标主要有：

1. 孕产妇系统管理率 $= \dfrac{\text{期内孕产妇系统管理人数}}{\text{同期活产数}} \times 100\%$

2. 产前检查率 $= \dfrac{\text{期内接受过1次及以上产前检查的产妇人数}}{\text{同期活产数}} \times 100\%$

3. 高危妊娠管理率 $= \dfrac{\text{当年高危妊娠管理人数}}{\text{当年高危妊娠人数}} \times 100\%$

4. 产后访视率 $= \dfrac{\text{当年接受产后访视的产妇人数}}{\text{当年活产儿数}} \times 100\%$

5. 孕产妇死亡率 $= \dfrac{\text{期内孕产妇死亡数}}{\text{期内孕产妇总数}} \times 100000/10\text{万}$

6. 围生儿死亡率 $= \dfrac{\text{孕28周以上死胎、死产数} + \text{生后7天内的新生儿死亡数}}{\text{孕满28周后死胎产数} + \text{活产数}} \times 100\%$

7.新生儿死亡率 $= \dfrac{\text{期内新生儿死亡数}}{\text{期内活产数}} 100\%$

8.妇女普查率 $= \dfrac{\text{期内（次）实查人数}}{\text{期内（次）应查人数}} \times 100\%$

小试身手 2.妇女保健统计指标是用来

A.主观评价妇女保健工作　　　　B.主、客观评价保健工作质量

C.反映妇女儿童健康状况　　　　D.确定妇幼保健工作总体方案

E.评估科研工作的最终成效

参考答案

1.A　2.D

第二十章 妇产科常用护理技术

第一节 会阴擦洗与冲洗

浪里淘沙—核心考点

护理措施

1. 擦洗动作轻柔，顺序准确。
2. 擦洗时注意观察会阴伤口有无红肿及分泌物，如发现异常及时向医生汇报。
3. 留置导尿管的病人应保持尿管通畅，避免脱落、扭曲和受压。
4. 每擦洗一个病人后清洁双手，并将伤口感染者安排在最后擦洗，防止交叉感染。
5. 擦洗溶液温度适中，每日擦洗2次，大便后及时擦洗。

小试身手（1~2题共用题干）

某产妇阴道自然分娩一女婴，会阴Ⅱ度裂伤，局部感觉较迟钝，为防止会阴部伤口感染，需常规每日进行2次会阴擦洗。

1. 正确的操作方法是
   A. 取屈膝侧卧位暴露外阴部
   B. 徒手协助病人铺一次性垫巾
   C. 第一遍自上而下、由内向外擦
   D. 第二遍以伤口为中心由内向外
   E. 一个棉球限用2次至擦洗干净

2. 由于会阴伤口水肿使用热敷，下列正确的护理措施是
   A. 湿热敷的温度一般为35~41℃
   B. 注意观察局部有无发热防灼伤
   C. 不用注意该产妇的全身反应
   D. 热敷面积正好为水肿的范围
   E. 警惕烫伤及其他并发症发生

第二节 阴道灌洗

浪里淘沙—核心考点

护理措施

1. 灌洗液温度为41~43℃。

2.**灌洗筒与床沿的距离不超过70cm**，防止压力过大导致灌洗液逆流入宫腔引起感染。

3.动作轻柔，避免损伤阴道和宫颈组织。

4.**阴道灌洗的禁忌证：月经期、妊娠期、产后或人工流产术后子宫颈内口未关闭、阴道出血者。宫颈癌病人有活动性出血时禁止灌洗**。产后10天后或妇产科手术2周后的病人，合并阴道分泌物浑浊、有臭味、阴道伤口愈合不良、黏膜感染坏死时，可低位阴道灌洗，**灌洗筒距床面的高度一般不超过30cm**。

第三节　会阴热敷

浪里淘沙—核心考点

护理措施

（1）**湿热敷的温度为41~46℃**，热敷时注意观察局部有无发红，以防烫伤。

（2）注意观察病人的全身反应，对休克、虚脱、昏迷及感觉迟钝者警惕烫伤。

（3）**热敷面积为病变范围的2倍**。

第四节　阴道宫颈上药

浪里淘沙—核心考点

护理措施

1.**月经期或阴道出血者停止阴道上药，避免引起逆行感染**。

2.**上药期间禁止性生活**。

3.阴道壁上非腐蚀性药物时应转动窥阴器，将药物均匀地涂于阴道四壁。

4.应用腐蚀性药物时，注意保护阴道壁及正常宫颈组织。上药前将棉球或纱布垫于阴道后壁及后穹隆，蘸取药液不宜过多，以免药液下流烧伤正常组织，药液涂擦后用棉球吸干，然后取出棉球和纱布。

5.**未婚女性上药时不可使用窥阴器，可用长棉签涂**。注意将棉签上的棉捻紧，涂药时顺一个方向转动，避免棉花脱落遗留在阴道内。

6.宫颈棉球上药者，放药完毕嘱病人按时取出阴道内棉球。

7.一般阴道宫颈局部上药每日1次，7~10次为一个疗程。

参考答案

1.D　2.E

第二十一章 妇产科诊疗及手术病人护理

第一节 阴道及宫颈细胞学检查

浪里淘沙—核心考点

护理措施

1. 向病人讲解阴道脱落细胞检查的目的和步骤。
2. 准备用物，协助病人摆好体位。
3. 所用器具必须消毒、干燥，不要粘有任何化学药品或润滑剂。
4. 取标本时动作轻稳准，以免损伤组织，引起出血。
5. 应用涂片时，涂片不宜太厚，不可来回涂抹以免破坏细胞。
6. 涂毕的玻片做好标记，立即固定在95%的乙醇中，至少15分钟。
7. 向病人讲解宫颈细胞学巴氏分级或描述性诊断的临床意义。

第二节 子宫颈活体组织检查

浪里淘沙—核心考点

护理措施

钳取法嘱病人24小时后自行取出棉球，如出血多应及时就诊；宫颈行切除法术后保留尿管24小时持续开放，术后保持外阴清洁，避免性生活和盆浴1个月，防止感染。

第三节 诊断性刮宫术

浪里淘沙—核心考点

护理措施

（一）术前准备

1. 向病人解释诊刮的目的，介绍诊刮的方法、步骤和配合要点。
2. 备好固定标本的小瓶，填好病理检查单。
3. 提前告诉病人术前5天禁止性生活；对不孕行刮宫者，选择月经前或月经来潮12小时内进行。

4. **出血、子宫穿孔、感染是刮宫的主要并发症。**应备好抢救物品，以便紧急情况时使用。

（二）术后护理

1. 术后严密观察病人有无腹痛和阴道流血情况，如无异常，1小时后让病人回家休息。

2. 嘱病人保持外阴清洁、**禁止性生活和盆浴2周**，1周后来医院复查并了解病理检查结果。

第四节　输卵管畅通术

浪里淘沙—核心考点

护理措施

（一）术前护理

1. 手术时间一般选在月经干净后3~7天内进行，术前3天禁止性生活。

2. 器械必须严格消毒。检查用物是否完备，各种导管是否通畅。通水所用的生理盐水应适当加温，使其接近体温。

3. 对输卵管碘油造影术者，术前应询问病人过敏史，做好碘过敏试验。

4. 术前向病人解释通畅术的目的、步骤及配合要求，以取得配合。

（二）术中护理

1. 在通畅术过程中，宫颈导管必须紧贴宫颈，以免漏气、漏液。通气、通液时，**速度以60ml/min为宜，每加压10mmHg应稍停**，而且**最高压力不可超过200mmHg**，以免输卵管损伤、破裂，甚至引起内出血。

2. 畅通过程中随时了解病人的感受，观察病人下腹部疼痛的性质、程度，如有异常应及时处理。

3. 对通气术需重复试验者，应先放出气体，休息片刻再进行，一般重复不超过2次。

4. 在碘油造影过程中注意观察病人有无过敏症状。

（三）术后护理

1. 对通气术者，由于气体对横膈的刺激，病人可出现胸闷、呼吸困难等，严重者可出现休克。所以，**术后应嘱病人取头低臀高位，使腹部气体趋向盆腔，减轻刺激后症状可缓解。**

2. 手术后按医嘱使用抗生素。

3. **通畅术后2周内禁止性生活和盆浴。**

第五节　阴道后穹隆穿刺术

浪里淘沙—核心考点

护理措施

1. 操作中注意观察病人有无面色苍白、血压下降等。

2. 穿刺时注意进针方向、深度，避免误伤子宫、直肠。<u>如误入直肠，应立即拔出针头，重新消毒，更换针头和注射器重新穿刺。</u>

3. 抽出物如为血液，可静置4~5分钟，<u>血液凝固者为血管内血液，应重新穿刺。若血液不凝固，提示为腹腔内出血。若抽出液为浅红色稀薄液，多为盆腔炎症渗出液。</u>若抽出物为脓液，可做涂片、染色后显微镜下检查，并送细菌培养及药物敏感试验。

第六节　内镜检查术

浪里淘沙—核心考点

一、阴道镜检查

护理措施

1. <u>检查前48小时禁止性交、阴道检查、冲洗等操作。</u>

2. 术前向病人解释阴道检查的目的、方法，嘱病人排空膀胱。

3. 备齐用物，调整灯光，接通电源。

4. <u>使用窥阴器时不蘸润滑剂，以免影响观察。</u>

5. 术中配合医生调整光源，及时传递所需用物。

6. 术后嘱病人休息，标本应注明标记，及时送检。

二、宫腔镜检查

护理措施

1. <u>月经干净1周内进行检查</u>，此时子宫内膜薄，检查时不易出血，子宫镜下图像清晰。

2. <u>子宫镜检查的并发症有宫颈裂伤、子宫穿孔、感染等</u>，术中、术后应密切观察病人的情况。

3. <u>术后遵医嘱使用抗生素3~5天，检查后2周内禁止性交和盆浴</u>。告知病人检查后2~7天可能有少量血性分泌物，需保持会阴清洁。

小试身手 1. 下列属于宫腔镜适应证的是

　　A. 肉眼观察宫颈有可疑癌变

　　B. 诊断不清的盆腔包块、肿瘤

　　C. 不明原因的急慢性下腹疼痛

　　D. 宫内节育器的定位与取出

　　E. 人流放环术后可疑子宫穿孔

三、腹腔镜检查

护理措施

　　1. 术前准备

　　（1）评估病人身心状况，向病人解释腹腔镜检查的目的、操作步骤和配合要点。

　　（2）**排空膀胱，取膀胱截石位，检查时抬高病人臀部15°**。

　　（3）常规消毒腹部。

　　2. 术中配合

　　（1）体位：当注入CO_2气体2000~3000ml入腹腔，使腹内压达30mmH_2O时**将病人改为臀高头低位**。

　　（2）严密观察病人生命体征。

　　3. 术后护理

　　（1）**卧床休息半小时**，注意观察生命体征，有无并发症。

　　（2）向病人讲解因腹腔内气体残留而感肩痛及上肢不适等症状会逐渐缓解。**2周内禁止性交**；如有发热、出血、腹痛等应及时就诊。

　　（3）遵医嘱使用抗生素，观察脐部伤口情况，鼓励病人每天下床活动。

　　（4）嘱病人按时复查。

第七节　会阴切开术

浪里淘沙—核心考点

护理措施

　　1. 会阴切开术前向产妇解释，征得产妇及丈夫同意。

　　2. 密切观察产程进展，备好会阴切开用物，选择最佳时机切开会阴。

　　3. 术后保持会阴清洁干燥，**嘱产妇取健侧卧位**，及时更换卫生巾。术后3天每天冲洗外阴2次。

　　4. 注意观察外阴伤口有无渗血、红肿、脓性分泌物及硬结等，如有异常及时处理；**如外阴伤口肿胀疼痛可用50%硫酸镁或95%乙醇湿热敷**。

　　5. 会阴切开术后3~5天拆线。

小试身手 2.会阴切开缝合术正确的操作方法是

A. 用2.5%碘酊消毒局部皮肤，再用95%乙醇脱碘

B. 用0.1%~0.25%普鲁卡因进行阴部神经阻滞麻醉

C. 会阴后联合左下方旁开正中线45°~60° 宫缩时切开

D. 缝合次序根据缝合者习惯，要求对合整齐不留死腔

E. 缝合毕取出阴道内纱球，疑有针眼过深则行肛门检查

第八节　胎头吸引术

浪里淘沙—核心考点

护理措施

1.向产妇解释助产的目的、方法和意义，取得产妇及家属同意后使用。

2.吸引器牵引负压在300~450mmHg，如负压不足容易滑脱，负压过大易引起胎儿头皮受损；胎头娩出阴道口时立即放松负压，取下吸引器。

3.**牵引时间不宜过长，20分钟内结束分娩。**

4.牵引过程中如有滑脱可重新放置，但一般不超过2次，如牵引失败改为产钳助产或剖宫产。

5.术后检查子宫颈和阴道，如有裂伤及时缝合。

6.新生儿护理

（1）密切观察新生儿头皮有无血肿、头皮损伤及颅内出血征象。

（2）观察新生儿面色、反应、肌张力等，并做好抢救新生儿的准备。

（3）新生儿静卧24小时，避免搬动，**3天内禁止洗头。**

（4）**遵医嘱肌内注射维生素$K_1$10mg。**

第九节　人工剥离胎盘术

浪里淘沙—核心考点

护理措施

1.严密观察产妇一般情况，及时做好输血准备。

2.专人陪伴产妇，给予解释和安慰，配合医师尽快娩出胎盘和胎膜。

3.**严格执行无菌操作，动作轻柔，切忌粗暴、强行剥离。**

4.术后密切观察子宫收缩和阴道流血情况，对宫缩不良者按摩子宫并注射宫缩剂。

5.**仔细检查胎盘、胎膜是否完整，**如胎盘有缺损，根据缺损多少和子宫收缩、阴道出血情况决定是否清宫，尽量减少宫腔内操作次数和时间。

6.术后注意观察有无发热、阴道分泌物有无异常，有时遵医嘱使用抗生素。

第十节　产钳术

护理措施

1.严密观察宫缩和胎心变化，给产妇吸氧及补充能量。

2.指导孕妇配合宫缩正确使用腹压。

3.臀位后出头困难者在产钳助产时，护士应协助按压产妇耻骨上方胎头，使其俯屈，促进娩出。

4.产后常规检查软产道，观察子宫收缩、阴道出血及排尿情况。

5.检查新生儿有无产伤。

第十一节　剖宫产术

一、护理措施

（一）术前护理

术前按腹部手术常规准备，注意观察胎心变化，备好新生儿用品和抢救药品。**术前禁用呼吸抑制药，防止发生新生儿窒息**。

（二）术中护理

1.协助产妇取**仰卧位，对血压下降或胎儿宫内窘迫者，可稍倾斜手术台或取侧卧位**。

2.术中密切观察血压、脉搏、呼吸，根据情况输液、输血。

（三）术后护理

1.按一般腹部手术常规护理及产褥期产妇的护理。

2.**术后24小时内密切观察子宫收缩及阴道流血情况，遵医嘱给予子宫收缩剂**。

3.鼓励产妇**术后24小时尿管拔除后下床活动**，鼓励产妇深呼吸，勤翻身。早期下床活动可预防肺部感染和肠粘连。

4.保持外阴清洁，每日擦洗外阴2次，防止逆行感染。

5.**术后留置导尿管24小时**，拔除导尿管后注意产妇排尿情况。

6.健康教育　包括产后保健操、会阴、乳房、母乳喂养等护理及性生活指导，**术后6周内禁止性生活**，术后42天复查等。

参考答案

1.D　2.C

第四篇　儿科护理学

第一章 绪 论

第一节 儿科护理学的任务和范围

1. **任务** 是从体格、智能、行为和社会等方面来研究和保护儿童，为儿童提供综合性、广泛性的护理，以增强儿童体质、降低发病率和死亡率，保障和促进儿童健康。

2. **范围** 包括正常小儿身心保健、小儿疾病防治与护理，与儿童心理学、社会学、教育学等学科有诸多联系。

第二节 儿科护士的角色与素质要求

一、素质要求

（一）思想道德素质

热爱儿童，热爱护理事业，有高度的责任感和同情心，具有为儿童健康服务的奉献精神。以理解、友善和平等的态度为儿童及家庭提供帮助。

（二）科学文化素质

具备一定的文化素养和自然科学、人文和社会科学等方面知识。

（三）专业素质

1. 具有合理的知识结构及系统的专业理论知识，技能娴熟，操作准确，动作轻柔敏捷。

2. 具有敏锐的观察力和综合分析判断能力，能用整体护理的观念解决患儿的健康问题。

3. 具有开展护理教育和护理科研的能力。

二、儿科护士的角色

儿科护士作为一个有专门知识、独立的实践者，被赋予多元化角色：①专业照护者；②护理计划者；③健康教育者；④健康协调者；⑤健康咨询者；⑥儿童及其家庭代言人；⑦护理研究者。

小试身手 1. 24 岁护士，从事儿科工作 3 年，其所从事的儿科护士的角色**不包括**

A. 直接执行者　　　　　　B. 卫生知识教育者　　　　C. 健康咨询者

D. 协调合作者　　　　　　E. 患儿及家长的批评监督者

小试身手 2. 下列哪项**不是**儿科护士角色的内容

A. 直接护理者　　　　　　B. 患儿的代言人

C. 患儿及家长的批评监督者　　D. 健康与预防的指导者

E. 合作协调者

参考答案

1.E　2.C

第二章　小儿保健

不同年龄期小儿保健的特点

一、新生儿期保健

新生儿脱离母体后，对外界环境的适应性和调节性差，易患各种疾病。生后第1周内新生儿的发病率和死亡率极高，故新生儿保健重点应放在生后1周内。

1. **保暖**　病房阳光充足，通风良好，温、湿度适宜。**室温保持在22~24℃，湿度保持在55%~65%**。冬季环境温度过低，新生儿（特别是低出生体重儿）出现体温不升，因此在寒冷季节新生儿要特别注意保暖。

2. 合理喂养　**母乳是新生儿喂养的最佳食品**，鼓励母乳喂养，宣传母乳喂养的优点，教授哺乳方法和技巧。

3. **预防疾病和意外**　哺乳和护理前洗手。**按时接种卡介苗和乙肝疫苗**。新生儿出生2周后口服维生素D，预防佝偻病。**防止因包被蒙头过严、哺乳姿势不当，乳房堵塞新生儿口鼻造成窒息**。

4. 日常护理指导。

5. 早期教养。

小试身手（1~3题共用题干）

对足月健康新生儿进行居家护理指导：

1. 居家的温度和湿度应分别保持在

A. 16℃~18℃，25%~35%　　B. 18℃~20℃，35%~45%

C. 20℃~22℃，45%~55%　　D. 22℃~24℃，55%~65%

E. 24℃~26℃，65%~75%

2. 应使家属了解小儿已接种的疫苗是

A. 卡介苗　　　　　　　B. 脊髓灰质炎减毒活疫苗　　C. 百白破三联疫苗

D. 麻疹减毒活疫苗　　　E. 乙脑疫苗

3. 意外事故预防的重点是

A. 坠床　　　　　　　　B. 开水烫伤　　　　　　　C. 玩锐利器

D. 喂奶后窒息　　　　　E. 打闹伤

二、婴儿期保健

4~6个月以内婴儿提倡母乳喂养。4个月以上及时添加辅食，指导断奶及日常护理，进行早期教育。防止异物吸入、窒息、中毒、跌伤、触电、溺水和烫伤等意外事故发生。预防疾病，促进健康，完成计划免疫。

三、幼儿期保健

幼儿免疫功能不完善，对危险识别能力差，所以感染性和传染性疾病发病率及意外伤害发生率较高。保证营养素充足、均衡，进行日常护理指导及早期教育，预防疾病和意外发生。幼儿常见的心理行为问题为违拗、发脾气和破坏性行为等。

四、学龄前期保健

学龄前期儿童智力发展快，活动范围大，自理能力和抵抗力增强，是性格形成的关键时期。此期应监测生长发育，加强早期教育，培养独立生活能力和良好品德，加强体格训练，增强体质，防止传染病和意外伤害。学龄前期常见心理行为问题有吮拇指和咬指甲、遗尿、手淫、攻击性或破坏性行为等。

五、学龄期保健

学龄儿童抵抗力和控制、理解、分析、综合能力增强，认知和心理社会发展迅速，同伴、学校和社会环境对其影响较大。学龄期保健重点是加强体格锻炼，培养良好生活卫生习惯，培养良好品格，加强学校卫生指导，促进德智体全面发展。学龄儿童不适应上学是此期常见问题，表现为焦虑、恐惧或拒绝上学。

小试身手 4.不属于学龄期保健内容的是

A.合理营养　　　　　B.体格锻炼　　　　　C.早期教育

D.预防疾病　　　　　E.培养良好习惯

六、青春期保健

青春期是儿童生长发育的最后阶段，是决定体格、体质、心理、智力发展的关键时期。此期应供给充足营养，加强青春期生理和心理卫生教育，培养健康的生活方式和良好道德品质。此期最常见的心理行为问题为出走、自杀，及对自我形象不满而出现的心理问题。家庭及社会应重视，采取积极措施应对。

小试身手 5.对青春期孩子实施心理行为指导的重点是

A.对学校生活适应性的培养　　B.加强品德教育

C.预防疾病和意外教育　　　　D.性心理教育

E.社会适应性的培养

参考答案

1.D　2.A　3.D　4.C　5.D

第三章　小儿营养与喂养

婴儿喂养

一、母乳喂养的护理

1.鼓励母乳喂养，增进乳母健康。

2.指导正确哺乳

（1）新生儿生后即可哺乳，一般出生后1小时内可开始按需哺乳。

（2）喂哺前做好清洁准备。喂哺时可取不同姿势，关键是使母亲舒适，全身肌肉放松，以利乳汁排出。一般取坐位，怀抱婴儿，使其头、肩部枕在母亲哺乳侧肘弯部，婴儿口含住乳头及大部分乳晕，母亲另一手拇指和四指分别放在乳房上下方，哺乳时将整个乳房托起，观察小儿吸吮吞咽情况。当奶流过急，婴儿呛咳、溢乳时，取示、中指轻夹乳晕两旁的"剪刀式"哺喂姿势。每次使一侧乳房排空后再喂另一侧，下次哺乳时先喂未排空的一侧。喂后将婴儿抱直，头部靠在母亲肩上，轻拍背部，使空气排出，取右侧卧位，防止吐奶。

（3）婴儿满月前应按需哺乳，以促进乳汁分泌。随婴儿长大，吸奶量增多，可定时喂养，一般2个月以内每3小时喂一次，昼夜7~8次；3~4个月每日6次。每次哺乳时间为15~20分钟。

3.乳母患急慢性传染病如肝炎、结核等，或重症心、肝、肾疾病时不宜母乳喂养。

4.防治乳房疾病　乳头凹陷者按摩乳头，或用吸奶器吸出乳头，也可用吸奶器吸出乳汁，适当加温后用奶瓶哺喂；如乳头皲裂用温水洗净、暴露，干燥后涂少量羊毛脂，用乳头罩哺喂；若患乳腺炎则患乳暂停哺乳，定时排空乳汁。

5.断奶的指导　生后4~6个月开始添加辅食，为完全断奶做准备。WHO建议母乳喂养应至2岁，最好做到自然离乳。

二、人工喂养的注意事项

1.选择适宜的奶瓶和奶头，哺喂前先将乳汁滴在乳母手腕腹面测试温度，若无过热感，提示温度适宜。

2.分次配制，确保安全。每次配乳所用食具均应洗净、消毒。

3.喂奶时将婴儿抱起，斜卧于喂食者怀中，将适宜温度的乳液置于奶瓶中，奶瓶于斜位，使奶头充满乳汁，避免小儿吸奶时吸入空气。哺喂完毕竖抱轻拍小儿后背，使其将吞咽空气排出。

4. 人工喂养应定时、定量。一般牛奶喂养3.5~4小时1次，每日喂6~7次，随月龄增加，增加每次牛奶量，减少喂哺次数。

5. 观察小儿食欲、体重及粪便性状，随时调整乳量。正确的喂养是小儿发育良好，大便正常，喂奶后安静或入睡。

第四章　小儿心理、用药护理及护理技术

第一节　住院患儿的心理护理

浪里淘沙—核心考点

各年龄阶段儿童住院的心理反应及护理

1. 婴儿

（1）心理反应：婴儿对住院的反应随月龄增加而有所不同。**5个月以前的患儿，如生理需要得到满足，入院后较少哭闹**，因住院而缺乏外界有益刺激，感知觉和动作发育受到影响。6个月后婴儿能认识自己母亲，开始认生，对母亲或照顾者的依恋性越来越强。**故6个月～1岁的患儿住院反应强烈，以哭闹表达与亲人分离的痛苦，对陌生环境与人持拒绝态度。**

（2）护理：**多与患儿接触，呼唤其乳名，满足患儿生理需要。**对小婴儿给予抚摸、怀抱、微笑，提供适当颜色、声音等感知觉刺激，协助其进行动作训练，维持正常发育。

2. 幼儿

（1）心理反应：表现为3个阶段：①**反抗**：哭闹，采用打、踢、跑等行为，寻找父母，拒绝他人劝阻、照顾；②**失望**：因找不到父母而情绪抑郁，对周围事物不感兴趣，**幼儿期是住院儿童出现分离性焦虑最明显的年龄阶段**，此阶段患儿易出现退行性行为；③**否认**：住院时间长的患儿可进入此阶段。即把对父母的思念压抑下来，克制自己情感，能与周围人交往，以满不在乎的态度对待父母来院探望或离去。

小试身手 1. 患儿，女，3岁。患法洛四联症，择期手术。患儿入院5天来，不让父母离开身边，见到医护人员及陌生人员靠近躲避，睡眠中常有惊醒。患儿出现上述表现的主要原因是

 A. 对黑暗恐惧   B. 分离性焦虑   C. 对死亡恐惧

 D. 对手术焦虑   E. 对医源性限制的焦虑

（2）护理：以患儿能够理解的语言讲解医院环境及日常生活安排，了解患儿需要和要求，运用沟通技巧，多与患儿交谈，促进患儿语言能力发展。

3. 学龄前期

（1）心理反应：学龄前患儿住院后与父母分离，会出现分离性焦虑，但能把情感和注意转移到游戏、绘画等活动中，控制和调节自己行为。此阶段患儿有恐惧心理，

缘于对陌生环境的不习惯，对疾病与住院的不理解，尤其惧怕因疾病或治疗破坏身体完整性。

（2）护理：关心、爱护、尊重患儿，尽快熟悉患儿。介绍病房环境及其他患儿，减轻患儿的陌生感。根据患儿病情组织适当游戏，其目的：一是通过治疗性游戏，以患儿容易理解的语言，讲解所患疾病、治疗的必要性，使患儿清楚住院治疗不会对自己身体产生威胁；二是以游戏表达、发泄患儿情感，通过参与愉快的活动，克服恐惧心理。

4. 学龄期

（1）心理反应：此阶段患儿**主要的反应是学校及同学分离，耽误了学习，感到孤独。因对疾病缺乏了解，患儿忧虑自己会残疾或死亡；因怕羞而不愿配合体格检查**；有些患儿因自己住院给家庭造成经济负担而感到内疚。此阶段患儿尽管心理活动很多，但表现比较隐匿，努力做出若无其事的样子来掩盖内心的恐惧。

（2）护理：与患儿开诚布公地交谈，介绍有关病情、治疗和住院的目的，解除患儿疑虑，取得患儿信任；协助他们与同学保持联系，了解学校及学习情况；与患儿共同做好生活安排，根据病情组织多种活动，鼓励患儿每日定时学习；进行体格检查及各项操作期间，采取必要措施维护患儿自尊；提供自我护理和维护个人卫生的机会，发挥患儿的独立能力。

第二节　儿科护理技术操作

浪里淘沙—核心考点

一、PICC 留置期间护理

1. **置管后第2天更换敷料，以后根据敷料和伤口情况决定更换频次**。更换透明贴膜前观察穿刺点有无红肿、液体渗出，穿刺点周围皮肤有无疼痛和硬结。更换敷料时将贴膜向穿刺点上方撕下，以防导管脱出。2%碘伏棉签消毒穿刺部位，从穿刺点向外做旋转运动，直径不小于6~8cm，待穿刺点完全干燥，固定穿刺部位。如发现贴膜被污染、潮湿、脱落或危及导管时更换。

2. **每日测量双侧上臂周长**　将手臂外展90°，在肘上2cm处测量，以2cm处为尺下方，如周长增加2cm是早期血栓表现，及时通知医生。

3. 每日2次用10ml注射器抽吸10U/ml肝素盐水2ml脉冲冲管并正压封管。

4. **连接静脉输液前，用生理盐水2ml冲管，再连接静脉输入液体**。如有血凝块及时抽出。

二、穿刺时并发症及护理

1. **送管困难**　送管速度不宜过快，可暂停送管片刻，使患儿尽量放松；调整位置；让患儿做被动握拳松拳动作；选择粗直及静脉瓣少的血管进行穿刺；在腋窝处扎止血带后送管；一边送管一边推注生理盐水；热敷。

2. **渗血、水肿**　加压止血，加压敷料固定，避免过度活动，必要时使用止血剂。

3. **误伤动脉**　立即拔除，加压包扎止血。

4. **心律失常**　准确测量静脉长度，避免导管插入过长。

5. **刺激神经**　避免穿刺过深；避免在静脉瓣处进针。

三、留置期间并发症的护理

1. **静脉炎**　抬高患肢；冷/热湿敷：20分钟/次，4次/天；若3天后未见好转或加重应拔管。

2. **穿刺点感染**　严格无菌技术，遵医嘱使用抗生素，加强换药，细菌培养。

3. **导管阻塞**　检查导管是否打折；患儿体位是否恰当；确认导管尖端位置是否正确；用10ml注射器缓慢回抽，血凝块是否能抽出，**不可用暴力推注清除凝块，避免导管破裂或栓塞**。

参考答案

1.B

第五章 新生儿和患病新生儿的护理

第一节 足月新生儿的特点及护理

浪里淘沙—核心考点

护理措施

1. **环境** 病室干净、清洁，阳光充足、空气流通，**温度22~24℃，湿度55%~65%**。床与床之间距离为1m。

2. **保持呼吸道通畅** 新生儿出生后应迅速清除口鼻分泌物，防止吸入性肺炎。

3. **维持体温稳定** 头戴绒帽，棉被包裹，室温低时使用热水袋，必要时放婴儿培育箱。监测体温变化，每4小时测体温一次。

4. **预防感染** 严格执行消毒隔离制度。

5. **皮肤护理** 新生儿出生后用消毒植物油轻擦皮肤皱褶和臀部，擦干皮肤后包裹。每日洗澡1次，在喂奶前进行。脐部残端7天左右脱落。每日用75%乙醇消毒，保持局部干燥，防止感染。

6. **喂养** 出生后尽早抱至母亲处吸吮乳头，按需哺乳。无法母乳喂养时先试喂5%~10%葡萄糖水10ml，吸吮及吞咽功能良好者给配方奶，每3小时一次，乳量遵循从小量渐增原则。以喂奶后安静、无腹胀和理想的体重增加为标准（15~30g/d，生理性体重下降期间除外）。按时测量体重，了解新生儿营养状况。

7. **预防接种** 生后当日接种卡介苗；出生1天、1个月、6个月时注射乙肝疫苗1次。

第二节 早产儿的特点及护理

浪里淘沙—核心考点

护理措施

1. 环境 室内温度为24~26℃，晨间护理时提高到27~28℃，湿度55%~65%。室内还配备培养箱、远红外保暖床、微量输液泵、吸引器和复苏抢救设备。

2. **保暖** 体重小于2000g者尽早放在培养箱保暖，体重越轻，箱温越高。体重大于2000g者维持体温36.5~37℃。头部戴绒布帽；操作集中，在远红外辐射床保暖下进行。每日测体温6次。

3.合理喂养

（1）**尽早开奶，以防止低血糖。提倡母乳喂养，无法母乳喂养者以早产儿配方乳为宜**。喂乳量根据早产儿耐受力而定，以不发生胃潴留及呕吐为原则，同时需要结合患儿临床生理特点、病理情况以及喂养耐受情况制订个体化加量方案。吸吮能力差和吞咽不协调者可用间歇鼻饲喂养、持续鼻饲喂养，能量不足者以静脉高营养补充并合理安排，补液与喂养时间交叉，尽可能减少血糖浓度波动。每天详细记录出入量、准确测量体重，以便分析、调整喂养方案，满足能量需求。

（2）**早产儿缺乏维生素K依赖凝血因子，出生后应及时补充维生素K，预防出血症**。除此之外还应补充维生素A、维生素C、维生素D、维生素E和铁剂等物质。

小试身手 1.早产儿喂养后应取

A.平卧位 　　　　　　B.左侧卧位 　　　　　　C.右侧卧位

D.俯卧位 　　　　　　E.半坐位

（5）评估：准确记录24小时出入液量，每日晨起空腹测体重一次。

4.维持有效呼吸

5.**预防出血** **肌内注射维生素K₁，连用3天。**

小试身手 2.为了预防出血症，早产儿出生后应注射

A.维生素K₁ 　　　　　B.维生素C 　　　　　C.维生素B₁₂

D.维生素B₆ 　　　　　E.维生素B₁

6.预防感染 脐部未脱落用分段沐浴，沐浴后保持脐部皮肤清洁干燥。严格执行消毒隔离制度，防止交叉感染。

7.密切观察病情 加强巡视，正确喂养，及早发现病情变化，做好抢救准备。

第三节　新生儿窒息

浪里淘沙—核心考点

护理措施

1.新生儿窒息复苏 积极配合医生按ABCDE程序复苏。

A.**保持呼吸道通畅：患儿仰卧，颈部轻微伸仰。迅速清除口鼻、咽及气道分泌物。**

B.**建立呼吸**，增加通气：**如无自主呼吸、心率小于100次/分者立即用复苏器加压给氧**，面罩密闭遮盖口鼻；**通气频率为40~60次/分**；通气有效可见胸廓起伏至出现自主呼吸和皮肤转红。

C.**建立有效循环：胸外心脏按压，采用双拇指（环抱法）或双指法，操作者双**

<u>拇指并排或重叠于患儿胸骨体下1/3</u>，其他手指围绕胸廓托着后背，**按压频率为90次/分，胸外按压和正压通气比例为3：1，即90次/分按压和30次/分呼吸**，达到每分钟约120次。因此，每个动作约0.5s，2s内3次胸外按压加1次正压通气。按压和放松比例为按压时间稍短于放松时间，<u>放松时拇指或其余手指不离开胸壁</u>。**压下深度为1.5~2cm**。按压有效可摸到颈动脉和股动脉搏动。

> 小试身手 3. 新生儿窒息进行胸外心脏按压时的频率（次/分），正确的是
> A. 40 　　　　　　　　B. 60 　　　　　　　　C. 80
> D. 100 　　　　　　　E. 120

D. 药物治疗：<u>建立静脉通路，**首选脐静脉**</u>，保证药物及时进入体内；<u>胸外按压心脏不能恢复正常循环时，**可给予静脉、气管内注入1：10000肾上腺素**</u>；遵医嘱及时输入纠酸、扩容剂等。

E. 评价：30秒重新评估心率，如心率仍<60次/分，除继续胸外按压外，考虑使用肾上腺素。复苏后至少监护3天。

2. **保暖** 贯穿于整个治疗护理过程，将患儿置于远红外保暖床，病情稳定后置暖箱中保暖，**维持患儿肛温36.5~37℃**。

3. 加强监护 患儿取侧卧位，床旁备吸引器，遵医嘱使用止惊药物。<u>重点监护神志、肌张力、体温、床温、呼吸、心率、血氧饱和度、血压、尿量和窒息</u>，合理给氧，避免感染，观察用药反应。

> 小试身手 4. 一足月新生儿，出生体重3000 g，产时发现皮肤被羊水污染，Apgar评分如下：呼吸1分，心率2分，皮肤颜色0分，弹足底反应1分，肌张力1分（生后1分钟内），下列哪项处理措施是**不正确的**
> A. 清理呼吸道 　　　　　B. 保暖
> C. 摆好体位，进一步复苏 　　D. 不需气管插管
> E. 吸氧

第四节　新生儿缺氧缺血性脑病

浪里淘沙—核心考点

护理措施

1. <u>保持呼吸道通畅</u> 维持呼吸功能，患儿取侧卧位、床旁备吸引器。

2. <u>加强监护</u> 观察神志、肌张力、体温、床温、呼吸、心率、血氧饱和度、血压、尿量和窒息所致各系统症状。遵医嘱使用脱水剂，避免外渗，观察用药反应。

3. 安慰家长 介绍有关知识，耐心解答病情，减轻家长恐惧心理，取得家长最佳配合。

第五节　新生儿颅内出血

浪里淘沙—核心考点

护理措施

1.**绝对保持安静**　护理操作轻、稳、准，尽量减少对患儿移动和刺激。

2.保持呼吸通畅，改善呼吸功能。

3.合理喂养，保证患儿热量及营养供给。

4.**密切观察病情变化。**

小试身手 5.护理颅内出血新生儿，以下哪项**不妥**

A.保持安静避免惊扰　　　　B.抬高头肩侧卧位

C.抱起喂乳以防窒息　　　　D.注意保暖，必要时吸氧

E.按医嘱给予地西泮

第六节　新生儿黄疸

浪里淘沙—核心考点

护理措施

1.**密切观察病情**　评估皮肤黄染部位、范围和深度，估计血清胆红素升高的程度。观察患儿哭声、吸吮力、肌张力的变化，判断有无胆红素脑病（核黄疸）发生。

小试身手 6.足月儿，生后7天，皮肤黄染，血清总胆红素285μmol/L，接受蓝光治疗。为预防核黄疸，护士应当严密监测

A.体温　　　　　　　B.脉搏　　　　　　　C.呼吸

D.精神　　　　　　　E.出血

2.保暖　体温维持在36~37℃，避免低体温阻止胆红素与白蛋白结合。

3.尽早喂养　刺激肠道蠕动，促进胎便排出。同时有利于肠道建立正常菌群，减少胆红素的肝–肠循环，减轻肝脏负担。

4.遵医嘱补液和白蛋白治疗，纠正酸中毒和防止胆红素脑病。

小试身手 7.对母乳性黄疸小儿喂养的正确指导是

A.立即给予牛奶喂养

B.口服葡萄糖水

C.给予乳粉喂养

D.暂停母乳待黄疸消退后再喂母乳

E.母乳与牛乳交替喂哺

第七节　新生儿肺透明膜病

浪里淘沙—核心考点

护理措施

1.**氧疗护理**　尽早使用持续正压呼吸（CPAP）给氧，可用呼吸机CPAP吸氧（鼻塞接呼吸机行CPAP通气），压力为0.392~0.588kPa（4~6cmH$_2$O），早产儿从0.196~0.293kPa（2~3cmH$_2$O）开始。操作时水封瓶放在距患儿水平位下30~50cm处。

2.**气管内滴入表面活性物质**　用药后6小时内禁止呼吸道内吸引。

3.**保暖**　室内温度维持在22~24℃，肤温在36~36.5℃，以降低机体耗氧；相对湿度55%~65%，减少体内水分丢失。

4.严密观察病情；注意无菌操作，预防感染。

小试身手　8.肺表面活性物质的使用方法为

A.口服　　　　　　　　　B.静脉注射　　　　　　　C.气管滴入

D.肌内注射　　　　　　　E.皮下注射

小试身手　（9~11题共用题干）

患儿，男，孕32周早产，生后5小时出现进行性呼吸困难，发绀、呻吟、拒食，两肺呼吸音低，肺部可闻及细湿啰音。

9.对该患儿最可能的诊断是

A.吸入性肺炎　　　　　　B.新生儿颅内出血　　　　C.新生儿败血症

D.新生儿窒息　　　　　　E.肺透明膜病

10.该患儿出现呼吸困难的原因可能是

A.大量吸入羊水　　　　　B.胎粪阻塞支气管

C.缺乏肺泡表面活性物质　D.肺部细菌感染

E.肺发育不良

11.应对该患儿实施的紧急护理措施是

A.暖箱保暖　　　　　　　B.鼻饲供给营养　　　　　C.给予抗生素预防感染

D.正压给氧气　　　　　　E.纠正酸中毒

第八节　新生儿肺炎

浪里淘沙—核心考点

吸入性肺炎

护理措施

1.保持呼吸道通畅；合理用氧，改善呼吸功能；维持正常体温。

2.补充足够能量和水分。

3.密切观察病情。

第九节　新生儿败血症

浪里淘沙—核心考点

护理措施

1.**保护性隔离，避免交叉感染**；保证营养供给。**保证抗生素有效进入人体内。**

2.**清除局部感染灶**，如脐炎、脓疱疮、皮肤破损等，防止感染扩散。

3．严密观察病情变化，如出现面色发灰、哭声低弱、尖叫、呕吐频繁等症状时，提示脑膜炎。

小试身手 12.新生儿败血症体温过高时，首选的护理措施是

A.乙醇擦浴　　　　　　　　B.冷盐水灌肠

C.冰袋置于体表大血管处　　D.松解包被

E.按医嘱给予退热药

第十节　新生儿寒冷损伤综合征

浪里淘沙—核心考点

护理措施

1.**复温**　是治疗护理的关键措施，循序渐进，逐步复温。

（1）**肛温>30℃**，腋－肛温差为正值的轻中度硬肿患儿放入30℃暖箱中，**根据体温恢复情况逐步复温到30~34℃范围，6~12小时恢复正常体温。**无条件者用温暖襁褓包裹，放在25~26℃室温环境中，用热水袋、热炕、母亲怀抱保暖。

（2）**肛温<30℃**，腋－肛温差为负值的重度患儿，先将患儿放入比肛温高1~2℃的暖箱中，逐步提高箱温，**每小时升高1~1.5℃，每小时监测肛温、腋温1次，**于12~24小时恢复正常体温。

锦囊妙记：不同肛温患儿箱温设定值、复温时间不同，考生应注意比较，详细情况见表4-6-2。

表4-5-1 不同肛温患儿箱温设定值、复温时间

肛温	暖箱温度	复温时间
>30℃	30℃	6~12小时
<30℃	比肛温高1~2℃	12~24小时

小试身手 13. 轻中度新生儿寒冷损伤综合征患儿要求在多长时间内恢复正常体温

A. 2小时　　　　　　　　　B. 2~6小时

C. 6~12小时　　　　　　　D. 12~24小时

E. 24~48小时

2. 合理喂养，预防感染。

3. 病情观察，监测体温。观察暖箱及室内温度、湿度变化并及时调整。备好抢救药物。

小试身手 （14~16题共用题干）

患儿，女，孕33周顺产，日龄5天，出生后第3天开始出现哭声弱，吸吮无力，两下肢硬肿，精神差，皮肤黄染，体温30℃。

14. 患儿最主要的护理问题是

A. 体温过低　　　　　　　　B. 营养失调

C. 有感染的危险　　　　　　D. 家属知识缺乏

E. 皮肤完整性受损

15. 此时对该患儿主要的护理措施是

A. 预防感染　　　　　　　　B. 保暖、复温

C. 供给足够的营养及水分　　D. 纠正酸中毒

E. 供给氧气

16. 对该患儿的处理，以下哪项**不妥**

A. 立即放入30℃暖箱内保暖

B. 密切监测体温、脉搏、呼吸

C. 6~12小时内恢复正常体温

D. 严格无菌操作，预防感染

E. 早期喂哺，多喂奶，提供足够热量

第十一节　新生儿破伤风

浪里淘沙—核心考点

护理措施

1. 控制痉挛　注射破伤风抗毒素（TAT）中和游离毒素。使用前做皮试，

皮试阴性后再注射或静脉滴入1万~2万IU。

2. **减少刺激**　患儿住单间房，专人看护，**房间应避光、隔音**。各种治疗及护理在镇静剂发挥最大作用时集中治疗，操作时动作轻、细、快，静脉输液时应用使用留置针。

3. **遵医嘱静脉注射地西泮、苯巴比妥、水合氯醛等，严禁药液外渗。**

4. **处理脐部**　用消毒剪刀剪去残留脐带的远端并重新结扎，近端用3%过氧化氢清洗局部，涂以2%碘酊。保持脐部清洁干燥。脐部严重感染或脐周脓肿清创引流。接触伤口的敷料焚烧。

5. 密切观察病情，保持呼吸道通畅，保证营养。

6. 健康教育。普及新法接生，严格无菌操作是预防新生儿破伤风的主要措施。

> **小试身手**　17. 对新生儿破伤风的护理，下述**不正确**的是
> A. 置于单独病室　　　　　B. 保持病室安静　　　　　C. 患儿戴避光眼罩
> D. 经常触摸婴儿使其安静　　E. 使用镇静剂后集中完成各种操作

第十二节　新生儿胃食管反流

浪里淘沙—核心考点

护理措施

1. **防止窒息**　轻症患儿进食时或进食后1小时保持直立位或取50°角仰卧位；严重者24小时予以体位治疗，即木板床头抬高30°，患儿头侧向一侧，取俯卧位用背带固定，防止反流物吸入。

2. **合理喂养**

（1）**少量多餐**：增加喂奶次数，缩短喂奶间隔时间。

（2）**胃管喂养**：①间歇胃管喂养，每隔1~2小时喂养一次；②持续胃管喂养时用推注泵控制流速，一般4小时的奶量在3小时内推注完成后休息1小时，在第2次推注前，先测定胃内残余量，计入第2次喂养的总量中。对反复出现呼吸暂停的早产儿不主张胃管法。

3. 保证药物和液体进入。

4. 如采用外科治疗，做好术后护理。

第十三节　新生儿低血糖

浪里淘沙—核心考点

护理措施

1. 出生后能进食者尽早喂养，给予10%葡萄糖或吸吮母乳。

2.**观察病情**　观察患儿神志、哭声、呼吸、肌张力及抽搐情况，发现呼吸暂停立即拍背、弹足底等。根据患儿缺氧程度合理给氧。

小试身手　18.低血糖的新生儿在葡萄糖静脉输注中，需定期监测血糖。防止发生

A.充血性心衰　　　　　B.低血糖休克　　　　　C.酮症酸中毒

D.医源性高血糖　　　　E.心跳、呼吸骤停

参考答案

1.C　2.A　3.E　4.D　5.C　6.D　7.D　8.C　9.E　10.C　11.D　12.C　13.C
14.A　15.B　16.A　17.D　18.D

第六章 营养性疾病患儿的护理

第一节 蛋白质-能量营养不良

浪里淘沙—核心考点

护理措施

1. **饮食管理** 循序渐进，逐渐补充。轻度营养不良患儿在维持原膳食的基础上，添加含蛋白质和热量丰富的食物，开始每日可供给热量251~335kJ/kg（60~80kcal/kg），以后逐渐递增。中重度营养不良患儿，热能和营养物质供应从每日165~230kJ/kg（45~55kcal/kg）开始，由低到高，逐渐增加。

> **锦囊妙记**：轻度营养不良患儿消化功能正常，因此，可直接供给较高能量的食物。而中、重度营养不良患儿消化功能较差，尽管其需要更多的能量，但只能循序渐进、从低热量开始。

小试身手 1. 对于轻度营养不良的患儿，开始每日可以供给能量
A. 100~130kJ/kg   B. 150~230kJ/kg   C. 251~335kJ/kg
D. 350~430kJ/kg   E. 450~530kJ/kg

2. **病情观察** 密切观察患儿病情变化。**患儿清晨易出现低血糖，出现出汗、皮肤湿冷、脉弱、血压下降等休克表现及呼吸暂停，需立即静脉注射25%的葡萄糖溶液进行抢救**；对维生素A缺乏引起的眼睛干涩用生理盐水湿润角膜、涂抗生素眼膏，同时口服或注射维生素A；腹泻、呕吐的患儿易引起酸中毒，应密切观察。

3. **促进消化、改善食欲** 遵医嘱指导患儿口服各种消化酶（胃蛋白酶等）和B族维生素。

4. **健康教育**。

> **好礼相送**   小儿营养不良口诀（武哥总结，严禁转载，违者必究）
> 营养不良，喂养不当；早期表现，体重不增；脂肪消耗，先腹后面；营养分度，一定记清；
> 轻度十五，中度二五，重度四十；生长因子，最为敏感；早期诊断，可靠指标；
> 补充营养，最为关键；轻度患儿，直供所需；重度患儿，循序渐进；清晨观察，血糖反应。

第二节　小儿肥胖症

护理措施

1. 饮食疗法　患儿每日摄入热量须低于机体消耗的总热能，但须满足小儿基本营养及生长发育需要。

2. 运动疗法　是减轻肥胖的重要手段。鼓励患儿选择易于坚持的运动。运动循序渐进，持之以恒，以运动后感觉轻松愉快、不疲劳为原则。

3. 心理护理　消除患儿的自卑心理，鼓励患儿参与社交活动。帮助患儿对自身形象建立信心。

第三节　营养性维生素D缺乏性佝偻病

护理措施

1. 定期户外活动　指导家长带患儿定期户外活动，接受阳光直接照射。

2. 补充维生素D　提倡母乳喂养，按时添加辅食，给予维生素D、钙、磷和蛋白质丰富的食物。如肝脏、蛋、蘑菇等。遵医嘱给予维生素D制剂，如过量立即停服。

3. 预防骨骼畸形和骨折　避免久坐、久站、过早走，以防骨骼畸形。

4. 加强体格锻炼　已有骨骼畸形采取主动和被动运动矫正。如遗留胸廓畸形，俯卧位抬头展胸运动；下肢畸形可行肌肉按摩，"O"形腿按摩外侧肌，"X"形腿按摩内侧肌。行外科手术矫治者掌握正确使用矫形器具。

5. 健康教育

（1）讲解有关疾病预防和护理知识，多到户外活动和晒太阳，选择含维生素D、钙、磷和蛋白质丰富的食物；宣传母乳喂养，尽早户外活动；新生儿出生2周后每日给予维生素D400~800IU。

（2）指导户外活动、日光浴、服维生素D及按摩肌肉矫正畸形的方法。

第四节　维生素D缺乏性手足搐搦症

护理措施

1. 控制惊厥及喉痉挛　遵医嘱立即使用镇静剂、钙剂。静脉注射钙剂时缓慢推

注（10分钟以上）或滴注，以免因血钙骤升引起心脏骤停；避免药液外渗，以免引起局部组织坏死。

2. 防止窒息 密切观察惊厥、喉痉挛，做好气管插管或气管切开的准备。对已出牙的小儿，视情况可在上下齿间放置牙垫，避免舌咬伤。

3. 定期户外活动，补充维生素D。

小试身手

患儿，女，5个月，惊厥发生3次，表现为四肢抽动，两眼上翻，面肌抽动，神志不清，每次发作时间约1分钟，自行缓解后一切活动自如。

2. 抽搐时下列护理措施哪项是错误的

A. 就地抢救　　　　　　　B. 平放于地上或床上

C. 指压人中、十宣穴止惊　D. 遵医嘱用钙剂

E. 使患儿取坐位

第五节　锌缺乏症

浪里淘沙—核心考点

护理措施

1. 改善营养，促进生长发育 进食含锌丰富的食物如肝、鱼、瘦肉等，提倡母乳喂养，合理添加辅食，纠正小儿偏食、挑食的习惯。补充锌制剂。

小试身手 3. 含锌量较高且易吸收的食物**不包括**

A. 瘦肉　　　　　　　B. 肝脏　　　　　　　C. 鱼虾

D. 母乳　　　　　　　E. 牛乳

2. 避免感染　室内空气新鲜，做好口腔护理，避免交互感染。

3. 健康教育　让家长了解缺锌的原因，配合治疗和护理。

参考答案

1. C　2. E　3. E

第七章 消化系统疾病患儿的护理

第一节 小儿腹泻

护理措施

1.腹泻的护理

（1）**评估相关因素，去除病因。饮食不当及肠内感染是引起腹泻的常见原因，停止食用被污染的食物以及可能引起消化不良及过敏的食物。感染引起者遵医嘱使用抗感染的药物。**

（2）观察排便次数、性状及腹泻量，收集粪便送检。做好消毒隔离，与其他患儿分室居住。

2.**调整饮食** 母乳喂养者继续母乳喂养，暂停辅食，缩短喂乳时间，少量多次喂哺。人工喂养者暂停牛奶和其他辅食4~6小时后，继续进食。6个月以下婴儿，以牛奶或稀释奶为首选食品。**脱水严重、呕吐频繁的患儿暂禁食4~6小时，待水、电解质紊乱，病情好转后恢复喂养。**

3.补充液体

（1）**口服补液盐**：适用于轻中度脱水而无严重呕吐者。注意：①服用补液盐期间患儿照常饮水，防止高钠血症；②如患儿眼睑水肿，应停止服用补液盐，改用白开水；③新生儿或心肾功能不全，休克及明显腹胀者不宜服用补液盐。

（2）**静脉补液**：适用于中度以上脱水的患儿。

1）输液速度过快易引起心力衰竭和肺水肿，速度过慢脱水不能及时纠正。

2）补液中密切观察患儿前囟、皮肤弹性、眼窝凹陷及尿量，**若补液合理，3~4小时排尿，提示血容量恢复。**若24小时患儿皮肤弹性及眼窝凹陷恢复，说明脱水已纠正。**若尿量多而脱水未纠正，提示输入液中葡萄糖液比例过高；若输液后眼睑水肿，提示电解质溶液比例过高。**

4.皮肤护理 保持会阴及肛周皮肤干燥，预防臀红。

小试身手 1.婴儿腹泻重度脱水时，补液应首选

A.补液盐   B.生理盐水   C.1.4%碳酸氢钠

D.5%葡萄糖溶液   E.2∶1等张含钠液

第二节　急性坏死性小肠结肠炎

浪里淘沙—核心考点

护理措施

1.<u>禁食、胃肠减压5~10天，重者延至14天或更长</u>。腹胀消失，粪便潜血转阴，患儿有觅食表现，可试喂少量5%葡萄糖水，2~3次后无腹胀、呕吐可开始喂流食，逐渐过渡到半流食、少渣饮食，直至恢复正常饮食。禁食期间静脉补液。

小试身手 2.急性坏死性小肠结肠炎一般需禁食

A. 1~2天　　　　　　　B. 3~4天　　　　　　　C. 5~10天

D. 10~14天　　　　　　E. 15~28天

2.<u>取侧卧位或半卧位，减轻腹部张力，缓解疼痛。腹胀明显者行肛管排气、胃肠减压。一般不使用止痛剂。</u>

第三节　肠套叠

浪里淘沙—核心考点

护理措施

1.<u>密切观察患儿腹痛、呕吐、腹部包块情况。若空气（或钡剂）灌肠复位后症状缓解，患儿表现为：</u>①安静入睡，不再哭闹，停止呕吐；②腹部肿块消失；③拔出肛管后排出大量臭味的黏液血便，继而排出黄色粪水；④口服药用活性炭0.5~1g，6~8小时后大便内见炭末排出。

2.密切观察生命体征、意识，注意有无水和电解质紊乱、出血及腹膜炎，做好术前准备。

3.<u>对于术后患儿，维持胃肠减压通畅</u>，预防感染及吻合口瘘。<u>患儿排气排便后开始由口进食。</u>

第四节　先天性巨结肠

浪里淘沙—核心考点

护理措施

1.清洁肠道，解除便秘

（1）给予缓泻剂、润滑剂协助排便，如口服蜂蜜。<u>使用开塞露、甘油栓等诱发排便。</u>

（2）**用生理盐水进行清洁灌肠**，每日1次，每次注入50~100ml，数次灌肠，直到积粪排尽，常需10~14天。灌肠的要求：①灌肠前先了解病变范围、肠曲走向，以确定肛管插入深度、方向；②**选择软硬粗细适宜的肛管，插管时动作轻柔，按肠曲方向缓慢推进，遇阻力时应退回或改变体位、方向后再前进，避免引起结肠穿孔**。如肛管内有血液或液体只进不出时，提示肠穿孔。如患儿诉腹痛剧烈，行腹部X线摄片检查，腹腔内现游离气体，提示肠穿孔；③**肛管插入深度应超过狭窄段肠管**，以便到达扩张的结肠内使气体及粪便排出；④**忌用清水灌肠，以免水中毒**。⑤流出液不畅，可能因肛管口被粪便阻塞、肛管扭转或插入深度不够。

2.改善营养 对营养不良、低蛋白血症者加强营养支持。

3.**密切观察病情** 注意有无小肠结肠炎征象，如高热、腹泻、排出奇臭粪液、腹胀、脱水、电解质紊乱等。

4.做好术前准备，术后预防感染。

第五节 小儿液体疗法及护理

浪里淘沙—核心考点

一、水、电解质和酸碱平衡紊乱

脱水

1.脱水程度 根据前囟及眼窝凹陷、皮肤弹性、循环情况及尿量估计脱水程度。见表4-7-1。

表4-7-1 脱水分度

	轻度	中度	重度
失水占体重的百分比	<5%	5%~10%	>10%
精神	稍差	萎靡、烦躁	表情淡漠、昏睡或昏迷
眼泪	少	明显减少	无
前囟、眼窝	稍凹陷	明显凹陷	深陷
皮肤	干、弹性可	干、弹性差	干、弹性极差
尿量	稍减少	明显减少	极少或无
末梢血循环	正常	四肢稍凉	四肢厥冷
心率	正常	快	快、弱
血压	正常	正常或稍低	血压下降

小试身手 3.婴儿腹泻发生中度脱水时，失水量占体重的百分比为

A. <5%　　　　　　　　B. 5%~10%　　　　　　C. 11%~15%

D. 16%~20%　　　　　　E. 21%~25%

小试身手 4.患儿，女，6个月，因腹泻5天入院。入院查体：皮肤弹性差，呼吸深而快，口唇樱桃红色，该患儿可能出现了

A. 轻度脱水，酸中毒　　B. 中度脱水，酸中毒　　C. 中度脱水，碱中毒

D. 重度脱水，酸中毒　　E. 重度脱水，低钾血症

2. 脱水性质　**以血清钠的浓度**将脱水分为等渗性脱水、低渗性脱水和高渗性脱水。临床**以等渗性脱水最常见**，其次是低渗性脱水，高渗性脱水少见。见表4-7-2。

表4-7-2　不同性质脱水的临床特点

	低渗性	等渗性	高渗性
血钠（mmol/L）	<130	130~150	>150
口渴	不明显	明显	极明显
皮肤弹性	极差	稍差	尚可
血压	明显下降	下降	正常/稍低
神志	嗜睡/昏迷	萎靡	烦躁/惊厥

（1）**等渗性脱水**：**水和电解质成比例丢失**，**血清钠浓度为130~150mmol/L**，主要是循环血容量和细胞外液丢失，细胞内液量无改变。

（2）**低渗性脱水**：**电解质丢失多于水丢失**，**血清钠<130mmol/L**。除有一般脱水体征外，**易出现外周循环衰竭、脑水肿表现**。

（3）**高渗性脱水**：**水丢失多于电解质丢失**，**血清钠>150mmol/L**。血钠升高刺激中枢出现口渴、高热、烦躁不安，皮肤、黏膜干燥，肌张力增高，甚至惊厥。

小试身手（5~6题共用题干）

3个月患儿，腹泻2天，每天10余次，水样便，呕吐，尿少，前囟凹陷，浅昏迷状，呼吸深快，口唇樱红，血清钠156mmol/L。

5. 该患儿应考虑为腹泻伴有

A. 休克　　　　　　　　B. 酸中毒　　　　　　　C. 中毒性脑病

D. 低钾血症　　　　　　E. 败血症

6. 该患儿脱水属于

A. 轻度低渗性脱水　　　B. 中度等渗性脱水　　　C. 重度低渗性脱水

D. 重度高渗性脱水　　　E. 中度高渗性脱水

二、常用液体种类、成分及配制

（一）非电解质溶液

5%的葡萄糖溶液和10%的葡萄糖溶液，供给水分和热量。

（二）电解质溶液

用于补充丢失的液体、电解质，纠正酸碱失衡。

1. 生理盐水（0.9%氯化钠溶液）　等渗液。

2. 高渗氯化钠溶液　3%氯化钠溶液和10%氯化钠溶液，3%氯化钠溶液可纠正低钠血症，10%氯化钠用于配制各种混合液。

3. **碳酸氢钠溶液**　是治疗代谢性酸中毒的首选药。

4. **氯化钾溶液**　用于补充缺钾、生理需要和继续丢失的钾。10%氯化钾和15%氯化钾溶液不能直接应用，**需稀释成0.15%~0.3%溶液静脉滴注，含钾溶液不能静脉推注**，注入速度不可过快，以免引起心肌抑制。

<u>**小试身手**</u>　7. 小儿腹泻静脉补钾时，200ml生理盐水中最多可加10%氯化钾的量是

A. 12ml　　　　　　　　B. 10ml　　　　　　　　C. 8ml

D. 6ml　　　　　　　　E. 3ml

（三）混合溶液

几种常用混合溶液组成见表4-7-3。

表4-7-3　几种常用混合溶液组成

混合溶液	生理盐水	5%~10%葡萄糖	1.4%碳酸氢钠（1.87%乳酸钠）	张力	应用
1 : 1	1	1		1/2	轻、中度等渗脱水
2 : 1	2		1	**等张**	**低渗或重度脱水**
2 : 3 : 1	2	3	1	**1/2**	**轻、中度等渗脱水**
4 : 3 : 2	4	3	2	2/3	中度、低渗脱水
1 : 2	1	2		1/3	高渗性脱水
1 : 4	1	4		1/5	生理需要

锦囊妙记：关于液体的张力，不需要考生记忆。考生只需理解葡萄糖进入体内后被氧化成水和二氧化碳不产生张力即可。如4:3:2溶液的张力为（4+2）/（4+3+2）=2/3张。

（四）口服补液盐

简称ORS液，它由氯化钠2.6g，枸橼酸钠2.9g，氯化钾1.5g，葡萄糖13.5g，加水

至1000ml配制而成。**张力由原来的2/3张降为1/2张，适用于能口服的轻中度脱水患儿。**

小试身手 8. 患儿，7个月，腹泻。排黄绿色稀水样便2天，每日4~5次，精神状态好。为预防脱水给口服补液盐，其张力是

A. 1/5张   B. 1/4张   C. 1/3张

D. 1/2张   E. 2/3张

三、液体疗法

第一天补液总量包括补充累积损失量、继续损失量和生理需要量。**原则上先快后慢，累积丢失量应在8~10小时内输完。**

四、几种特殊情况下的液体疗法

1. 新生儿期补液　新生儿生后几天内如无明显损失，短期可不补钾。生后10天如有明显缺钾注意肾功能及尿量情况，**每日补钾总量为2~3mmol/kg，浓度不超过0.15%**，滴入速度宜慢。**除急需扩容外，一般新生儿补液速度每小时不超过10ml/kg。**纠正酸中毒时宜用碳酸氢钠。

2. 婴幼儿肺炎补液　供给足够热量和水分，但肺循环阻力大，心脏负担较重，**故应尽量口服补液。若进食不足或不能进食须静脉补液时，补液量控制在生理需要量最低值，为60~80ml/kg。电解质浓度不宜过高，速度要慢。**如肺炎合并腹泻的补液原则与婴幼儿腹泻相同，但补液量按计算的3/4补充。

3. 营养不良伴腹泻的补液　营养不良时体液处于偏低渗状态，**呕吐腹泻时多为低渗性脱水。由于皮下脂肪少，在估计脱水程度时易估高，故补液按体重计算后，应减少总量的1/3为宜，用2/3张含钠液补充。**补液过程中易发生低钾、低钙、低镁，应及时补充；补液速度稍慢。**为补充热量，预防低血糖，用10%~15%葡萄糖配制液体。**

4. 急性感染的补液　急性感染时常出现高渗性脱水和代谢性酸中毒。**应适当输液，如无特殊损失可给予1/5~1/4张含钠液**，按生理需要量补充水分并补充一定热量。严重酸中毒才另外补充碱性液体。

参考答案

1.E   2.C   3.B   4.B   5.B   6.D   7.D   8.D

第八章 呼吸系统疾病患儿的护理

第一节 急性上呼吸道感染

护理措施

1.病情观察 密切观察体温变化，警惕高热惊厥。

2. 维持正常体温 病房温度18℃~22℃，湿度50%~60%，每日通风2次以上，室内空气新鲜。保证营养和水分摄入，鼓励患儿多饮水，给予易消化和富含维生素饮食，必要时遵医嘱补液。衣服和被子不宜过多、过紧，以免影响散热，出汗后及时更换衣服。密切观察体温变化，当体温超过38.5℃时给予物理降温或遵医嘱给予退热剂。

3. 促进舒适。

第二节 急性感染性喉炎

护理措施

1.改善呼吸功能，保持呼吸道通畅。

（1）室内空气新鲜，温湿度适宜，以减轻对喉部的刺激，减轻呼吸困难。置患儿舒适体位，吸氧，保持安静，吸入糖皮质激素如布地奈德混悬液，每次2~5mg雾化吸入，可迅速消除喉头水肿，恢复呼吸道通畅。

（2）遵医嘱给予抗生素、激素治疗，以控制感染，减轻喉头水肿，缓解症状。

（3）密切观察病情变化，随时做好气管切开的准备。

2.维持正常体温，促进舒适。

（1）密切观察体温变化，体温超过38.5℃时给予物理降温。

（2）补充足量水分和营养，喂饭、喝水时避免患儿呛咳。

（3）保持患儿安静，检查及治疗尽可能集中进行。一般不使用镇静剂，若患儿烦躁不安，遵医嘱给予异丙嗪，以达到镇静和减轻喉头水肿的作用。避免使用氯丙嗪，避免喉头肌松弛，加重呼吸困难。

第三节 急性支气管炎

浪里淘沙—核心考点

护理措施

1. **保持呼吸道通畅** 室内空气新鲜，避免对流风，温湿度适宜。注意休息，减少活动，保证充足水分和营养供应。休息时抬高头胸部，经常变换体位，指导并鼓励患儿有效咳嗽、咳痰。采用超声雾化吸入或蒸汽吸入，湿化呼吸道，促进排痰。遵医嘱使用抗生素、止咳祛痰及平喘剂。哮喘型支气管炎患儿，注意观察有无缺氧症状，必要时给氧。

2. 维持体温正常 密切观察体温变化，体温超过38.5℃时给予物理或药物降温，防止惊厥。

第四节 小儿肺炎

浪里淘沙—核心考点

护理措施

1. 保持呼吸道通畅

（1）**病室温、湿度适宜**。帮助患儿取合适体位并经常变换，翻身拍背，促进痰液排出，防止坠积性肺炎。指导和鼓励患儿有效咳嗽。遵医嘱给予祛痰剂。及时清除口鼻分泌物，保持气道通畅。

（2）给予易消化、营养丰富的流质、半流质饮食，多喂水。重症患儿不能进食者静脉输液。

2. 改善呼吸功能

（1）**凡出现**呼吸困难、口唇发绀、烦躁、面色灰白等缺氧症状应立即给氧。**鼻导管给氧，氧流量为0.5~1L/min**，缺氧明显者面罩给氧，氧流量2~4L/min，呼吸衰竭者使用人工呼吸器。

> 锦囊妙记：为小儿肺炎患儿给氧时，应严格控制给氧流量和浓度，防止引起晶状体后纤维组织增生。不同疾病吸氧流量如下：
>
> 0.5~1L/min：新生儿肺炎鼻导管给氧
>
> 1~2L/min：COPD、肺心病、II型呼吸衰竭给氧
>
> 2~4L/min：右心衰竭给氧
>
> 4~5L/min：有机磷农药中毒给氧
>
> 6~8L/min：急性肺水肿给氧，氧气雾化吸入
>
> 8~10L/min或高压氧舱：CO中毒

（2）做好呼吸道隔离，防止交叉感染。

（3）护理操作相对集中，以减少刺激，避免哭闹。

（4）遵医嘱使用抗生素治疗肺部炎症、改善通气。

3. 维持正常体温　发热者注意监测体温，警惕高热惊厥。

4. 密切观察病情

（1）若患儿出现烦躁不安、面色苍白、**呼吸加快（>60次/分）、心率增快（>180次/分）**、心音低钝或出现奔马律、**短期肝脏迅速增大**，考虑为肺炎合并心力衰竭，应立即给氧、减慢输液速度。**若患儿突然咳粉红色泡沫样痰，考虑为肺水肿。**

> 锦囊妙记：小儿肺炎合并心力衰竭的表现可记为"一大二快三突然"即肝大，呼吸快、心率快，突然出现烦躁不安。

（2）若患儿出现烦躁、嗜睡、惊厥、昏迷、呼吸不规则等，考虑为脑水肿、中毒性脑病，立即报告医生处理。

（3）若患儿病情突然加重，体温持续不降或退而复升，咳嗽、呼吸困难加重，面色青紫，考虑为脓胸或脓气胸，及时报告医生处理。

小试身手　1. 关于小儿肺炎护理，下述哪项是**不正确**的

A. 保持室温18~20℃，湿度60%

B. 经常更换体位，叩拍背部，协助排痰

C. 给氧时，氧流量4L/min，氧浓度60%

D. 高热者给予降温

E. 饮食应易消化，营养丰富，少量多餐

第五节　支气管哮喘

浪里淘沙—核心考点

护理措施

1. **活动与休息**　给患儿提供一个安静、舒适的环境，护理操作相对集中。

2. 密切观察病情　当患儿出现烦躁不安、发绀、大汗淋漓、气喘、心率加快、血压下降、呼吸音减弱、肝脏急剧增大等情况，立即报告医生并积极抢救。

3. **缓解呼吸困难**　取舒适坐位或半坐位。给氧。指导患儿做深而慢的呼吸。监测患儿有无呼吸困难及呼吸衰竭的表现，必要时给予机械呼吸，做好气管插管准备。遵医嘱给予支气管扩张剂和肾上腺糖皮质激素，观察药物疗效和副作用。

4. 用药护理

（1）吸入治疗时嘱患儿按压喷药到咽部的同时深吸气，然后闭口屏气10秒钟。吸药后漱口可减轻局部反应。

（2）由于氨茶碱的有效浓度与中毒浓度接近，故应监测血药浓度，维持在 10~15μg/ml 水平为最佳血药浓度。氨茶碱的副作用有胃部不适、恶心、呕吐、头晕、头痛、心悸及心律不齐等。拟肾上腺素类药物的副作用有心动过速、血压升高、虚弱、恶心、变态反应等。

（3）肾上腺素糖皮质激素是目前治疗哮喘最有效的药物，长期使用可产生二重感染、肥胖等，当患儿出现身体形象改变时要做好心理护理。

参考答案

1.C

第九章 循环系统疾病患儿的护理

第一节 先天性心脏病

护理措施

1.休息 是恢复心功能的重要条件。

2. **观察病情，防止并发症** 注意观察法洛四联症患儿缺氧发作，一旦发生立即将患儿置于膝胸卧位，给氧，遵医嘱给予吗啡及普萘洛尔抢救治疗。法洛四联症患儿血液黏稠度高，发热、出汗、吐泻时，体液量减少，**血液浓缩易形成血栓，因此注意补充充足液体**，必要时静脉输液。

3.对症护理

（1）**呼吸困难、发绀**：出现三凹征或点头呼吸，发绀，烦躁不安，**不能平卧者应绝对卧床休息，抬高床头，给氧**，烦躁者使用镇静剂。

（2）**水肿**：①无盐或少盐易消化饮食；②尿少者给予利尿剂；③每日做皮肤护理，如皮肤破损应及时处理，定时翻身，预防压力性损伤。

（3）**咳嗽、咯血**：咳嗽剧烈者给予止咳药；严重肺水肿，痰稠不易咳出做超声雾化。超声雾化前后彻底吸痰，保持气道通畅；需备齐抢救物品及气管切开用物。

（4）**便秘**：多食纤维素丰富食物。患儿超过2天未排大便应立即处理，**遵医嘱给予缓泻剂，禁止下地独自排便，防止意外**。

4.饮食护理 心力衰竭患儿进食清淡易消化食物，少量多餐。控制水和钠盐摄入，对喂养困难患儿要耐心，可少量多餐，避免呛咳和呼吸困难，根据病情采用无盐或低盐饮食。

5.**用药护理** 服用洋地黄药物后应观察药物作用，如呼吸平稳、心音有力、脉搏搏动增强。观察洋地黄毒性反应，如胃肠道、神经、心血管反应。

6.**预防感染** 做小手术时，**如拔牙应给予抗生素预防感染，防止发生感染性心内膜炎**。

7.健康教育 指导家长掌握先天性心脏病的日常护理，合理用药，预防感染和其他并发症。定期复查，调整心功能到最好状态，使患儿能安全达到手术年龄。

小试身手 1.先天性心脏病的护理观察**不包括**

A.按时测量生命体征

B.注意有无突然昏迷、抽搐等脑缺氧的表现

C. 观察洋地黄的作用以及有无中毒反应

D. 有无咳嗽、咳脓痰

E. 观察青紫的变化

小试身手 2. 指导先天性心脏病患儿饮食，下列哪项是不正确的

A. 给蛋白质、维生素丰富的易消化食物

B. 经常调换品种增进食欲

C. 鼓励小儿大量进食以纠正营养不良

D. 适当限制食盐的摄入

E. 供给适量的蔬菜、水果

第二节 病毒性心肌炎

浪里淘沙—核心考点

护理措施

1. **急性期卧床休息至热退后3~4周**，病情稳定后逐渐增加活动量，**但休息不得少于6个月**。心脏扩大的患儿卧床休息半年甚至更长。恢复期限制活动至少3个月。

小试身手 3. 病毒性心肌炎患儿应休息至症状消除后

A. 1~2周   B. 2~3周   C. 3~4周

D. 4~5周   E. 5~6周

2. 给予**高热量、高蛋白、高维生素、清淡易消化饮食**，少量多餐，多食新鲜蔬菜和水果（含维生素C），忌暴饮暴食。

3. 遵医嘱使用营养心肌药物，嘱患儿按时、坚持服药。

4. 保持大小便通畅，防止便秘。

5. 情绪保持稳定，避免情绪激动，调动机体免疫系统，发挥自身抗病能力，促进恢复。

6. 保护性隔离，避免去人多的公共场所，防止感染的发生。

7. 出院后1个月、3个月、6个月、1年到医院复查。

小试身手 4. 用大量维生素C治疗病毒性心肌炎，其作用是

A. 清除自由基   B. 改善心肌供血   C. 增加心肌能量

D. 增强心肌收缩力   E. 抑制柯萨奇病毒

参考答案

1. D   2. C   3. C   4. A

第十章 血液系统疾病患儿的护理

第一节 小儿贫血

浪里淘沙—核心考点

护理措施

1. 合理饮食 ①提倡母乳喂养，**及时添加含铁或维生素B₁₂及叶酸丰富饮食**，如动物肝脏、肉、血、木耳、蛋黄、黄豆、紫菜、绿叶蔬菜、酵母等；②增进患儿食欲，培养良好饮食习惯，纠正偏食；③G6PD患儿注意避免食用蚕豆及其制品，忌服有氧化作用的药物。

2. **营养性缺铁性贫血者补充铁剂的注意事项** ①从**小剂量开始，逐渐增至全量，两餐之间服用**，减少胃刺激；②**与稀盐酸、维生素C、果汁等同服，促进铁吸收**；③**忌与茶、咖啡、牛乳、钙片、植酸盐等同服**；④用吸管服药或服药后漱口，以防牙齿染黑；⑤肌内注射铁剂时深部肌内注射，**抽药和给药须使用不同针头**，以防铁剂渗入皮下组织，造成注射部位疼痛及皮肤着色；⑥首次注射右旋糖酐铁后观察1小时，警惕过敏；⑦疗效判断：用药2~3天后**网织红细胞开始上升**，5~7天达高峰，1~2周后血红蛋白逐渐上升，治疗3~4周达正常。**在血红蛋白恢复正常后继续用药8周以增加储存铁**。

小试身手 1. 以下方式最能促进口服铁剂吸收的是

A. 两餐之间，与叶酸同服

B. 两餐之间，与维生素B同服

C. 两餐之后，与维生素C同服

D. 进餐之前，与维生素C同服

E. 两餐之间，与维生素C同服

3. **营养性巨幼细胞贫血补充维生素B₁₂和叶酸**，同时口服维生素C，恢复期加服铁剂。**单纯维生素B₁₂缺乏，不宜加用叶酸，以免加重神经精神症状**。

4. 适当安排休息和活动 重度贫血者卧床休息以减轻心脏负担。

5. 预防感染 居室阳光充足、空气新鲜，温湿度适宜，根据气温变化及时增减衣服，尽量不到人多的公共场所；鼓励患儿多饮水，保持口腔清洁。

6. 防止心力衰竭 密切观察病情，注意心率、呼吸、面色和尿量变化。

7. 健康指导 ①宣教科学喂养，及时添加辅食，改善饮食习惯；②做好宣教，掌握口服铁剂的方法和注意事项；③婴儿提倡母乳喂养，及时添加辅食，**早产儿从**

2个月开始补充铁剂，足月儿从4个月开始补充。

常见贫血疾病护理要点的比较见表4-10-1。

表4-10-1　常见贫血疾病护理要点的比较

疾病	护理要点
营养性缺铁性贫血	添加含铁丰富食物，掌握铁剂使用的注意事项
营养性巨幼细胞贫血	添加富含维生素B_{12}及叶酸的辅食
再生障碍性贫血	预防感染、避免使用抑制骨髓药物，出血的护理
G6PD缺乏症	避免接触导致溶血的食物、药物，观察溶血症状
地中海贫血	加强营养，防治感染，避免外伤引起脾破裂

第二节　原发免疫性血小板减少症

浪里淘沙—核心考点

护理措施

1. **积极控制出血**　口鼻黏膜出血用浸有1%麻黄碱或0.1%肾上腺素棉球或明胶海绵局部压迫止血，无效者填塞油纱条，2~3天后更换。严重出血者使用止血药或输血小板。

小试身手 2.原发性血小板减少性紫癜患儿发生鼻出血时，应首先采取的措施是

A. 大量输注血小板　　　　　　B. 头低位卧床休息

C. 立即用冰袋冷敷鼻部　　　　D. 用干燥的纱布压迫止血

E. 用浸麻黄素的纱条压迫止血

2. **避免损伤出血**　减少肌内注射或深静脉穿刺抽血，必要时延长压迫时间，以免形成深部血肿；提供安全的生活环境，限制剧烈活动及玩锐利玩具；**禁食坚硬食物；保持大便通畅以防用力大便诱发颅内出血**。

3. **密切观察病情**　监测生命体征，观察神志、面色，出血量，如面色苍白、呼吸、脉搏加快、出汗、血压下降等提示失血性休克；若患儿烦躁或嗜睡、头痛、呕吐、甚至惊厥、昏迷等提示颅内出血；若呼吸变慢或不规则，瞳孔散大，对光反射迟钝或消失，提示脑疝。

4. **预防感染**　对患儿实施保护性隔离，保持出血部位清洁，注意个人卫生；避免受凉；不到人多的公共场所。

5. 健康指导　①避免损伤，不做剧烈、对抗性游戏，不玩尖锐玩具，剪指甲，

用软毛牙刷等；②指导自我保护，如忌服阿司匹林类药物，服药期间不与感染病人接触，去公共场所时戴口罩，避免感冒等；③教会家长识别出血征象和学会压迫止血方法。

第三节　血友病

浪里淘沙—核心考点

护理措施

1. **预防出血**　避免外伤，**避免肌内注射及深部组织穿刺，必须穿刺时须用小针头，拔针后延长按压时间**，以免出血和形成深部血肿。尽量避免手术，必须手术时应在围手术期补充缺乏的凝血因子。

2. **局部止血**　皮肤、黏膜出血局部压迫止血，口、**鼻出血用浸有0.1%肾上腺素或新鲜血浆的棉球、明胶海绵压迫**；早期关节出血者卧床休息，用弹力绷带加压包扎，局部冷敷，抬高患肢、制动并保持其功能位，出血停止时适当体疗以防关节畸形。

3. **尽快输注凝血因子**　凝血因子Ⅷ的半衰期为8~12小时，需每12小时输注1次。

4. 减轻疼痛　抬高患肢并制动，冰袋冷敷出血部位。

5. 健康指导　①指导家长采取预防措施，减少或避免损伤出血，让患儿养成安全习惯；②教会家长及年长儿局部止血方法等；③关节出血停止后，鼓励患儿逐渐增加活动，以防畸形；④对家长开展遗传咨询，携带者孕妇行基因分析，产前检查，如确定胎儿为血友病，及时终止妊娠。

小试身手　3. 以下关于血友病护理措施，不正确的是

A. 出血停止后应适当体疗防止关节畸形

B. 有家族病史者婚前最好做遗传咨询

C. 可长期服用小剂量阿司匹林

D. 必须手术者，术前应补充凝血因子

E. 避免磕碰出血及重体力活动

第四节　急性白血病

浪里淘沙—核心考点

护理措施

1. 维持正常体温　①病房温湿度适宜，鼓励患儿多饮水；②监测体温，高热

时物理降温，或遵医嘱给予药物降温，**忌用安乃近和酒精擦浴，以免降低白细胞和增加出血倾向**；③及时更换汗湿的衣被。

小试身手 4. 白血病患儿药物降温忌用

A. 安乃近   B. 布洛芬   C. 泰诺林

D. 吲哚美辛   E. 对乙酰氨基酚

2. **预防感染** 感染是患儿最常见、最危险的合并症，也是最主要的死亡原因之一。白血病患儿与其他病种患儿分室居住，避免交互感染；室内每日消毒。保持口腔清洁，进食前后用温开水或漱口液漱口。勤换衣裤，保持大便通畅，便后用温水或盐水清洁肛周，防止肛周脓肿。**对粒细胞减少者进行穿刺时，除常规消毒外，宜用浸过酒精的无菌纱布覆盖局部皮肤5分钟再行穿刺**；定时更换敷料。化疗期间避免接种减毒活疫苗如麻疹、风疹、水痘、流行性腮腺炎、脊髓灰质炎糖丸等，以防发病。密切观察体温变化，有无牙龈肿胀、咽部充血、吞咽不适等早期感染征象；观察皮肤有无破损、红肿，外阴、肛周有无脓肿等。一旦发现感染遵医嘱局部或全身使用抗生素。

3. **防止出血** ①观察生命体征，观察有无出血的征象，警惕失血性休克、颅内出血、消化系统及泌尿系统出血等；②提供安全的居住环境，禁止玩不安全的锐利玩具；**避免吃坚硬食物**；**用软毛牙刷或海绵刷牙，禁用牙签**；**禁挖鼻孔**，每日早晚各1次用液状石蜡涂鼻；保持大便通畅，防止用力大便诱发颅内出血；限制剧烈运动，防止碰伤及摔伤出血；③**尽量减少注射**，穿刺后延长按压穿刺部位时间，以免出血或形成深部血肿。

4. **增加营养** ①给予高蛋白、高维生素、高热量、易消化饮食；②不能进食者鼻饲或静脉补充营养；③注意饮食卫生，食具消毒，水果洗净、去皮；④化疗期间胃肠道反应重者遵医嘱使用止吐药。

5. **观察药物疗效及副作用** 遵医嘱正确给药，**观察药物副作用**：①**骨髓抑制**：定期监测血象，观察有无出血倾向，防治感染；②消化道反应：将化疗安排在患儿进食后，在化疗前、化疗中、化疗后给予止吐药如多潘立酮等；③口腔黏膜损害：给予清淡、易消化的流质或半流质饮食，疼痛明显者进食前给局麻药或敷以溃疡膜、溃疡糊剂等；④泌尿系统：**环磷酰胺可致出血性膀胱炎**，指导患儿多饮水，给予碳酸氢钠碱化尿液；⑤心肝肾损害：定期了解心肝肾功能；⑥脱发：化疗前先将头发剃去，或戴假发、帽子，减轻心理压力；⑦长期使用糖皮质激素导致高血压、免疫功能降低、Cushing综合征、骨质疏松等，定期监测血压，补充钙剂，让患儿及家长了解形象改变停药后可恢复正常。

> **锦囊妙记**：化疗药物最常见的不良反应是骨髓抑制，因此在化疗过程中应定期复查血常规、骨髓象。

6. 健康指导 ①教会家长和年长患儿预防感染和观察感染、出血现象；②告诉家长定期检查的必要性和坚持定期化疗的重要性。化疗间歇期可出院，酌情到学校学习，但应遵医嘱用药及休养，并定期随访；③在病情允许的情况下，鼓励患儿做一些家务或参加一些社会活动，增强抗病能力。

参考答案

1.E 2.E 3.C 4.A

第十一章　泌尿系统疾病患儿的护理

第一节　急性肾小球肾炎

浪里淘沙—核心考点

护理措施

1.**休息**　起病2~3周内卧床休息，待水肿消退、血压降至正常、肉眼血尿消失后可下床轻微活动；红细胞沉降率正常可上学，但应避免体育活动；Addis计数正常后恢复正常生活。

2.**病情观察**

（1）水肿：观察水肿程度、部位。每日或隔日测体重一次。

（2）尿量及尿色观察：每日记录出入液量，每周2次尿常规检查。

（3）严重表现的观察：观察生命体征变化，若突然出现血压升高、剧烈头痛、呕吐、一过性失明、惊厥等，提示高血压脑病。如发现呼吸困难、青紫、颈静脉怒张、心率增快的表现，警惕循环充血。

3.**饮食管理**　少尿时严格限制水、盐摄入，每日食盐量<1g，严重病例钠盐制在每日60mg/kg，氮质血症时限制蛋白质摄入，给予优质动物蛋白，每日0.5g/kg；供给高糖饮食以满足热量需求；严重水肿、尿少时限制水的摄入。尿量增加、水肿消退、血压正常后恢复正常饮食。

4.**用药观察**

（1）使用利尿剂时注意观察尿量、水肿、血压变化，观察水和电解质紊乱症状。

（2）使用利血平时定时监测血压，避免患儿突然起立，以防直立性低血压；用硝普钠应新鲜配制，避光，控制输入速度及浓度，以防遇光变色，影响疗效。

5. 健康教育　向患儿及家长介绍本病为自限性疾病，预后良好。强调限制患儿活动是控制病情发展的重要措施。出院后适当限制活动，定期门诊随访，确保彻底痊愈。

第二节　原发性肾病综合征

浪里淘沙—核心考点

护理措施

1. 休息　除严重水肿和高血压外，一般无需卧床休息，卧床者要经常变换体位，防止血栓形成。**严重腹腔积液出现呼吸困难，取半卧位。**

2. 饮食管理

（1）**明显水肿或高血压时短期应限制钠的摄入，一般供盐1~2g/d**，病情缓解后不必继续限盐。

（2）**蛋白质摄入控制在每日1.5~2g/kg，以高生物效价的优质蛋白如乳、蛋、禽、牛肉等为宜**，鱼蛋白摄入过量造成肾小球高滤过，导致细胞功能受损。

3. 预防感染　与感染性疾病患儿分开收治，每日消毒空气，减少探视人数。

4. 皮肤护理　保持皮肤清洁、干燥，及时更换内衣；保持床铺清洁、整齐，经常翻身；臀部及四肢水肿严重时受压部位垫软垫，或用气垫床；阴囊水肿用棉垫或吊带托起，皮肤破损涂碘伏预防感染。**严重水肿者尽量避免肌内注射**，因水肿严重，药物不易吸收，且可从注射部位外渗，导致局部潮湿、糜烂、感染。

5. 观察药物疗效及副作用

（1）激素治疗期间每日监测血压、尿量、尿蛋白、血浆蛋白的变化。

（2）严重水肿患儿使用利尿剂时注意尿量和血压，因大量利尿剂可加重血容量不足，导致低血容量性休克和静脉血栓。

（3）使用免疫抑制剂如环磷酰胺时，监测白细胞计数、胃肠道反应和出血性膀胱炎等，用药期间多饮水和定期查血常规。

（4）抗凝和溶栓疗法期间注意监测凝血时间和凝血酶原时间。

6. 健康教育　①强调激素治疗的重要性，使患儿及家长主动配合并坚持按计划用药，**避免骤然停药**；②**重点强调预防感染的重要性**，使患儿及家长能采取有效措施避免感染，不去公共场所，避免复发；③定期门诊随访。

第三节　泌尿道感染

浪里淘沙—核心考点

护理措施

1. 休息　急性期卧床休息，鼓励患儿多饮水，以增加尿量达到冲洗尿路的作用。

2. 饮食　给予高热量、丰富蛋白质和维生素易消化饮食，食物品种多样。

3. 对症护理　高热、头痛、腰痛的患儿遵医嘱使用解热镇痛剂。尿道刺激症状明显者酌情应用阿托品、山莨菪碱等抗胆碱药，应用碳酸氢钠碱化尿液。保持会阴清洁，便后冲洗外阴，小儿勤换尿布，尿布用阳光暴晒或开水烫洗晒干，必要时煮沸、高压蒸汽消毒。

4. 送检尿标本　避免污染，常规清洁消毒外阴后取中段尿标本。

5. 用药护理　注意用药时间、方法和药物副作用，饭后服药可减轻胃肠道症状；服用磺胺药应多喝水，并注意有无血尿、尿少及食欲减退等不良反应。

6.健康教育

（1）向患儿及家长讲解本病的护理要点，如幼儿不穿开裆裤或紧身裤，婴儿勤换尿布，便后洗净臀部，保持清洁；**女孩清洗外阴时从前向后擦洗，单独使用洁具，防止肠道细菌污染尿道，引起上行性感染**；及时处理男孩包茎、女孩处女膜伞及蛲虫病等。

（2）指导按时服药，定期复查，急性感染每月复查一次，共3次，如无复发为治愈。反复发作者每3~6个月复查一次，共2年或更长时间。

小试身手（1~2题共用题干）

患儿，女，2岁，以急性泌尿系感染收入院，有发热、腹痛、尿臭、排尿时哭闹。

1.为减少排尿时的不适，应采取何种措施

A.注意休息　　　　　　　B.多饮水　　　　　　　C.减少排尿

D.排便后清洁外阴　　　　E.少饮水

2.为预防再次感染，护士应指导家长注意哪项内容

A.幼儿应当穿开裆裤

B.预防性服用抗生素

C.给女孩擦洗会阴从前向后

D.经常询问排尿感觉

E.少饮水，减少排尿

参考答案

1.B　2.C

第十二章 内分泌系统疾病患儿的护理

第一节 生长激素缺乏症

浪里淘沙—核心考点

护理措施

1. **指导用药，促进生长发育** 生长激素替代疗法在骨骺愈合前有效，应掌握药物用量。如使用促合成代谢激素，应注意定期复查肝功能，严密随访骨龄发育情况。

2. 给患儿及家庭提供支持 运用沟通技巧，与患儿及家人建立信任关系。鼓励患儿表达内心想法，提供与他人交往的机会，帮助其正确地看待自我形象改变，树立正向的自我概念。

小试身手 1. 垂体性侏儒症最主要的护理措施是

A. 学习训练　　　　　B. 心理支持　　　　　C. 预防感染

D. 指导用药　　　　　E. 合理喂养

第二节 先天性甲状腺功能减退症

浪里淘沙—核心考点

护理措施

1. 保暖 室内温度适宜，适时增减衣服，避免受凉。

2. 合理营养 **指导喂养方法，提供高蛋白、高维生素、富含钙和铁剂的易消化食物**。吸吮困难、吞咽缓慢者耐心喂养，必要时滴管喂或鼻饲。

3. 加强行为训练，提高自理能力 加强智力和行为训练，以促进生长发育，使其掌握基本生活技能。加强患儿日常生活护理，防止意外伤害。

4. 健康教育

（1）宣传新生儿筛查：本病在遗传代谢性疾病中发病率最高。早期诊断至关重要，生后1~2个月即开始治疗者，可避免严重神经系统损害。

（2）指导用药：告知家长及患儿终生用药，坚持长期服药，掌握药物服用方法及疗效观察。甲状腺制剂作用缓慢，用药1周左右达最佳效力。用药剂量随年龄增长而逐渐增加。服药期间监测血清T_3、T_4和TSH的变化，随时调整剂量。

小试身手 2. 患儿，男，8个月，新生儿期确诊为先天性甲状腺功能减退症，

即开始口服甲状腺干粉片治疗，最近发现患儿烦躁、多汗、消瘦、腹泻、发热，出现这些症状应考虑什么原因

    A. 甲状腺制剂的副作用   B. 加重原发病的表现   C. 原发病减轻的表现

    D. 喂养不当引起   E. 护理不当引起

第三节　儿童糖尿病

浪里淘沙—核心考点

护理措施

1. **饮食控制**　总热量要适合患儿年龄、生长发育和日常活动的需要，每日所需热卡为［1000+（年龄×70~100）］kcal，年幼儿宜稍偏高。**饮食成分分配为：糖55%~60%、蛋白质15%~20%、脂肪20%~30%**。全日热量分3餐，早、午、晚分别占1/5、2/5、2/5，每餐留少量食物作为点心。每日定时、定量进食，勿吃额外食品。**饮食控制以维持正常体重、减少血糖波动、维持血脂正常为原则。**

2. **胰岛素的护理**

（1）应用方案：新诊断的患儿用量为每日0.5~1.0U/kg。采用皮下注射，每日2次：**每日总量的2/3在早餐前30分钟注射，1/3在晚餐前30分钟注射；每次注射用中效的珠蛋白胰岛素（NPH）和胰岛素（RI）按2∶1或3∶1混合［或将RI和长效的鱼精蛋白胰岛素（PZI）按3∶1或4∶1混合使用］。**

（2）胰岛素注射：**用同一型号的1ml注射器或胰岛素专用注射器，保证剂量绝对准确。**注射部位可选择股前部、腹壁、上臂外侧、臀部，**每次注射须更换部位，注射点相隔1~2cm，1个月内不在同一部位注射2次**，以免皮下脂肪萎缩硬化。

（3）监测：根据尿糖结果，每2~3天调整胰岛素剂量1次，直至尿糖试验不超过"++"。

（4）**注意事项**

1）**防止胰岛素过量或不足**：胰岛素过量在午夜至凌晨时发生低血糖，随即反调节激素分泌增加，使血糖陡升，以致凌晨血、尿糖异常升高，减少胰岛素用量即可消除。**当胰岛素用量不足时可发生"清晨现象"**，患儿不发生低血糖，但在清晨5~9时血糖和尿糖升高，因晚间胰岛素用量不足所致，可加大晚间胰岛素剂量或将注射时间稍往后移。

2）**根据病情情况调整胰岛素剂量。**

3. 运动疗法　经胰岛素治疗和饮食控制，糖尿病被控制的情况下，不限制运动。**运动时间以餐后1小时、2~3小时以内为宜，不宜空腹运动，运动后有低血糖症状时可加餐。**

4. 预防感染和合并症。

5. **糖尿病酮症酸中毒的护理**

（1）密切监测血气、电解质以及血和尿液中糖和酮体变化。

（2）纠正水、电解质和酸碱平衡紊乱，保证出入量平衡。酮症酸中毒时细胞外液量减少，脱水量为100ml/kg（10%），多为等渗性脱水。注意调整输液速度，**补液开始的第1小时按20ml/kg自静脉快速输入，以扩充血容量，改善微循环，以后减慢补液速度**，目前国际推荐48小时均衡补液法。

小试身手　3. 对糖尿病酮症酸中毒患儿进行补液时，第1小时的补液速度应为

A. 10ml/kg　　　　　　B. 20ml/kg　　　　　　C. 30ml/kg

D. 40ml/kg　　　　　　E. 50ml/kg

（3）协助胰岛素治疗。

（4）控制感染。酮症酸中毒常并发感染，在急救的同时使用抗生素治疗。

小试身手　（4~5题共用题干）

患儿，男，8岁，因多饮、多尿、消瘦住院，诊断为糖尿病，给予胰岛素代替治疗。近日食欲差，当日中午12：30突然心悸，脉速，多汗。

4. 护士应立即给予哪项处理

A. 立即呼叫医生抢救

B. 立即口服温开水

C. 立即给予静脉注射50%葡萄糖溶液40ml

D. 立即保暖

E. 立即静脉注射生理盐水

5. 关于胰岛素应用，以下哪项**不正确**

A. 餐前15~30分钟注射　　　B. 药物剂量绝对准确

C. 每次更换注射部位　　　　D. 采用肌内注射

E. 采用皮下注射

参考答案

1.D　2.A　3.B　4.C　5.D

第十三章 神经系统疾病患儿的护理

第一节 化脓性脑膜炎

浪里淘沙—核心考点

护理措施

1.一般护理

（1）**病室温度18~22℃，湿度50%~60%。**

（2）鼓励患儿多饮水，**体温大于38.5℃时在30分钟内使体温降至正常。**用物理降温（头枕冰袋、酒精擦浴、温水浴），药物降温（阿苯片、酚咖片、酚麻美敏、阿司匹林等），每4小时测体温一次。降温后30分钟测体温一次。每日2~3次口腔护理一次。

（3）遵医嘱使用抗生素。

2.饮食护理　给予**高蛋白、高热量、高维生素饮食**，不能进食者鼻饲。少量多餐，每日4~6次。

3.病情观察

（1）**观察皮肤弹性、黏膜湿润的程度。**密切监测生命体征并记录。

（2）准确记录24小时出入液量。

（3）**评估窒息危险发生的程度。**严密观察患儿生命体征、神志、瞳孔，如脉搏减慢、呼吸节律不规则、瞳孔不等大、对光反射减弱或消失，遵医嘱使用镇静剂（地西泮肌内注射）、脱水药（20%甘露醇，每次1~2g/kg，30分钟内滴完），嘱患儿取侧卧位或头偏向一侧。备好吸痰用物。

4.保持皮肤清洁干燥，大小便不能控制者及时更换衣裤并冲洗肛周。每1~2小时翻身1次，用50%乙醇按摩骨隆突处。翻身时避免拖、拉、拽等动作，防止擦伤。

第二节 病毒性脑膜炎、脑炎

浪里淘沙—核心考点

护理措施

1.维持正常体温　测量体温，观察热型及伴随症状。出汗后及时更换衣物，体温>38.5℃时物理降温或遵医嘱使用药物降温、静脉补液。

2.促进肢体功能恢复

（1）协助患儿洗漱、进食、大小便及个人卫生等。

（2）保持瘫痪肢体在功能位。病情稳定后及早督促患儿进行肢体被动或主动功能锻炼，锻炼时循序渐进，加强保护，防碰伤。

3.促进脑功能恢复　向患儿介绍环境，以减轻其焦虑与不安。

4.观察病情、保证营养供应

（1）患儿取平卧位，一侧背部垫高，头偏向一侧，促进分泌物排出；上半身抬高20°~30°，促进静脉回流，降低颅内压。

（2）每2小时翻身一次，轻拍背促进痰液排出，减少坠积性肺炎。

（3）密切观察瞳孔及呼吸，防止脑疝形成及呼吸骤停。

（4）保持呼吸道通畅、给氧，如痰液堵塞应立即气管插管吸痰，必要时气管切开或人工呼吸。

（5）对昏迷或吞咽困难的患儿尽早鼻饲，保证热量供应，做好口腔护理。

（6）控制惊厥、保持镇静　遵医嘱使用镇静药、抗病毒药、激素、促进苏醒的药物等。

第三节　急性感染性多发性神经根神经炎

浪里淘沙—核心考点

护理措施

1.呼吸功能维持　室内空气新鲜，温度20~22℃，湿度55%~60%，每2~4小时观察患儿神志、面色、血压、呼吸、心律、心率及胸廓起伏，了解患儿呼吸肌及膈肌麻痹情况。保持呼吸道通畅，鼓励患儿咳嗽，有咳嗽时双手挤压膈肌，协助排痰。及时清理口鼻腔分泌物。每日口腔护理2~3次。呼吸困难者给予低流量氧气吸入。

2.皮肤护理　保持床单清洁。衣服无皱褶，可将衣服反穿在身上，便于操作。骨隆突处垫棉垫或气垫圈保护，用30%~50%乙醇定时按摩，定时翻身，防止发生压疮。每日温水擦浴1次并做全身按摩。

3.营养维持　评估患儿营养状况。每周测体重1次。给予高蛋白、高热量、高维生素、易消化饮食，少量多餐，根据患儿咀嚼和吞咽能力，给予流食或半流食。不能进食者留置胃管，必要时静脉营养支持。

4.预防感染　病室每日消毒空气2次，缩短探视时间与次数。严格执行无菌技术。

5.运动障碍护理　评估躯体障碍损伤程度。急性期保持瘫痪肢体功能位，肢体做被动锻炼。恢复期鼓励患儿进行肢体被动或主动功能锻炼，如吹气球、手握笔、持物、抬腿等。功能锻炼时循序渐进，防止意外。

6. 对症护理　监测体温变化。每4小时测体温一次。保持体温在36~37.4℃。发热时给予物理降温或药物降温。遵医嘱使用抗生素。

7. 健康教育　向患儿及家长介绍病情，做好心理护理。向家长提供日常生活护理的有关知识。指导家长做好智力训练和瘫痪肢体功能训练。出院后定期随访。

第四节　脑性瘫痪

浪里淘沙—核心考点

护理措施

1. 营养供给　评估患儿营养状况，每周测体重1次。**给予高蛋白、高热量、高维生素、易消化饮食，少量多餐，及时补充铁剂，积极预防贫血。**

2. **功能训练**　解释活动及锻炼的重要性。**鼓励患儿每天活动各关节，锻炼肌肉力量和耐力，协助肢体康复。瘫痪的肢体保持功能位并进行被动或主动运动，促进肌肉、关节活动和改善肌张力。**

3. **防止外伤与意外**　加床挡，防止坠床。

4. 皮肤护理　对患侧肢体加以保护，防止不自主运动时损伤。及时更换尿布，防止臀红。帮助患儿更换体位，减轻局部的压力。

5. 健康教育　做好产前保健，孕母保持心情愉快，减少各种病原体感染，避免接触猫、狗，防止感染弓形虫病而影响胎儿期脑部发育。

第五节　注意缺陷多动障碍

浪里淘沙—核心考点

护理措施

1. 心理护理　避免打骂、呵斥患儿，善于发现患儿优点，给予表扬。

2. **用药的护理**　除心理护理和教育外，使用精神兴奋剂，用药从小剂量开始，定期用量表监测患儿症状及药物副作用。

3. 健康教育　做好家长的思想工作，取得家长和老师配合。逐步培养患儿注意力，延长对一件事情的专注时间。

第十四章　免疫性疾病患儿的护理

第一节　风湿热

护理措施

1. **防止心功能损害**

（1）观察病情：观察患儿面色、呼吸、心率、心律及心音变化，如有烦躁不安、面色苍白、多汗、气急等表现，及时处理。

（2）**限制活动**：根据病情限制活动。**急性期无心脏炎患儿卧床休息1个月左右，有心脏炎无心力衰竭时患者需卧床休息至少2~3个月，至急性症状完全消失，红细胞沉降率接近正常方可下床活动，伴心力衰竭者至少6个月后逐渐恢复正常活动。**

（3）**饮食护理**：**给予易消化、高营养饮食，少量多餐，有心力衰竭者适当限盐、水**，记录出入水量，并保持大便通畅。

（4）药物治疗：遵医嘱抗风湿治疗，心力衰竭者加用洋地黄制剂，吸氧、利尿、维持水和电解质平衡。

2. **减轻关节疼痛**　关节痛时让患儿保持舒适体位，避免痛肢受压，移动肢体时动作轻柔，用热水袋热敷局部关节。

3. **观察药物作用**　服药期间注意观察药物副作用，**如阿司匹林可引起胃肠道反应**、肝功能损害和出血，**饭后服用或同服氢氧化铝可减轻胃肠道刺激，加用维生素K可防止出血**；泼尼松引起消化道溃疡、肾上腺皮质功能不全、精神症状、血压增高、电解质紊乱、抑制免疫等。心肌炎时对洋地黄敏感且易出现中毒，服药期间观察有无恶心、呕吐、心律不齐、心动过缓等，注意补钾。

4. **降低体温**　观察体温变化，高热时物理降温。

5. **健康教育**　向患儿及家长讲解疾病有关知识，使家长掌握病情观察、预防感染和防止复发的措施，合理安排患儿日常生活，防止受凉，避免寒冷潮湿，少去公共场所，不参加剧烈运动，定期门诊复查。

第二节　幼年特发性关节炎

浪里淘沙—核心考点

护理措施

1.降温

（1）密切观察体温变化，注意热型。**高热时物理降温（有皮疹者忌用酒精擦浴）**，保持皮肤清洁，防止受凉。

（2）保证摄入充足水分及热量，**给予高热量、高蛋白、高维生素、易消化饮食**。

（3）遵医嘱使用抗感染药物。

2.**减轻关节疼痛，维护关节功能**

（1）**急性期卧床休息，注意患儿体位**。观察有无晨僵、疼痛、肿胀、热感、运动障碍及畸形。教患儿用放松、分散注意力等方法控制疼痛或局部湿热敷止痛。

（2）**急性期过后尽早开始关节康复治疗，指导家长帮助患儿做被动关节运动和按摩，经常变换体位**。鼓励患儿日常生活活动中尽量独立，提供帮助独立的设备。如运动后关节疼痛肿胀加重可暂时停止运动。

3.用药护理　非甾体类药常见副作用有胃肠道反应，对凝血功能、肝、肾和中枢神经系统也有影响。**长期用药应每2~3个月检查血常规、肝肾功能**。

小试身手 1.对类风湿患儿进行出院指导，下列哪项是**不正确**的

A.遵医嘱服药

B.关节注意保暖，适当进行活动

C.运动后关节疼痛加重，不要放弃或停止运动

D.每2~3个月应复查肝、肾功能

E.注意保护胃黏膜

小试身手 2.对类风湿病患儿的健康教育最重要的是

A.鼓励父母对患儿实施保护　　B.指导关节功能锻炼　　　C.定期检测心电图

D.鼓励患儿尝试新运动　　　　E.讲解饮食要点

第三节　过敏性紫癜

浪里淘沙—核心考点

护理措施

1.观察皮疹形态、颜色、数量、分布，是否反复出现。保持皮肤清洁，防擦伤和小儿抓伤，如有破溃及时处理，**防出血和感染**；衣着宽松、柔软，保持清洁干燥。**避免接触各种致敏原，遵医嘱使用止血药、脱敏药等**。

2.减轻或消除关节肿痛与腹痛　热敷或冷敷，教会患儿通过放松、娱乐等减轻疼痛。遵医嘱使用肾上腺皮质激素，以缓解关节痛和腹痛。

3.密切观察病情

（1）观察有无腹痛、便血等，注意腹部体征。

（2）观察尿色、尿量、尿液性状和尿比重的改变，定时做尿常规检查，如有血尿和蛋白尿，提示紫癜性肾炎。

4.健康教育　做好出院指导，有肾及消化道症状者应在症状消失后3个月复学；教会患儿和家长继续观察病情，合理调配饮食，定期来院复查。

小试身手　3.以下哪项**不是**对过敏性紫癜患儿的护理措施

A.对患肢可用冷敷或热敷并置于功能位置

B.有便血时应给予少渣饮食

C.观察尿色，尿量，尿性质

D.皮肤瘙痒时，用小刮匙搔皮肤

E.不吃海鲜食物

第四节　皮肤黏膜淋巴结综合征

浪里淘沙—核心考点

护理措施

1.降低体温

（1）急性期绝对卧床休息。病室温湿度适宜。监测体温变化、观察热型及伴随症状，警惕高热惊厥。

（2）给予高热量、高维生素、高蛋白质的流质或半流质饮食。鼓励患儿多饮水或静脉补液。

（3）遵医嘱给予药物治疗，注意阿司匹林的出血倾向和丙种球蛋白的变态反应。

2.促进口腔黏膜恢复，防止感染。

3.观察病情　密切监测有无心血管损害症状，如面色、精神、心率、心律、心音、心电图改变等，如有上述表现立即心电监护。

参考答案

1.C　2.B　3.D

第十五章　遗传性疾病患儿的护理

第一节　概　论

浪里淘沙—核心考点

一、遗传的物质基础

各种生物通过生殖产生子代，子代与亲代之间在形态结构和生理功能上相似，这种现象称为遗传。基因是指能够表达和产生一定功能产物的核酸序列，是遗传最小的功能单位。

二、遗传性疾病的分类

遗传病分为：基因病、体细胞遗传病、染色体病；染色体病又分为常染色体病和性染色体病。

三、遗传性疾病的预防

1. **遗传咨询**　是用遗传学和遗传医学的基本原理，对咨询者提出的有关遗传学的问题给予解答，并通过家系分析进行指导，避免近亲结婚，降低遗传病发病率，改善人口素质。

2. **产前诊断（又称宫内诊断）**　通过直接或间接方法对胎儿做出某种疾病诊断，确诊后及时终止妊娠，避免或减少患严重遗传病患儿出生。

3. **新生儿筛查**　在新生儿阶段针对某种疾病进行检查，确定是否患病。使某些遗传病在症状出现前得以治疗，减轻疾病对人体的损害。

4. 携带者检测　携带者就是表型正常带有致病物质的个体将所携带的一个异常基因传给子代。

第二节　21-三体综合征

浪里淘沙—核心考点

护理措施

1. **预防感染**　室内空气新鲜、温湿度适宜。每天测量体温2次。

2. 帮助母亲制定生活干预计划、训练方案，通过训练使患儿达到生活全部或部分自理。

3. **加强营养** 给予高蛋白、高热量、高维生素饮食，多食新鲜蔬菜和水果。

4. 合并感染时卧床休息，减少活动。

5. 健康教育，宣教预防措施，如避免近亲结婚，35岁以上妇女及高危人群受孕后做产前诊断，如绒毛取样、羊膜穿刺等。**如子代有畸形时，及早做子亲代染色体核型检查。**受孕后保持心情愉快，情绪稳定，不服用对蛋白质有影响的药物，避免接触过量放射性物质，预防各种感染性疾病。

第三节　苯丙酮尿症

浪里淘沙—核心考点

护理措施

1. 饮食控制，促进机体正常发育　**出生后3个月内开始饮食控制，鼓励母乳喂养或给予低苯丙氨酸蛋白饮食，使摄入苯丙氨酸的量能保证生长发育和体内代谢的最低需要，**使血浆中的**苯丙氨酸浓度维持在0.12~0.6mmol/L（2~10mg/dl）**。因母乳中苯丙氨酸含量为2.4mmol/L，比牛奶含量低，可减少苯丙氨酸的产生，避免脑损害。**随年龄增长，可选用淀粉、蔬菜和水果等低蛋白饮食为主，**如大米、小米、菠菜、白菜、土豆。

小试身手 1. 苯丙酮尿症患儿饮食控制，使血苯丙氨酸浓度应控制在

A. 0.12~0.6mmol/L　　　　B. 0.6~0.65mmol/L　　　　C. 0.65~0.7mmol/L

D. 0.75~0.8mmol/L　　　　E. 0.85~0.9mmol/L

2. 健康指导　做好预防宣教，避免近亲结婚，对有阳性家族史或父母一方为杂合子者，母体在怀孕时应做产前检查。

参考答案

1.A

第十六章 常见传染病患儿的护理

第一节 概　述

一、传染病的基本特征

1. **有病原体**　大多数传染病有明确的病原体，对传染病诊断、治疗有重要意义。
2. **有传染性**　是传染病与其他感染性疾病的主要区别。
3. **有流行性、季节性、地方性**。
4. **有免疫性**　人体感染病原体后可产生特异性免疫。

二、传染病流行的三个环节

1. **传染源**　病人、隐性感染者、病原携带者、受感染的动物。
2. **传播途径**　空气、水、食物、接触、虫媒、血液、母婴、土壤传播。
3. **人群易感性**　易感者在特定人群中的比例。

三、传染病的临床特点

病程发展分为：潜伏期、前驱期、症状明显期、恢复期。

四、传染病的预防

1. **管理传染源**

（1）对传染病人做到"五早"：即早发现、早诊断、早报告、早隔离、早治疗。

早发现、早诊断：建立健全城乡三级医疗卫生防疫网。

早报告：传染病报告制度是早期发现传染病的重要措施。

《传染病信息报告管理规范》（2015年底）规定，传染病分为甲类、乙类和丙类。

甲类传染病：鼠疫、霍乱（2种）。

乙类传染病：传染性非典型肺炎、艾滋病（艾滋病病毒感染者）、病毒性肝炎、脊髓灰质炎、人感染高致病性禽流感、麻疹、流行性出血热、狂犬病、流行性乙型脑炎、登革热、炭疽、细菌性和阿米巴性痢疾、肺结核、伤寒和副伤寒、流行性脑脊髓膜炎、百日咳、白喉、新生儿破伤风、猩红热、布鲁氏菌病、淋病、梅毒、钩端螺旋体病、血吸虫病、疟疾、人感染H7N9禽流感（26种）。

丙类传染病：流行性感冒、流行性腮腺炎、风疹、急性出血性结膜炎、麻风病、流行性和地方性斑疹伤寒、黑热病、包虫病、丝虫病，除霍乱、细菌性和阿米巴性痢疾、伤寒和副伤寒以外的感染性腹泻病、手足口病（11种）。

根据国务院卫生行政部门的最新调整，<u>乙类传染病增加新型冠状病毒感染及猴痘</u>，目前，全国法定传染病共41种。

责任报告单位和责任疫情报告人<u>发现甲类传染病和乙类传染病中的肺炎疽、传染性非典型肺炎</u>等按照甲类管理的传染病或疑似病人时，或发现其他传染病和不明原因疾病暴发时，<u>应于2小时内将传染病报告卡通过网络报告</u>。2022年2月26日国家卫生健康委员会发布公告，将新型冠状病毒肺炎更名为新型冠状病毒感染。<u>对其他乙、丙类传染病病人、疑似病人和规定报告的传染病病原携带者在诊断后，应于24小时内进行网络报告</u>。

（2）接触者管理：对接触者采取的防疫措施叫检疫。<u>检疫期限是从最后接触之日算起，相当于该病的最长潜伏期</u>。检疫期间可预防服药或预防接种。

2.<u>切断传播途径</u>

（1）了解传播途径：①<u>经呼吸道传播：麻疹、水痘、腮腺炎、百日咳、白喉、流脑、**传染性非典型肺炎**；②经虫媒传播：流行性乙型脑炎**；③经胃肠道传播：有细菌性痢疾、脊髓灰质炎、肝炎等**</u>。

（2）一般卫生措施：<u>消化道传染病采取"三管二灭"（管理水源、饮食、粪便、灭苍蝇、蟑螂）；呼吸道传染病采取房间通风，空气消毒，呼吸道传染流行季节戴口罩等措施</u>。

五、小儿传染病的管理

1.<u>建立预诊制度</u>　传染病门诊与普通门诊分开。

2.<u>严格执行消毒隔离制度</u>　将传染病患儿隔置在特定场所，采用物理或化学消毒方法清除或杀灭人体表面及周围环境中的病原体，切断传播途径。

3.<u>疫情报告</u>　护理人员是传染病的法定报告人之一。<u>发现传染病后按国家规定的时间向防疫部门报告</u>，防止传染病播散。

4.密切观察病情。

5.卫生宣教　护理人员针对传染病的流行特点向患儿及家属进行卫生知识宣教。

第二节　麻　疹

浪里淘沙—核心考点

护理措施

1.<u>高热护理</u>　绝对卧床休息至皮疹消退、体温正常。<u>出疹期不宜用酒精擦浴、冷敷等物理降温，以免影响透疹</u>。体温超过40℃以上时用小量退热剂，以免发生惊厥。

2. **皮肤、黏膜护理** 保持床单整洁干燥和皮肤清洁，勤剪指甲，避免抓伤皮肤引起继发感染。生理盐水清洗双眼，滴入抗生素眼液或眼膏，加服维生素A预防眼睛干涩。

3. **预防感染** 防止呕吐物或泪水流入外耳道引起中耳炎，及时清除鼻痂，翻身拍背协助排痰，保持呼吸道通畅。

4. 观察病情变化 麻疹并发症多且重，应密切观察病情。

5. **饮食护理** 发热期间给予清淡易消化流质饮食，少量多餐。多喂开水和热汤，促进排毒、退热、透疹。恢复期添加高蛋白、高维生素饮食。

6. 预防疾病传播

（1）**隔离患儿**：采取呼吸道隔离至出疹后5天，有并发症者延至出疹后10天。接触的易感儿隔离观察21天。

（2）**切断传播途径**：病室通风换气，消毒空气，患儿衣被及玩具暴晒2小时，减少不必要探视。医务人员接触患儿后须在日光下或流动空气中停留30分钟以上，才能再接触其他患儿或健康易感者。流行期间不带儿童去公共场所。

（3）保护易感人群：对8个月以上未患过麻疹的小儿接种麻疹疫苗。接触后5日内注射人血丙种球蛋白或胎盘球蛋白可免于发病，6日后注射可减轻症状，有效免疫期1~8周。

> 锦囊妙记：对麻疹接触患儿注射丙种球蛋白，可直接为其提供保护性抗体，从而避免发病。

第三节 水 痘

浪里淘沙—核心考点

护理措施

1. **皮肤护理** 室温适宜，衣被不宜过厚，以免造成不适，增加痒感。勤换内衣，保持皮肤清洁，防止继发感染。患儿皮肤瘙痒时，应设法分散其注意力，温水洗浴、局部涂0.25%冰片炉甘石洗剂或5%碳酸氢钠溶液，亦可遵医嘱口服抗组胺药物，疱疹破溃时涂1%甲紫，继发感染者局部用抗生素软膏，或遵医嘱口服抗生素控制感染。

2. **病情观察** 观察精神、体温、食欲及有无呕吐等，及早发现并发症并给予治疗。如有口腔疱疹溃疡影响进食，给予补液。

3. **预防传播** 无并发症患儿多在家隔离治疗，至疱疹全部结痂为止。接种水痘–带状疱疹病毒减毒活疫苗可获得持久免疫。

第四节 猩红热

浪里淘沙—核心考点

护理措施

1. 发热的护理

（1）<u>急性期绝对卧床休息 2~3 周</u>。高热时物理降温，但忌用冷水或酒精擦浴。

（2）急性期给予营养丰富含大量维生素易消化流质、半流质饮食，恢复期给软食，协助患儿进食。提供充足的水分，以利散热和毒素排泄。

（3）<u>遵医嘱及早使用青霉素 G</u>，给溶菌酶含片或用生理盐水、稀释 2~5 倍的复方硼砂溶液漱口，每日 4~6 次。

2. 皮肤护理 观察皮疹及脱皮情况，<u>保持皮肤清洁，用温水清洗皮肤（禁用肥皂水）</u>，患儿指甲剪短，避免抓破皮肤。脱皮时勿用手撕扯，用消毒剪刀剪掉。

3. 预防并发症 观察血压变化，有无眼睑浮肿、尿量减少及血尿等。每周常规检查 2 次。

4. 预防疾病传播

（1）<u>隔离患儿：呼吸道隔离至症状消失后 1 周，连续咽拭子培养 3 次阴性后解除隔离</u>。有化脓性并发症者隔离至治愈。

（2）<u>切断传播途径</u>：室内通风换气或用紫外线消毒，<u>被患儿分泌物污染的物品，如食具、玩具、书籍、衣被褥等，可分别采用消毒液浸泡、擦拭、蒸煮或日光暴晒等</u>。

（3）保护易感人群：<u>接触者医学观察 7 天</u>，采用青霉素或磺胺类药预防治疗。

第五节 百日咳

浪里淘沙—核心考点

护理措施

1. 病情观察 密切观察病情变化，<u>如出现持续高热、气促、肺部啰音而阵发性痉咳停止，提示并发肺炎。如出现意识障碍、反复惊厥、瞳孔和呼吸改变，提示百日咳脑病</u>。

2. 痉咳护理 减少痉咳的诱发因素，痉咳发作时，协助侧卧、坐起或抱起，轻拍背部，协助排痰，擦拭口鼻分泌物。<u>痉咳频发伴窒息或抽搐者专人守护，及时吸痰、给氧</u>。痰稠频咳者雾化吸入。夜间痉咳影响睡眠遵医嘱使用镇静剂。

3. 饮食护理 痉咳常导致呕吐，为保证营养供应，须给予营养丰富、易消化、无刺激性、较黏稠的食物，少量多餐，痉咳后进食，喂食不可过急，食后少动，以

免引起呕吐。

4. 预防疾病传播　**呼吸道隔离至痉咳后3周**。呼吸道分泌物、呕吐物及其污染物品随时消毒，衣被暴晒。**对接触者医学观察21天，口服红霉素预防，亦可肌内注射高价免疫球蛋白**，5天后重复1次。目前常用白百破三联制剂进行预防，3、4、5个月各接种一次，0.5ml皮下注射。有效保护期为4年，需加强免疫。

第六节　流行性腮腺炎

浪里淘沙—核心考点

护理措施

1. **减轻疼痛**　急性期给予高营养、易于消化的半流质或软食。**忌酸、辣、硬而干燥食物**，以免引起唾液分泌增多，肿痛加剧。局部冷敷或中药如意金黄散调醋敷于患处，用氦氖激光局部照射减轻腮腺肿痛。

2. **降温**　鼓励患儿多饮水，控制体温。采用头部冷敷、温水或乙醇浴降温，服用适量退热剂及早期抗病毒治疗。

3. **病情观察**　脑膜脑炎多发生在腮腺肿大后1周左右。注意**观察睾丸有无肿大、触痛，有无睾丸鞘膜积液和阴囊水肿**。用丁字带托起阴囊。

4. **预防疾病传播**

（1）隔离患儿：**呼吸道隔离至腮腺肿大完全消退后5天止**。**接触者检疫3周**。

（2）**切断**传播途径：居室空气流通。对患儿呼吸道分泌物及污染物品进行消毒。在流行期间加强托幼机构的晨检。

（3）保护易感人群：**对易感儿接种腮腺炎减毒活疫苗或腮腺炎–麻疹–风疹三联疫苗（MMR）90%可产生抗体**。

5. 健康指导　单纯腮腺炎患儿一般在家中隔离治疗。指导家长安排好患儿休息与饮食，做好患儿退热及用药护理。

第七节　中毒型细菌性痢疾

浪里淘沙—核心考点

护理措施

1. **高热护理**　监测体温，综合使用物理降温、药物降温，必要时亚冬眠疗法。使体温在短时间内降至37℃左右，防高热惊厥。

2. **休克护理**　**患儿取平卧位或头高足低位，注意保暖，严密监测生命体征**，密切监测病情。**建立有效的静脉通路**。调节好输液速度，观察尿量并记录出入液量。

3. 脑水肿和呼吸衰竭的护理　保持呼吸道通畅、吸氧，必要时使用呼吸机。

4.腹泻护理　记录大便次数、性状和量。**给予易消化流质饮食，多饮水，不能进食者静脉补充营养**。勤换尿布，便后及时清洗，预防臀红。

5.预防疾病传播　对饮食行业及托幼机构工作人员定期做大便培养，及早发现带菌者并积极治疗。**对患儿采取肠道隔离至临床症状消失后1周或3次粪便培养均为阴性**。加强饮水、饮食、粪便管理及灭蝇。在菌痢流行期间，易感者口服多价痢疾减毒活菌苗有较好的保护作用。

第十七章　结核病患儿的护理

第一节　概　述

结核病的预防

（一）控制传染源

结核菌涂片阳性是小儿结核病的主要传染源，早期发现并合理治疗是对结核病传播最有效的预防措施。对托幼机构及小学教职员工定期体检，及时发现、隔离传染源。

（二）卡介苗接种

是预防小儿结核病的有效措施。

（三）化学药物预防

预防性服用异烟肼，每日10mg/kg，每天不超过300mg，疗程6~9个月，可预防儿童活动性肺结核、预防肺外结核病、预防青春期结核病复燃。下列情况可用药物预防：

1. 3岁以下婴幼儿未接种卡介苗而结核菌素试验阳性者。
2. 密切接触开放性肺结核者。
3. 结核菌素试验新近由阴转阳者。
4. 结核菌素试验阳性伴结核中毒症状者。
5. 结核菌素试验阳性，新患麻疹或百日咳患者。
6. 结核菌素试验阳性而需长时间使用肾上腺糖皮质激素或其他免疫抑制剂者。

第二节　原发型肺结核

护理措施

1. 观察体温变化　定时测体温，高热患儿降温。出汗多时需做好皮肤护理。
2. 饮食护理　给予高热量、高蛋白、高维生素、高钙饮食，以增强抵抗力，促进机体修复和病灶愈合。

3.病情稳定期注意休息，保证足够睡眠时间，进行适当的户外活动。

4.**观察药物副作用**　观察患儿有无胃肠道反应、耳鸣耳聋、眩晕、视力减退或视野缺损、手足麻木、皮疹等；定期复查肝功能。

5.**健康教育**　多与患儿及家长沟通，宣教结核病的隔离、预防知识。指导家长做好患儿的日常护理，坚持正规化疗。

第三节　急性粟粒型肺结核

浪里淘沙—核心考点

护理措施

1.卧床休息，保持安静，保持呼吸道通畅，必要时吸氧。

2.观察体温变化，高热者降温。补充充足营养。

3.密切观察体温、呼吸、脉搏及神志变化，如出现烦躁不安、嗜睡、头痛、呕吐、惊厥等脑膜炎症状，及时通知医生处理。

第四节　结核性脑膜炎

浪里淘沙—核心考点

护理措施

1.**密切观察病情**

（1）观察生命体征、神志、惊厥、瞳孔大小及对光反射等，早期发现颅内高压或脑疝。

（2）**患儿绝对卧床休息，保持室内安静，护理操作尽量集中进行，减少对患儿的刺激。**惊厥发作时齿间放置牙垫，防舌咬伤及坠床。

（3）**遵医嘱使用肾上腺糖皮质激素、脱水剂**、利尿剂和呼吸兴奋剂。颅压高时腰椎穿刺应在使用脱水剂半小时后进行，**腰穿后去枕平卧4~6小时，避免引起头痛。**

2.**保持呼吸道通畅**　取侧卧位，及时清除口鼻分泌物、呕吐物，必要时给氧、行人工辅助呼吸。

3.皮肤、黏膜护理　保持床单清洁干燥，防止压疮和继发感染。

4.做好饮食护理，维持水和电解质平衡。

第十八章　寄生虫病患儿的护理

第一节　蛔虫病

护理措施

1. **减轻疼痛**　腹部按揉或热敷。遵医嘱使用解痉镇痛药，如颠茄或阿托品。观察驱虫药疗效及副作用。

2. **加强营养**　增进患儿食欲，给予高热量、高蛋白质和高维生素饮食。

3. 观察病情变化　及时发现并发症，配合医生处理。

4. 健康教育　指导患儿和家长掌握疾病防治知识，注意个人卫生，养成良好饮食习惯和餐前便后洗手的卫生习惯。对人类粪便进行无害化处理后再当肥料使用，提供污水处理的卫生设施，是长期预防蛔虫病的最有效措施。

第二节　蛲虫病

护理措施

1. **减轻或消除肛周及会阴部瘙痒**　每晚睡前用温水洗净肛门及会阴部后涂抹药膏，可杀虫止痒。遵医嘱给予驱虫药，观察驱虫效果，每天清晨用透明胶纸从肛门周围采集标本，查虫卵，直至虫卵消失后再连查7天。

2. 健康教育　患儿睡觉时穿睡裤、戴手套。患儿内衣裤、被褥煮沸消毒，或用开水浸泡后在日光下暴晒，连续10天。注意个人卫生、饮食习惯，搞好环境卫生，婴幼儿尽早穿满裆裤。

第十九章　急性中毒和常见急症患儿的护理

第一节　急性中毒

浪里淘沙—核心考点

护理措施

1.尽快清除毒物

（1）口服中毒者

1）催吐：中毒后4~6小时内进行，适用于**神志清醒且能合作者**。口服温开水或1：10000高锰酸钾溶液，每次100~200ml，然后用压舌板压迫舌根或刺激咽后壁致吐，反复多次。**婴幼儿、神志不清、强酸或强碱中毒、油剂中毒、严重心脏病者禁用**。

2）洗胃：催吐不成功或患儿有惊厥、昏迷而须清除毒物时使用。**强酸或强碱中毒可致胃穿孔，切忌洗胃，用弱酸或弱碱中和**。洗胃常用的溶液有温开水或生理盐水，多采用Y形管回流洗胃，先抽出胃内容物，再经胃管注入洗胃液，**每次灌入量不超过胃容量的1/2，反复灌洗，直至流出液清澈无味**。

3）导泻：**常用硫酸镁或硫酸钠加水口服，中枢抑制药（如苯巴比妥），中毒时不宜用硫酸镁导泻**。

4）全肠灌洗：中毒时间超过4小时以上者使用。用1%温盐水或清水灌肠，也可加入活性炭，直至洗出液清澈为止。

（2）**皮肤接触中毒者：立即脱去污染衣物，用大量清水反复冲洗被污染皮肤、指甲、毛发等**，强酸或强碱中毒者用弱碱或弱酸中和，用清水冲洗酸、碱毒物至少10分钟以上。

（3）吸入中毒者：**脱离现场，吸入新鲜空气或氧气，保持呼吸道通畅**，必要时行人工呼吸。

2.促进已吸收毒物排泄

（1）利尿：**鼓励患儿多饮水；静脉输注葡萄糖液；遵医嘱使用利尿剂**。

（2）碱化或酸化尿液：**碱化尿液可使弱酸类毒物排出增加，常用碳酸氢钠；酸化尿液可使弱碱类毒物排出增加，常用维生素C**。

（3）血液净化：腹膜透析和血液透析。

（4）使用高压氧：用于一氧化碳、硫化氢、氰化物、氨气等中毒。

3.使用特效解毒剂　一旦中毒原因明确，立即遵医嘱使用特效解毒剂，如有机磷中毒应用碘解磷定或氯解磷定；亚硝酸盐中毒用亚甲蓝（美蓝）等。

4.阻止毒物吸收　**牛奶、蛋清、豆浆、浓茶能分别与不同毒物发生沉淀作用**，延缓其吸收。

5. 严密观察病情变化　注意患儿神志、呼吸和循环状态，监测生命体征，保持呼吸道通畅。

6. 预防感染。

第二节　小儿惊厥

护理措施

1. **防止窒息**　①发作时就地抢救，禁止不必要刺激；②立即让患儿去枕平卧，头偏向一侧，松解患儿衣领；③将舌向外牵拉，防止舌后坠阻塞呼吸道，及时清除呼吸道分泌物、呕吐物，保持呼吸道通畅；④遵医嘱使用止惊药物，观察用药后有无呼吸抑制。

2. **防止受伤**　放置压舌板，防止舌咬伤。将周围硬物移开，以免造成伤害。

3. **预防脑水肿**　①保持安静，避免声、光刺激，积极控制惊厥，避免惊厥时间过长引起脑水肿或脑损伤；②惊厥较重或时间长者给予吸氧，密切观察血压、呼吸、脉搏、意识及瞳孔变化，发生脑水肿者遵医嘱用脱水剂。

4. 健康指导　告诫患儿及家长感染是小儿惊厥最常见的原因，平时注意预防感染。

小试身手　1. 以下关于小儿惊厥发作的处理方式不妥的是

A. 避免对患儿的一切刺激

B. 在上下牙之间放置牙垫或纱布包裹的压舌板

C. 立即止惊

D. 松开衣领，头偏向一侧

E. 立即送往医院

第三节　急性颅内压增高

护理措施

1. **降低颅内压，预防脑疝**

（1）**防止颅内压增高**：避免刺激，卧位时床头抬高30°；检查或治疗时不可猛力转头、翻身、按压腹部及肝脏；患儿避免哭闹，治疗护理操作相对集中，动作轻而快。

（2）**遵医嘱使用降颅内压药物**：用甘露醇时需注意：①用药前要检查药液，如有结晶将制剂瓶放在热水中浸泡待结晶消失后再用；②不能与其他药液混合静脉滴注，以免产生结晶；③250ml药液在15~30分钟内快速滴注；④推注时不可漏到血管外，以免引起局部组织坏死，一旦外渗，尽快用25%~50%硫酸镁局部湿敷和抬高患肢。

（3）严密观察患儿生命体征、眼球运动及瞳孔变化，每15~30分钟记录一次。如发现脑疝先兆，立即做好抢救准备。

2. **减轻头痛**　①保持安静，避免刺激、头部剧烈运动、哭闹、咳嗽、大便用力等，以免加重头痛；②遵医嘱正确使用降颅内压药物。

3. 健康指导　出院时指导家长继续观察患儿是否发生并发症及后遗症，对瘫痪患儿指导家长肢体功能锻炼方法，如每2~3小时翻身1次，做肢体按摩和被动运动等。

第四节　急性呼吸衰竭

浪里淘沙—核心考点

护理措施

1. **改善呼吸功能**　①患儿取半卧位或坐位；②保持呼吸道通畅；③合理用氧。一般选择鼻导管法，氧流量为0.5~1L/min，**缺氧明显者用面罩给氧，氧流量2~4L/min**，严重缺氧、紧急抢救时给60%~100%纯氧，但持续时间不超过4~6小时。长期高浓度给氧，导致早产婴儿晶状体后纤维组织增生引起失明。

2. **使用人工辅助呼吸，维持有效通气。**间歇正压呼吸（IPPV）为最常见的通气模式。

停用呼吸机指征：①患儿病情改善，呼吸循环系统功能稳定；②持续自主呼吸2~3小时以上无异常；③吸入50%氧时，$PaO_2 > 50mmHg$，$PaCO_2 < 50mmHg$。

使用呼吸机的护理：①先气管插管，当呼吸道有大量黏稠分泌物，经气管插管后清除不满意者考虑气管切开。②根据患儿血气分析结果调整参数；③**防止继发感染**，每周消毒呼吸机管道；每天更换湿化器滤过纸和消毒加温湿化器，雾化液新鲜配制，以防污染；④保持呼吸道通畅，定时为患儿翻身、拍背、吸痰；⑤做好撤离呼吸机前的准备：帮助患儿进行自主呼吸锻炼，逐渐减少强制呼吸次数或逐渐减少压力水平或每日停用呼吸机数次，逐渐延长停用时间，若脱离呼吸机2~3小时患儿无异常，可考虑撤离呼吸机，停用呼吸机后密切观察患儿呼吸、循环等生命体征。

第五节　充血性心力衰竭

浪里淘沙—核心考点

护理措施

1. **减轻心脏负担，增强心肌功能**　①半卧位休息，床头抬高15°~30°，左心衰竭时患儿取半卧位或坐位，双腿下垂，减少回心血量；②减轻心脏负荷：避免患儿哭闹、用力排便等，尽量减少刺激，必要时使用镇静药物；**输液速度宜慢，一般每小时<5ml/kg**；③密切观察患儿生命体征及精神状态、肢体温度和尿量等；④**遵医嘱应用强心苷、血管扩张剂及利尿剂**，观察患儿用药后心率、心律、血压、尿量等。

2. **提高活动耐力**　①加强日常生活护理，给予易消化、营养丰富饮食，注意少食多餐，给予静脉营养时输入速度要慢；避免情绪激动；②**给氧，急性肺水肿患儿酒精湿化给氧**，以降低肺泡内泡沫的表面张力使之破裂，改善气体交换；③制定合适的活动计划。

3. **控制钠水摄入**　给予低盐饮食，重症患儿给予无盐饮食；静脉补液时滴速不可过快；评估水肿情况，必要时使用利尿剂。

4. **预防强心苷中毒**　①给药前：若静脉注射，用1ml注射器准确抽吸药液，以10%葡萄糖液稀释；每次注射前须先测脉搏1分钟，（**新生儿心率<100次/min，婴幼儿<90次/min，儿童<80次/min，年长儿<60次/min**），需暂停用药一次并报告医生；**若心电图监护记录显示P-R间期较用药前延长50%或出现室性期前收缩等，须立即停药**；②给药时：**静脉注射速度要慢（不少于5分钟）**；③给药后：用药后1～2小时监测心率和心律；④用药期间：多给患儿进食富含钾的食物，或遵医嘱补充氯化钾溶液，因低钾血症是引起强心苷中毒反应较常见的诱因；暂停进食含钙丰富食物，因钙对强心苷有协同作用，易引起中毒反应。

第六节　急性肾衰竭

浪里淘沙—核心考点

护理措施

1. **维持体液平衡**　①**控制液体入量，坚持"量入为出"，每日液量=尿量+异常丢失+不显性失水−内生水**；②准确记录24小时出入液量；③每日定时测体重。

2. **保证营养均衡**　少尿期限制水、盐、钾、磷、蛋白质摄入，补充足够热量，早期只给糖以减少组织蛋白分解和酮体产生；**蛋白质控制在每日0.5g/kg，首选优质蛋白**，富含维生素饮食；不能进食者静脉营养，补充葡萄糖、氨基酸、脂肪乳等；长期透析时输血浆、水解蛋白、氨基酸等。

3. **密切观察病情**　注意观察生命体征的变化。**当血钾>6.5mmol/L时引起警惕**，用5%碳酸氢钠每次2ml/kg静脉注射；给10%葡萄糖酸钙10ml静脉滴注；高渗葡萄糖和胰岛素（每3～4g葡萄糖配1U胰岛素）；**血液透析1～2小时内使血钾降至正常范围，腹膜透析需4～6小时**。

4. **预防感染**。

第七节　感染性休克

浪里淘沙—核心考点

护理措施

1. 维持有效循环，增加组织灌注

（1）**迅速扩容**：①**快速输液阶段：补2：1等张含钠液20ml/kg，30~60分钟内静脉推注或快速滴入**，1小时内总量可达40~60ml/kg。血液高凝状态者用右旋糖酐–40 10ml/kg；②**继续输液阶段：用1/2~2/3张含钠液，根据电解质结果进行调整，6~8小时内输入速度为5~10ml/(kg·h)，直到休克基本纠正为止**；③**维持输液阶段**：最初24小时补充1/3张液体2~4ml/（kg·h）速度输入。

（2）调整微血管舒缩功能：**遵医嘱用血管扩张药**如山莨菪碱、酚妥拉明、多巴胺等；血管收缩药如间羟胺、去甲肾上腺素等。

2. 积极控制感染。

3. **密切观察病情变化**　专人护理，监测血压、心率、呼吸和体温，观察意识状态，注意皮肤颜色及肢端温度，记录出入液量。

第八节　心跳、呼吸骤停

浪里淘沙—核心考点

护理措施

新生儿心脏骤停多为呼吸因素所致，其CPR程序为"A–B–C–D"；婴儿和儿童为"C–A–B–D"。

1. 心肺复苏步骤

（1）**胸外心脏按压**：使用单手或双手按压法，掌跟按压胸骨下1/2（中指位于双乳头连线中点）。**婴儿单人使用双指按压法，双指位于乳头连线中点下**；双人使用环抱法，拇指置于双乳头连线中点。**胸外按压频率为100~120次/分**；为达到有效的胸外按压，**按压深度至少达到胸廓前后径的1/3（婴儿大约4cm，儿童大约5cm）**单人复苏婴儿和儿童胸外按压与人工呼吸比例为30：2，双人复苏婴儿和儿童胸外按压与人工呼吸比例为15：2。

（2）**开放气道**：**清除气道内分泌物、异物或呕吐物**。

小试身手　2. 小儿心肺复苏中开放呼吸道操作，下列**错误**的是

A. 首先清除呼吸道内分泌物

B. 头部垫高并偏向一侧

C. 取出口内可见异物

D. 淹溺者取俯卧头低位

E. 溺水者压迫胃部排水

（3）**人工呼吸**：采用口对口人工呼吸，先迅速连续吹气2次，以便打开阻塞的呼吸道和小的肺泡；口对口鼻人工呼吸法主要适用于抢救婴幼儿。吹气量以胸廓上抬为准。**人工呼吸的频率为8~10次/分。**

（4）**除颤：对室颤者选用胸外直流电除颤，出现室颤或心搏骤停2分钟内可立即除颤**；或心搏骤停未及时发现者，必须在基础生命支持2分钟后除颤，以2J/kg的电功率除颤。

（5）**使用复苏药物**：在人工呼吸和心脏按压的同时，根据心电监护显示心搏骤停的类型，由静脉或气管内注射复苏药物。**静脉穿刺部位首选肘前静脉。**气管内给药仅限于应用肾上腺素、利多卡因、阿托品等，在一时无静脉通路而气管已插管时可将复苏药物加生理盐水稀释至10ml左右，经气管插管注入气管。**抢救心脏骤停首选药物是肾上腺素，利多卡因是治疗心室颤动或室颤反复发作的首选药物。**

心肺复苏成功标志：①摸到颈、肱、股动脉搏动，测得收缩压>60mmHg（8kPa）；②听到心音，心律失常转为窦性心律；③**瞳孔缩小**；④**口唇、甲床颜色转红**。

出现以下指征，且进行了30分钟以上的心肺复苏才考虑停止心肺复苏：①深昏迷，对疼痛刺激无任何反应；②自主呼吸持续停止；③瞳孔散大、固定；④脑干反射消失；⑤无心跳和脉搏。

3. **脑复苏**　大脑完全缺血超过4~6分钟时出现不可逆损害。

4. **心肺复苏后的护理**　专人监护，密切观察病情变化，防止再次出现心跳、呼吸停止及各种合并症发生。

参考答案

1.E　2.B